15

新世纪心理与心理健康教育文库
Xinshiji Xinli Yu Xinlijiankangjiaoyu Wenku

心理健康经典导读
Xinlijiankang Jingdian Daodu

上

俞国良 雷雳 ◆ 主编
Yu Guoliang Lei Li

开明出版社

新世纪心理与心理健康教育文库

编 委 会

总 主 编　郑日昌
副总主编　沈　政　郭德俊　桑　标　王希永
编 委 会　（按姓氏笔画排列）

王　昕	王小明	王成彪	王建平
牛　勇	邓丽芳	叶浩生	田万生
朱新秤	任　苇	任　俊	刘视湘
刘翔平	刘惠军	许　燕	孙大强
杜毓贞	杨　波	杨忠健	汪凤炎
沈　政	张　驰	张大均	张志杰
陈永胜	陈安涛	邵志芳	庞爱莲
郑日昌	郑晓江	孟沛欣	赵世明
赵军燕	俞国良	殷恒婵	郭秀艳
郭德俊	桑　标	黄　蓓	崔丽娟
梁宁建	梁执群	董　妍	程正方
雷　雳	燕国材	魏义梅	

总 序
Sequence

早在上个世纪70年代就有专家预言：21世纪是心理学的世纪。21世纪人类所面临的最大挑战，不是其他，而是心理困惑和心理问题。

进入新世纪，我国社会主义物质文明、政治文明、精神文明建设不断加强，综合国力大幅度提高，人民生活显著改善。同时，我们也要看到，我国已进入改革发展的关键时期，经济体制深刻变革，社会结构深刻变动，利益格局深刻调整，思想观念深刻变化。这种空前的社会变革，给我国发展进步带来巨大活力，也必然带来这样那样的矛盾和问题。例如，城乡、区域经济社会发展很不平衡；就业、收入分配、社会保障、教育、医疗、住房等方面关系群众切身利益的问题比较突出；一些社会成员诚信缺失、道德失范；一些领域的腐败现象比较严重等。这些矛盾和问题让人们感到心理困惑，时刻冲击着人们的心理承受能力。

2006年，中共中央《关于构建社会主义和谐社会若干重大问题的决定》明确指出：我们必须坚持以人为本。要注重促进人的心理和谐，加强人文关怀和心理疏导，引导人们正确对待自己、他人和社会，正确对待困难、挫折和荣誉。要加强心理健康教育和保健，塑造自尊自信、理性平和、积极向上的社会心态。心理和谐是构建和谐社会的心理基础和重要标志。胡锦涛同志指出："科学发展观，第一要义是发展，核心是以人为本。"以人为本就必须重视人、尊重人、关心人、爱护人，就必须重视人的心理发展。加强心理健康教育和心理保健，不断提高人们的心理素质，帮助人们形成积极心理品质，为和谐社会建设奠定和谐的心理基础已经成为举国上下的共识。

促进人的心理和谐需要有科学心理学指引，加强心理健康教育需要有合适的教材。近年来，国内虽然也陆续出版了一些心理学或心理健康教育方面的图书，但不够系统，缺乏总体规划。正因为如此，我们组织了一批心理学专家、学者，编写了这套反映我国心理学发展及心理健康教育理论成果的"新世纪心理与心理健康教育文库"。

"新世纪心理与心理健康教育文库"具有系统性。文库参照心理学学科体系和我国现实需要，分为基础理论、应用理论和技术与实践三个系列。

"新世纪心理与心理健康教育文库"具有权威性。文库是国家出版基金资助项目；文库撰稿人的选择面向全国，每一本图书都由该领域的专家学者撰稿；文库的统稿工作由国内权威心理学家和心理健康教育专家负责完成。

"新世纪心理与心理健康教育文库"具有前沿性。文库在全国范围选聘心理学和心理健康教育领域的专家学者撰稿，既可以吸收心理学与心理健康教育的权威理论和最新研究成果，也可以保证所选内容资料贴近时代、贴近生活、贴近实际。

"新世纪心理与心理健康教育文库"具有实用性。文库在强调系统性、理论性、科学性的同时，更加强调实用性。力求做到理论联系实际，给出的理论实用，给出的技术可行，给出的方法可操作。

"新世纪心理与心理健康教育文库"理论性、实用性、资料性、工具性兼备，是心理学与心理健康教育的"百科全书"。它可以作为从事心理与心理健康教育工作的管理者和研究者的参考书、工具书；可以作为心理健康教育教师继续学习、自我提高的自修图书；可以作为心理健康教育教师的培训用书；可以作为师范院校心理与心理健康教育专业的教材或参考书。

我们相信，"新世纪心理与心理健康教育文库"对于从事心理与心理健康教育工作的人士会有所帮助；对于我国的心理与心理健康教育工作会起到推动促进作用；对于促进人的心理和谐、促进社会心理和谐会发挥一定作用。

我们希望，这套文库能够得到广大心理与心理健康教育工作者的认可、接纳。

郑日昌
于京师园

前 言
Preface

　　经典是人类文明的浓缩。经典是历史老人馈赠的一份厚礼。我们提倡读一些经典。作为"舶来品"的心理学研究理应如此。所谓"知己知彼，百战不殆"。

　　众所周知，科学心理学诞生于1879年冯特在德国莱比锡大学建立的世界上第一个心理学实验室，在20世纪得到蓬勃发展，目前心理学已成为美国学科分类的七大部类之一。进入21世纪时，人们不禁要回首煌煌百年心理学的发展历程，看看哪些心理学家作出了重要贡献。为此，国际心理学界最负盛名的《普通心理学评论》杂志2002年第2期刊发了一篇文章，题为"20世纪最杰出的100名心理学家"（其中有4名诺贝尔奖获得者），研究者通过三个量化指标及三个质性指标，对20世纪最杰出的心理学家进行了排名，提供了99位心理学家的名单，留下一个空额让读者见仁见智。

　　金榜题名的这99位心理学家中，许多人的研究领域都涉及到心理健康。其中一些人毕生的学术专长就是试图破解人类的心理健康问题，比如大名鼎鼎的弗洛伊德（排名第3位），曾以梦的解析和精神分析理论著称于世。罗杰斯（排名第6位）的"以当事人为中心的心理治疗方法"更是被现代心理健康工作者奉为经典。另外一些心理学家学术生涯涉猎稍广，但其在心理健康领域作出的贡献同样功不可没且举足轻重。例如，新精神分析学派的代表人物荣格（排名第23位）、阿德勒（排名第67位）和安娜·弗洛伊德（排名第99位），积极心理学的首倡者马丁·塞利格曼（排名第31位），需要层次论的提出者、人本主义心理学家马斯洛（排名第10位），应急理论的提出者和研究者拉扎鲁斯（排名第80位），人格心理学家奥尔波特（排名第11位）、埃里克森（排名第12位）、艾森克（排名第13位）和卡特尔（排名第16位），以及以上瘾和情绪研究闻名的沙赫特（排名第7位），因攻击行为和愤怒情绪研究而横空出世的伯科维茨（排名第76位），对个体心理压力及其应对、压力情境下的决策行为和社会支持对决策的影响等方面研究享誉学坛的詹尼斯（排名第79位），美国行为治疗心理学家沃尔普（排名第53位）、发展变态心理学家路特（排名第68位）等。本书从中选择了以上18位心理学家，对他们在心理健康领域的经典之作进行解读。首先是对其成长经历进行简要介绍，然后选译了反映其涉及心理健康的经典论文或重要著作的章节，并对其有关心理健康的思想或理论产生的社会文化背景和心理健康的主要观点进行阐述，再对其总体上的心理学思想或理论进行评价，最后论及其对心理健康相关研究领域的独特贡献及其研究进展与展望。本书可作为心理系和教育系专本科生与研究生的教学参考书，也可作为心理学以及心理健康研究工作者的参考书，特别建议可供学校心理健康教育工作者和学校德育工作者学习、参考。

  本书是课题组集体智慧的结晶。由俞国良、雷雳两位教授主编，并确定编写原则、结构、内容、体例和样章，以及最后的修改和定稿，书中的大部分译文和所有评价文章均是原创性成果，且在课题组的每周读书报告会上进行了报告和反复讨论，在此基础上几易其稿进一步修改定稿。各章译、评作者按序为俞国良、雷雳、刘聪慧、张登浩、周莉、乔红霞、李宏利、沈卓卿、韦庆旺、邢采、辛呈凤、赵军燕、李冬梅、侯瑞鹤、张国华、郑璞、董妍和马晓辉。他们中既有已毕业的博士或博士后，也有在读的博士生、博士后，他们均是我们的良师益友。所谓"教学相长"，从他们身上，我们不仅看到了中国心理学发展的未来希望，也真正体会到了后生可畏、长江后浪推前浪的古训。因此，书中任何有新意的观点、有价值的研究成果，应归功于他们的努力探索和积极思考，也归功于他们孜孜以求和勤奋刻苦的学术精神。至于书中的不足之处，虽应由各位作者文责自负，但作为他们的导师和兄长，则应当由我们负责道歉。另外，中国心理学会理事长、北京师范大学教学指导委员会主任林崇德教授和开明出版社社长焦向英总编为本书的编写出版付诸了大量心血，责任编辑范英女士更是任劳任怨辛勤劳动并协助我们做了许多具体工作，在此一并向他们表示诚挚的谢意。

  需要指出的是，虽然主编不敢懈怠，力求精益求精，但由于时间仓促和水平有限，我们未能及时联系上部分原著的译者，祈请他们原谅并与我们或出版社联系。同时对书中的不足、纰漏和错误之处，恳望专家学者和读者朋友批评指正。

  热情希冀，心理健康真正撑起一片守望幸福的蓝天。
  衷心祝愿，心理健康真正成为一个成就人才的摇篮。
  虔诚祈祷，心理健康真正建构一项温暖人心的事业。
  大家携手，一起走进"心理健康经典"的辉煌殿堂。

俞国良 雷雳谨识

目 录
Contents

第一章 西格蒙德·弗洛伊德 ⋯⋯⋯⋯⋯⋯⋯⋯⋯⋯⋯⋯⋯ 1
第一节 心理学家生平 ⋯⋯⋯⋯⋯⋯⋯⋯⋯⋯⋯⋯⋯⋯⋯⋯ 1
第二节 经典名篇选译 ⋯⋯⋯⋯⋯⋯⋯⋯⋯⋯⋯⋯⋯⋯⋯⋯ 4
第三节 心理健康思想评述 ⋯⋯⋯⋯⋯⋯⋯⋯⋯⋯⋯⋯⋯⋯ 20

第二章 卡尔·罗杰斯 ⋯⋯⋯⋯⋯⋯⋯⋯⋯⋯⋯⋯⋯⋯⋯⋯ 33
第一节 心理学家生平 ⋯⋯⋯⋯⋯⋯⋯⋯⋯⋯⋯⋯⋯⋯⋯⋯ 33
第二节 经典名篇选译 ⋯⋯⋯⋯⋯⋯⋯⋯⋯⋯⋯⋯⋯⋯⋯⋯ 36
第三节 心理健康思想评述 ⋯⋯⋯⋯⋯⋯⋯⋯⋯⋯⋯⋯⋯⋯ 47

第三章 斯坦利·沙赫特 ⋯⋯⋯⋯⋯⋯⋯⋯⋯⋯⋯⋯⋯⋯⋯ 59
第一节 心理学家生平 ⋯⋯⋯⋯⋯⋯⋯⋯⋯⋯⋯⋯⋯⋯⋯⋯ 59
第二节 经典名篇选译 ⋯⋯⋯⋯⋯⋯⋯⋯⋯⋯⋯⋯⋯⋯⋯⋯ 61
第三节 心理健康思想评述 ⋯⋯⋯⋯⋯⋯⋯⋯⋯⋯⋯⋯⋯⋯ 71

第四章 亚伯拉罕·马斯洛 ⋯⋯⋯⋯⋯⋯⋯⋯⋯⋯⋯⋯⋯⋯ 81
第一节 心理学家生平 ⋯⋯⋯⋯⋯⋯⋯⋯⋯⋯⋯⋯⋯⋯⋯⋯ 81
第二节 经典名篇选译 ⋯⋯⋯⋯⋯⋯⋯⋯⋯⋯⋯⋯⋯⋯⋯⋯ 84
第三节 心理健康思想评述 ⋯⋯⋯⋯⋯⋯⋯⋯⋯⋯⋯⋯⋯⋯ 92

第五章 戈登·奥尔波特 ⋯⋯⋯⋯⋯⋯⋯⋯⋯⋯⋯⋯⋯⋯⋯ 105
第一节 心理学家生平 ⋯⋯⋯⋯⋯⋯⋯⋯⋯⋯⋯⋯⋯⋯⋯⋯ 105
第二节 经典名篇选译 ⋯⋯⋯⋯⋯⋯⋯⋯⋯⋯⋯⋯⋯⋯⋯⋯ 108
第三节 心理健康思想评述 ⋯⋯⋯⋯⋯⋯⋯⋯⋯⋯⋯⋯⋯⋯ 116

第六章 埃里克·埃里克森 ⋯⋯⋯⋯⋯⋯⋯⋯⋯⋯⋯⋯⋯⋯ 130
第一节 心理学家生平 ⋯⋯⋯⋯⋯⋯⋯⋯⋯⋯⋯⋯⋯⋯⋯⋯ 130
第二节 经典名篇选译 ⋯⋯⋯⋯⋯⋯⋯⋯⋯⋯⋯⋯⋯⋯⋯⋯ 133

第三节　心理健康思想评述 …………………………………… 148

第七章　汉斯·艾森克 ………………………………………… 157
第一节　心理学家生平 …………………………………………… 157
第二节　经典名篇选译 …………………………………………… 160
第三节　心理健康思想评述 ……………………………………… 176

第八章　雷蒙德·卡特尔 ……………………………………… 184
第一节　心理学家生平 …………………………………………… 185
第二节　经典名篇选译 …………………………………………… 187
第三节　心理健康思想评述 ……………………………………… 198

第九章　卡尔·荣格 …………………………………………… 212
第一节　心理学家生平 …………………………………………… 212
第二节　经典名篇选译 …………………………………………… 215
第三节　心理健康思想评述 ……………………………………… 225

第一章　西格蒙德·弗洛伊德[①]

【本章提要】

本章首先介绍了弗洛伊德的简单生平、受教育过程和工作经历，以及弗洛伊德作为精神分析创始人和 20 世纪最具影响力的心理学家，对精神分析理论创立和发展所发挥的巨大作用。接着具体译介了弗洛伊德的代表作之一《精神分析引论》中的"移情作用"和"分析疗法"两节，旨在使人们通过原著研读，对弗洛伊德的精神分析理论与心理健康的关系有一个初步认识，诚如作者所言，"精神分析的工作以治疗为归宿"。这对增进人类心理健康具有积极意义。最后，本章从弗洛伊德精神分析理论产生的社会背景、思想文化背景和科学背景出发，详细阐述了精神分析理论中心理健康思想的理论基础和方法基础。特别是弗洛伊德的潜意识和本能学说、心理性欲的发展阶段理论，精神分析或心理治疗中的自由联想法、梦的解析法和日常生活中的自我防卫机制法等。同时，对弗洛伊德精神分析理论中的心理健康思想进行了恰如其分的评价，充分肯定了弗洛伊德精神分析理论对心理健康和心理治疗的重要贡献，以及心理治疗在心理健康领域的广泛应用，也指出了其缺陷与不足。

【学习重点】

1. 了解弗洛伊德的生平事迹。
2. 领会精神分析理论形成与发展的社会文化历史背景。
3. 掌握精神分析理论中心理健康思想的理论基础。
4. 领会精神分析或心理治疗的主要方法。

【重要术语】

精神分析　移情作用　分析疗法　潜意识　本能　心理性欲发展阶段理论
人格发展理论　自由联想法　梦的解析　自我防卫机制

第一节　心理学家生平

西格蒙德·弗洛伊德（Sigmund Freud，1856—1939）是一名奥地利精神病学

[①] 本章作者为俞国良。

家，精神分析学派的创始人。1856年5月6日，弗洛伊德出生在奥地利摩拉维亚（现属捷克）弗莱堡市一个犹太商人家里，是其父亲和第二任妻子所生六个孩子中的长子。他的父亲是个不得志的羊毛商，性格极其专横。弗洛伊德出生时，父亲已40岁，母亲20岁。作为长子，弗洛伊德与母亲有着一种强有力的亲情关系，他一生都体会到这种密切关系对他的持久影响。4岁时，他和父母一起移居维也纳。尽管他在维也纳生活了78年，但他并不钟情于此，因为反犹太主义的盛行，使得犹太人在维也纳受到歧视和侮辱，这样的氛围对西格蒙德·弗洛伊德的性格和思想影响甚大。

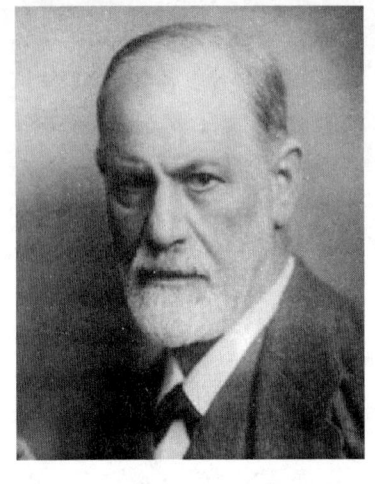

弗洛伊德年轻时就显示出非凡的智力，一直是一个聪颖的学生。他9岁进入中学，17岁时以第一名的成绩完成中学学业。1873年，弗洛伊德考入维也纳大学，一面学习医学，一面在布吕克（E. Brucke）生理研究所工作了6年。由于他兴趣广泛，对海洋生物学、哲学、心理学、声音与语言生理学都有所研究，所以他花了近8年时间才学完4年的医学和科学研究课程。1881年，弗洛伊德获得医学博士学位。第二年，他与玛莎·伯莱斯订婚，但是直到1886年才最后完婚。在订婚后的5年间，弗洛伊德给他的未婚妻写了400多封信。他们白头偕老，生有三男三女。小女儿安娜·弗洛伊德（A. Freud）后来成为著名的心理学家。

1882年，弗洛伊德与精神病学家布洛伊尔（J. Breuer）合作，用催眠术抑制并研究癔病，感觉到身心关系的微妙，由此产生了他的第一例精神分析病例——安娜·O，即佩珀海姆案例。其后三年，他在维也纳综合医院任住院医生，在外科、内科、皮肤科、眼科方面都积累了不少经验，并从事脑解剖学和病理学研究。1885年和1886年间，他在让·马丁·沙可（J. M. Charcot）的巴黎诊所工作了五个月，后又赴南锡观察利埃博尔（A. A. Liebeault）和伯恩海姆（H. Bernheim）的催眠疗法，深信神经症是可以通过心理治疗而得到治愈的。1887年，他曾用催眠疗法为人治病，从此对癔症和催眠产生了浓厚的兴趣，于是回到维也纳创办了一家私人诊所，开始治疗精神疾病。但到1892年左右，他发现催眠的疗法不能持久，于是改用自己独创的精神分析疗法，借以挖掘忘却了的观念或欲望。

1897年，弗洛伊德创立了具有深远影响的自我分析方法，认为心理障碍是由于性紧张积累而引起的。进行自我分析的主要方法是对自己的梦进行解析。之后十年，弗洛伊德进行了大量的精神病临床治疗和研究，提出了"精神分析"

总 序
Sequence

早在上个世纪70年代就有专家预言：21世纪是心理学的世纪。21世纪人类所面临的最大挑战，不是其他，而是心理困惑和心理问题。

进入新世纪，我国社会主义物质文明、政治文明、精神文明建设不断加强，综合国力大幅度提高，人民生活显著改善。同时，我们也要看到，我国已进入改革发展的关键时期，经济体制深刻变革，社会结构深刻变动，利益格局深刻调整，思想观念深刻变化。这种空前的社会变革，给我国发展进步带来巨大活力，也必然带来这样那样的矛盾和问题。例如，城乡、区域经济社会发展很不平衡；就业、收入分配、社会保障、教育、医疗、住房等方面关系群众切身利益的问题比较突出；一些社会成员诚信缺失、道德失范；一些领域的腐败现象比较严重等。这些矛盾和问题让人们感到心理困惑，时刻冲击着人们的心理承受能力。

2006年，中共中央《关于构建社会主义和谐社会若干重大问题的决定》明确指出：我们必须坚持以人为本。要注重促进人的心理和谐，加强人文关怀和心理疏导，引导人们正确对待自己、他人和社会，正确对待困难、挫折和荣誉。要加强心理健康教育和保健，塑造自尊自信、理性平和、积极向上的社会心态。心理和谐是构建和谐社会的心理基础和重要标志。胡锦涛同志指出："科学发展观，第一要义是发展，核心是以人为本。"以人为本就必须重视人、尊重人、关心人、爱护人，就必须重视人的心理发展。加强心理健康教育和心理保健，不断提高人们的心理素质，帮助人们形成积极心理品质，为和谐社会建设奠定和谐的心理基础已经成为举国上下的共识。

促进人的心理和谐需要有科学心理学指引，加强心理健康教育需要有合适的教材。近年来，国内虽然也陆续出版了一些心理学或心理健康教育方面的图书，但不够系统，缺乏总体规划。正因为如此，我们组织了一批心理学专家、学者，编写了这套反映我国心理学发展及心理健康教育理论成果的"新世纪心理与心理健康教育文库"。

"新世纪心理与心理健康教育文库"具有系统性。文库参照心理学学科体系和我国现实需要，分为基础理论、应用理论和技术与实践三个系列。

"新世纪心理与心理健康教育文库"具有权威性。文库是国家出版基金资助项目；文库撰稿人的选择面向全国，每一本图书都由该领域的专家学者撰稿；文库的统稿工作由国内权威心理学家和心理健康教育专家负责完成。

"新世纪心理与心理健康教育文库"具有前沿性。文库在全国范围选聘心理学和心理健康教育领域的专家学者撰稿，既可以吸收心理学与心理健康教育的权威理论和最新研究成果，也可以保证所选内容资料贴近时代、贴近生活、贴近实际。

"新世纪心理与心理健康教育文库"具有实用性。文库在强调系统性、理论性、科学性的同时，更加强调实用性。力求做到理论联系实际，给出的理论实用，给出的技术可行，给出的方法可操作。

"新世纪心理与心理健康教育文库"理论性、实用性、资料性、工具性兼备，是心理学与心理健康教育的"百科全书"。它可以作为从事心理与心理健康教育工作的管理者和研究者的参考书、工具书；可以作为心理健康教育教师继续学习、自我提高的自修图书；可以作为心理健康教育教师的培训用书；可以作为师范院校心理与心理健康教育专业的教材或参考书。

我们相信，"新世纪心理与心理健康教育文库"对于从事心理与心理健康教育工作的人士会有所帮助；对于我国的心理与心理健康教育工作会起到推动促进作用；对于促进人的心理和谐、促进社会心理和谐会发挥一定作用。

我们希望，这套文库能够得到广大心理与心理健康教育工作者的认可、接纳。

郑日昌
于京师园

前 言
Preface

　　经典是人类文明的浓缩。经典是历史老人馈赠的一份厚礼。我们提倡读一些经典。作为"舶来品"的心理学研究理应如此。所谓"知己知彼，百战不殆"。

　　众所周知，科学心理学诞生于1879年冯特在德国莱比锡大学建立的世界上第一个心理学实验室，在20世纪得到蓬勃发展，目前心理学已成为美国学科分类的七大部类之一。进入21世纪时，人们不禁要回首煌煌百年心理学的发展历程，看看哪些心理学家作出了重要贡献。为此，国际心理学界最负盛名的《普通心理学评论》杂志2002年第2期刊发了一篇文章，题为"20世纪最杰出的100名心理学家"（其中有4名诺贝尔奖获得者），研究者通过三个量化指标及三个质性指标，对20世纪最杰出的心理学家进行了排名，提供了99位心理学家的名单，留下一个空额让读者见仁见智。

　　金榜题名的这99位心理学家中，许多人的研究领域都涉及到心理健康。其中一些人毕生的学术专长就是试图破解人类的心理健康问题，比如大名鼎鼎的弗洛伊德（排名第3位），曾以梦的解析和精神分析理论著称于世。罗杰斯（排名第6位）的"以当事人为中心的心理治疗方法"更是被现代心理健康工作者奉为经典。另外一些心理学家学术生涯涉猎稍广，但其在心理健康领域作出的贡献同样功不可没且举足轻重。例如，新精神分析学派的代表人物荣格（排名第23位）、阿德勒（排名第67位）和安娜·弗洛伊德（排名第99位），积极心理学的首倡者马丁·塞利格曼（排名第31位），需要层次论的提出者、人本主义心理学家马斯洛（排名第10位），应急理论的提出者和研究者拉扎鲁斯（排名第80位），人格心理学家奥尔波特（排名第11位）、埃里克森（排名第12位）、艾森克（排名第13位）和卡特尔（排名第16位），以及以上瘾和情绪研究闻名的沙赫特（排名第7位），因攻击行为和愤怒情绪研究而横空出世的伯科维茨（排名第76位），对个体心理压力及其应对、压力情境下的决策行为和社会支持对决策的影响等方面研究享誉学坛的詹尼斯（排名第79位），美国行为治疗心理学家沃尔普（排名第53位）、发展变态心理学家路特（排名第68位）等。本书从中选择了以上18位心理学家，对他们在心理健康领域的经典之作进行解读。首先是对其成长经历进行简要介绍,然后选译了反映其涉及心理健康的经典论文或重要著作的章节,并对其有关心理健康的思想或理论产生的社会文化背景和心理健康的主要观点进行阐述,再对其总体上的心理学思想或理论进行评价,最后论及其对心理健康相关研究领域的独特贡献及其研究进展与展望。本书可作为心理系和教育系专本科生与研究生的教学参考书,也可作为心理学以及心理健康研究工作者的参考书,特别建议可供学校心理健康教育工作者和学校德育工作者学习、参考。

本书是课题组集体智慧的结晶。由俞国良、雷雳两位教授主编,并确定编写原则、结构、内容、体例和样章,以及最后的修改和定稿,书中的大部分译文和所有评价文章均是原创性成果,且在课题组的每周读书报告会上进行了报告和反复讨论,在此基础上几易其稿进一步修改定稿。各章译、评作者按序为俞国良、雷雳、刘聪慧、张登浩、周莉、乔红霞、李宏利、沈卓卿、韦庆旺、邢采、辛呈凤、赵军燕、李冬梅、侯瑞鹤、张国华、郑璞、董妍和马晓辉。他们中既有已毕业的博士或博士后,也有在读的博士生、博士后,他们均是我们的良师益友。所谓"教学相长",从他们身上,我们不仅看到了中国心理学发展的未来希望,也真正体会到了后生可畏、长江后浪推前浪的古训。因此,书中任何有新意的观点、有价值的研究成果,应归功于他们的努力探索和积极思考,也归功于他们孜孜以求和勤奋刻苦的学术精神。至于书中的不足之处,虽应由各位作者文责自负,但作为他们的导师和兄长,则应当由我们负责道歉。另外,中国心理学会理事长、北京师范大学教学指导委员会主任林崇德教授和开明出版社社长焦向英总编为本书的编写出版付诸了大量心血,责任编辑范英女士更是任劳任怨辛勤劳动并协助我们做了许多具体工作,在此一并向他们表示诚挚的谢意。

需要指出的是,虽然主编不敢懈怠,力求精益求精,但由于时间仓促和水平有限,我们未能及时联系上部分原著的译者,祈请他们原谅并与我们或出版社联系。同时对书中的不足、纰漏和错误之处,恳望专家学者和读者朋友批评指正。

热情希冀,心理健康真正撑起一片守望幸福的蓝天。
衷心祝愿,心理健康真正成为一个成就人才的摇篮。
虔诚祈祷,心理健康真正建构一项温暖人心的事业。
大家携手,一起走进"心理健康经典"的辉煌殿堂。

俞国良　雷雳谨识

目 录
Contents

第一章 西格蒙德·弗洛伊德 ⋯⋯⋯⋯⋯⋯⋯⋯⋯⋯⋯⋯⋯⋯⋯⋯ 1
第一节 心理学家生平 ⋯⋯⋯⋯⋯⋯⋯⋯⋯⋯⋯⋯⋯⋯⋯⋯⋯⋯ 1
第二节 经典名篇选译 ⋯⋯⋯⋯⋯⋯⋯⋯⋯⋯⋯⋯⋯⋯⋯⋯⋯⋯ 4
第三节 心理健康思想评述 ⋯⋯⋯⋯⋯⋯⋯⋯⋯⋯⋯⋯⋯⋯⋯⋯ 20

第二章 卡尔·罗杰斯 ⋯⋯⋯⋯⋯⋯⋯⋯⋯⋯⋯⋯⋯⋯⋯⋯⋯⋯ 33
第一节 心理学家生平 ⋯⋯⋯⋯⋯⋯⋯⋯⋯⋯⋯⋯⋯⋯⋯⋯⋯⋯ 33
第二节 经典名篇选译 ⋯⋯⋯⋯⋯⋯⋯⋯⋯⋯⋯⋯⋯⋯⋯⋯⋯⋯ 36
第三节 心理健康思想评述 ⋯⋯⋯⋯⋯⋯⋯⋯⋯⋯⋯⋯⋯⋯⋯⋯ 47

第三章 斯坦利·沙赫特 ⋯⋯⋯⋯⋯⋯⋯⋯⋯⋯⋯⋯⋯⋯⋯⋯⋯ 59
第一节 心理学家生平 ⋯⋯⋯⋯⋯⋯⋯⋯⋯⋯⋯⋯⋯⋯⋯⋯⋯⋯ 59
第二节 经典名篇选译 ⋯⋯⋯⋯⋯⋯⋯⋯⋯⋯⋯⋯⋯⋯⋯⋯⋯⋯ 61
第三节 心理健康思想评述 ⋯⋯⋯⋯⋯⋯⋯⋯⋯⋯⋯⋯⋯⋯⋯⋯ 71

第四章 亚伯拉罕·马斯洛 ⋯⋯⋯⋯⋯⋯⋯⋯⋯⋯⋯⋯⋯⋯⋯⋯ 81
第一节 心理学家生平 ⋯⋯⋯⋯⋯⋯⋯⋯⋯⋯⋯⋯⋯⋯⋯⋯⋯⋯ 81
第二节 经典名篇选译 ⋯⋯⋯⋯⋯⋯⋯⋯⋯⋯⋯⋯⋯⋯⋯⋯⋯⋯ 84
第三节 心理健康思想评述 ⋯⋯⋯⋯⋯⋯⋯⋯⋯⋯⋯⋯⋯⋯⋯⋯ 92

第五章 戈登·奥尔波特 ⋯⋯⋯⋯⋯⋯⋯⋯⋯⋯⋯⋯⋯⋯⋯⋯⋯ 105
第一节 心理学家生平 ⋯⋯⋯⋯⋯⋯⋯⋯⋯⋯⋯⋯⋯⋯⋯⋯⋯⋯ 105
第二节 经典名篇选译 ⋯⋯⋯⋯⋯⋯⋯⋯⋯⋯⋯⋯⋯⋯⋯⋯⋯⋯ 108
第三节 心理健康思想评述 ⋯⋯⋯⋯⋯⋯⋯⋯⋯⋯⋯⋯⋯⋯⋯⋯ 116

第六章 埃里克·埃里克森 ⋯⋯⋯⋯⋯⋯⋯⋯⋯⋯⋯⋯⋯⋯⋯⋯ 130
第一节 心理学家生平 ⋯⋯⋯⋯⋯⋯⋯⋯⋯⋯⋯⋯⋯⋯⋯⋯⋯⋯ 130
第二节 经典名篇选译 ⋯⋯⋯⋯⋯⋯⋯⋯⋯⋯⋯⋯⋯⋯⋯⋯⋯⋯ 133

第三节　心理健康思想评述……………………………………… 148

第七章　汉斯·艾森克……………………………………………… 157
第一节　心理学家生平…………………………………………… 157
第二节　经典名篇选译…………………………………………… 160
第三节　心理健康思想评述……………………………………… 176

第八章　雷蒙德·卡特尔…………………………………………… 184
第一节　心理学家生平…………………………………………… 185
第二节　经典名篇选译…………………………………………… 187
第三节　心理健康思想评述……………………………………… 198

第九章　卡尔·荣格………………………………………………… 212
第一节　心理学家生平…………………………………………… 212
第二节　经典名篇选译…………………………………………… 215
第三节　心理健康思想评述……………………………………… 225

第一章　西格蒙德·弗洛伊德①

【本章提要】

本章首先介绍了弗洛伊德的简单生平、受教育过程和工作经历，以及弗洛伊德作为精神分析创始人和 20 世纪最具影响力的心理学家，对精神分析理论创立和发展所发挥的巨大作用。接着具体译介了弗洛伊德的代表作之一《精神分析引论》中的"移情作用"和"分析疗法"两节，旨在使人们通过原著研读，对弗洛伊德的精神分析理论与心理健康的关系有一个初步认识，诚如作者所言，"精神分析的工作以治疗为归宿"。这对增进人类心理健康具有积极意义。最后，本章从弗洛伊德精神分析理论产生的社会背景、思想文化背景和科学背景出发，详细阐述了精神分析理论中心理健康思想的理论基础和方法基础。特别是弗洛伊德的潜意识和本能学说、心理性欲的发展阶段理论，精神分析或心理治疗中的自由联想法、梦的解析法和日常生活中的自我防卫机制法等。同时，对弗洛伊德精神分析理论中的心理健康思想进行了恰如其分的评价，充分肯定了弗洛伊德精神分析理论对心理健康和心理治疗的重要贡献，以及心理治疗在心理健康领域的广泛应用，也指出了其缺陷与不足。

【学习重点】

1. 了解弗洛伊德的生平事迹。
2. 领会精神分析理论形成与发展的社会文化历史背景。
3. 掌握精神分析理论中心理健康思想的理论基础。
4. 领会精神分析或心理治疗的主要方法。

【重要术语】

精神分析　移情作用　分析疗法　潜意识　本能　心理性欲发展阶段理论　人格发展理论　自由联想法　梦的解析　自我防卫机制

第一节　心理学家生平

西格蒙德·弗洛伊德（Sigmund Freud，1856—1939）是一名奥地利精神病学

---

① 本章作者为俞国良。

家，精神分析学派的创始人。1856年5月6日，弗洛伊德出生在奥地利摩拉维亚（现属捷克）弗莱堡市一个犹太商人家里，是其父亲和第二任妻子所生六个孩子中的长子。他的父亲是个不得志的羊毛商，性格极其专横。弗洛伊德出生时，父亲已40岁，母亲20岁。作为长子，弗洛伊德与母亲有着一种强有力的亲情关系，他一生都体会到这种密切关系对他的持久影响。4岁时，他和父母一起移居维也纳。尽管他在维也纳生活了78年，但他并不钟情于此，因为反犹太主义的盛行，使得犹太人在维也纳受到歧视和侮辱，这样的氛围对西格蒙德·弗洛伊德的性格和思想影响甚大。

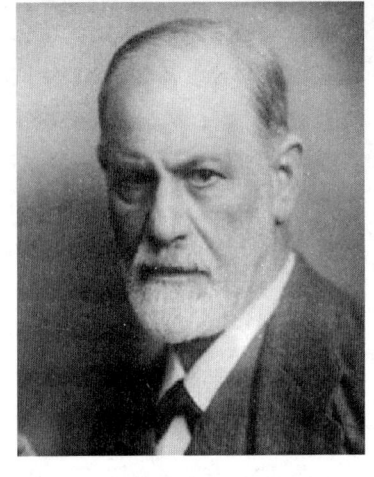

弗洛伊德年轻时就显示出非凡的智力，一直是一个聪颖的学生。他9岁进入中学，17岁时以第一名的成绩完成中学学业。1873年，弗洛伊德考入维也纳大学，一面学习医学，一面在布吕克（E. Brucke）生理研究所工作了6年。由于他兴趣广泛，对海洋生物学、哲学、心理学、声音与语言生理学都有所研究，所以他花了近8年时间才学完4年的医学和科学研究课程。1881年，弗洛伊德获得医学博士学位。第二年，他与玛莎·伯莱斯订婚，但是直到1886年才最后完婚。在订婚后的5年间，弗洛伊德给他的未婚妻写了400多封信。他们白头偕老，生有三男三女。小女儿安娜·弗洛伊德（A. Freud）后来成为著名的心理学家。

1882年，弗洛伊德与精神病学家布洛伊尔（J. Breuer）合作，用催眠术抑制并研究癔病，感觉到身心关系的微妙，由此产生了他的第一例精神分析病例——安娜·O，即佩珀海姆案例。其后三年，他在维也纳综合医院任住院医生，在外科、内科、皮肤科、眼科方面都积累了不少经验，并从事脑解剖学和病理学研究。1885年和1886年间，他在让·马丁·沙可（J. M. Charcot）的巴黎诊所工作了五个月，后又赴南锡观察利埃博尔（A. A. Liebeault）和伯恩海姆（H. Bernheim）的催眠疗法，深信神经症是可以通过心理治疗而得到治愈的。1887年，他曾用催眠疗法为人治病，从此对癔症和催眠产生了浓厚的兴趣，于是回到维也纳创办了一家私人诊所，开始治疗精神疾病。但到1892年左右，他发现催眠的疗法不能持久，于是改用自己独创的精神分析疗法，借以挖掘忘却了的观念或欲望。

1897年，弗洛伊德创立了具有深远影响的自我分析方法，认为心理障碍是由于性紧张积累而引起的。进行自我分析的主要方法是对自己的梦进行解析。之后十年，弗洛伊德进行了大量的精神病临床治疗和研究，提出了"精神分析"

（psychoanalysis）这一名词，并于 1900 年出版了《梦的解析》。这本书的出版，被认为是精神分析学或精神分析理论正式形成的标志，成为弗洛伊德最有影响力的著作。尽管现在人们对此书的评价和认可都很高，但在出版初期，它却遭到了一片批评和反对之声，尤其是遭到了来自维也纳某些医学圈的非议，导致此书出版后的 8 年间仅售出 600 册，而弗洛伊德从中只获得了相当于 209 美元的稿费。

1909 年，弗洛伊德应美国克拉克大学校长、著名心理学家霍尔（G. S. Hall）的邀请，与荣格（C. G. Jung）等赴美国参加该校 20 周年校庆。在这里，他见到了美国著名心理学家詹姆斯（W. James），铁钦纳（E. B. Titchener），卡特尔（J. Mck Cattell）等人，并发表了以精神分析为主体的讲演，被授予名誉博士学位，声名远播。他在大会庆典上感言："我们的努力首次获得了官方认可。"这表明精神分析终于从之前被大多数人所唾弃，发展到引人注目。1910 年，在第二次国际精神分析大会上，成立了国际精神分析协会，这表明精神分析学派的正式建立。然而与此同时，他的弟子阿德勒（A. Adler）、荣格和兰克（O. Rank）由于反对他的泛性论，先后离开自立门户。

随后，第一次世界大战爆发，弗洛伊德提出了自恋、生和死的本能，以及本我、自我、超我的人格三分结构论等重要理论，至 20 世纪 30 年代，他的理论达到了登峰造极的水平，精神分析逐渐成为了解全人类动机和人格的方法。1930 年，弗洛伊德获得了歌德奖金。1936 年 80 岁寿辰时，成为英国皇家学会通讯会员。在他人生的最后 16 年里，弗洛伊德一边与口腔癌作斗争，一边仍旧坚持工作。其间，他接受了 33 次手术，虽然非常痛苦，但由于他拒绝使用止痛药，他的头脑仍然十分清醒，并一直工作到生命停止。1938 年，在纳粹分子的胁迫下，弗洛伊德被迫离开维也纳前往伦敦，并于 1939 年 9 月 23 日在伦敦逝世，享年 83 岁。

弗洛伊德的一生卷帙浩繁，论文、著作多达 300 余种，全集共有 23 卷，另有 1 卷作为索引及参考书目。他的主要著作有《梦的解析》（1900）、《日常生活心理病理学》（1901）、《性学三论》（1905）、《图腾与禁忌》（1913）、《精神分析引论》（1917）、《自我与本我》（1923）、《文明与缺憾》（1930）、《精神分析引论新编》（1933）和《弗洛伊德自传》（1935）等等。此外，即使他工作繁忙，也仍会抽出时间来陪伴妻子和孩子。所有这一切，都奠定了弗洛伊德作为一名伟大的心理学家和精神分析学家的重要历史地位。

在 1982 年，由美国心理学史史学家评选的 1600 年后世界影响力最大的已故 1040 名心理学家中，弗洛伊德排名第一；在 2002 年，由世界心理学界最负盛名的《普通心理学评论》杂志评选的 20 世纪最杰出的 100 名心理学家中，弗洛伊德排名第三。

第二节 经典名篇选译

第二十七讲 移情作用①

我们的讨论现在已将结束，那么，你们必定有一种期望，但可不要因此而产生一种误会。你们或许以为我讨论了精神分析所有复杂的难题之后，决不至于在结束时竟没有一句话讲到治疗，因为精神分析的工作毕竟以治疗为归宿。其实，这一层我决不能略而不述；因为与治疗的现象相联系，还要告诉你们一个新事实。假使没有关于这个新事实的知识，则对于前已研究过的疾病，必不能有深刻的了解。

我知道你们决不希望我告诉你们实施分析治疗的技术；你们只是要知道精神分析的治疗法及其成就的大概。要知道此事，是你们应有的权利，谁也不能否认；可是我不愿告诉你们——最好请你们自己摸索。

请你们想一想吧，从引起疾病的条件直到病人内心起作用的因素，凡属重要的事实，你们都已知道了。究竟在哪一点上可以接受治疗的影响呢？第一，是遗传的倾向——我不常提到遗传，因为这个问题在旁的科学中已很为人所强调，我们也没有新的话可说。但是你们不要因此而以为我们轻视了它；我们从事分析，当然很知道它的势力。我们无论如何不能使遗传有所改变；这是本问题中一个预定的材料，可以限制我们努力的范围。其次，是幼时经验的影响，在分析中往往是最重要的材料；它们属于过去，当然也使我们无用武之地。再其次是人生所有一切的不幸，即现实幸福的被剥夺，由此而引起生活中一切爱的成分的丧失——例如穷乏，家庭的不睦，婚姻的失败，社会处境的不良，道德的过度压迫等。这方面固然大有进行有效治疗的可能；但也须仿照维也纳传奇中的约瑟王（Kaiser Joseph）施恩降祸的办法才行——以一有权势者的仁慈的专制，才可使人尽顺从，而困难尽行消灭；然而我们是何等样人，也能广施治疗法的恩惠给大家吗？我们在社会上无钱无势，只靠医术谋生，当然不能像他种医生施术于贫苦无告的人们；因为我们的治疗是要花许多时间和劳力的。然而你们也许仍坚持前述许多因素中必有一种有受治疗的可能。假使社会传统的道德起了剥夺病人快乐的作用，那么治疗时可鼓励并劝告他们去打破这些障碍，以牺牲理想为代价去换取满足和健康，这种理想虽为人推崇备至，然而世上弃而不顾的也正不乏人哩。但健康的获得既然由于"自由的生活"（free living），肯定要使分析沾上违反一般道

---

① 选自：弗洛伊德. 精神分析引论 [M]. 高觉敷，译. 北京：商务印书馆，1984：247-375.

德这个污点；因为它使个人受其利，社会则蒙其害了。

关于分析的这个错误印象究竟是谁给你们的呢？分析的治疗当然有一部分包括对于生活要自由些的劝告——假使没有他种理由，那就是因为病人在力比多的欲望与性的压抑，或肉欲的趋势与禁欲的趋势之间感有一种矛盾。这种矛盾，不是用帮助一方面来压服他方面所能解决的。就神经病人而言，固然是禁欲主义操胜一时；结果是被压抑的性的冲动在症候中求得发泄。假使我们转使肉欲方面有胜利之可能，那么被忽视的压抑性生活的势力，便不得不到症候中去求补偿。这两种办法都不能制止内心的矛盾，总有一方面不能得到满足。至于矛盾不很激烈，以致于医生的劝告也能收效的例子则为数很少，而且这些例子就用不着分析的治疗了。凡是易于感受医生影响的人们，虽无这个影响也必能自求解决。其实，你们总知道一个绝欲的男人若决意要作非法的性交，或者一个未满足的妻子若要找一个情人求得补偿，那么他们决不至于要先求得医生或分析家的允许，然后才遂心所欲的。

人们讨论这个问题的时候，常易忽略了整个问题的要点。一种神经病人致病的矛盾有别于矛盾着的各个冲动的常态争衡，因为常态争衡的两种冲动存在于同一的心理领域之中，至就致病的矛盾而言，则两种势力中的一种进入前意识和意识的平面之上，另一种则被禁闭于潜意识的区域之内。因此，其矛盾必不能有最后的结局；两种势力见面之难，实无异于一在天之南，一在地之北。若要解决，必须使二者相遇于同一场所之内。我以为这便是精神分析的主要工作。

除此之外，你们在想象中若以为分析法也以劝导人生或指示行为为要点，那么你们又未免错误了。其实，我们在力求避免扮演导师的角色时；我们只希望病人能够自己解决。为了达到这个目的，我们乃劝告他在受治疗时，暂时不要对于生活作出重要的决断，如关于事业、婚姻的选择，或离婚等，待治疗完成之后再说。这也许是你们想象不到的吧。我们只对于年轻或不能自立的人们才不坚持这种限制。对于他们来说，我们只得兼为医生及教育家；我们深知自己那时的责任重大，遂不得不慎重从事了。

我虽力辩分析的治疗决不鼓励自由的生活，但是你们却不要因此以为我们提倡传统的道德。二者都不是我们的目的。我们不是改良家，只是观察家；然而既要观察，便离不开批判，因此，我们不可能拥护传统的性道德，或赞许社会对于性的问题的处置。我们不难证明人世间的所谓道德律所要求的牺牲，常常超出它本身的价值；所谓道德的行为既不免于虚伪，也难免于呆板。我们对于病人决不隐瞒这些批判；务使他们对于性的问题，也像他种问题一样，都能习惯于作不带偏见的考虑；假使他们在治疗完成之后，能在性的放纵和无条件的禁欲之间选取适中的解决，那么无论结果如何，我们都不必受良心的责备了。无论何人，只须完成了训练，认识了真理，便都能增加抵抗不道德危险的力量，尽管他的道德标准在某方面与一般人不同。至于禁欲在引致神经病上的重要性，我们也不要估价过高；只有少数因剥夺作用及力比多储积而致病的病症，才可用不难引致的性交而收治疗之效。

因此，你们就不能假定，要解释精神分析的疗效，一定是由于允许病人实行放纵的性生活了；你们须得求他种的解释。我记得我在驳斥你们的这一推想时，曾说过一句话，或许可以使你们走上正路。我们之所以收效，或许是由于用某种意识的东西代替了某种潜意识的东西，把潜意识的思想改造成意识的思想。你们要是这样，那就击中要害了。潜意识既扩大而入意识，于是压抑遂被打消，症候遂被消灭，而致病的矛盾乃变成一种迟早总得解决的常态的矛盾。我们的工作只是使病人能有这种心理的改造，此事能有何种程度的成就，他们也就可以得到何种程度的利益。假使没有压抑或类似于压抑的心理历程等待解除，那么我们的治疗便算完事了。

我们努力的目的可表达为不同的公式——使潜意识成为意识，消除压抑作用，或填补记忆的缺失；它们统统是指同一件事。你们也许不满足于这句话；以为神经病人的恢复可大不相同，他既受了精神分析的治疗，或许要变为一个完全不同的人物，而你只听说，整个的经过只是使潜意识的材料较前稍减，而意识的材料只较前稍增而已。你们也许不懂得这种内心改造的重要。一个受了治疗的神经病人虽然在骨子里依然故我，但也确变成一个不同的人物——那就是说，他已经变成了可以在最优良的环境下所能养成的最优良的人格。这就不是一件无足轻重之事了。假使你们能知道我们的一切成就，能知道我们用最大的努力以引起这种心理中貌似琐屑的改造，那便更可了解各种心理平面的差异的重要了。

我现在暂时离开本题，问你们是否知道所谓"原因治疗"（a causal therapy）的意义。一种治疗术若丢开疾病的表现形式，寻求突破点以根除其病因，就叫做原因治疗。精神分析是否为一种原因治疗呢？要答复这个问题决不是一件简单的事，然而我们由此却可深信这类问题之不切实际。精神分析的治疗当不以消除症候为直接目的时，则和原因治疗的进行大致相似。至于其他方面则不相同，因为我们追求原因，要远远超过压抑作用直至本能的倾向及其结构中的相当强度，直至这些本能的发展的失常等。现在假使我们可用某种化学的方法来改造心理的机制，或随时增减力比多的分量，或牺牲了某一冲动而增大另一冲动的势力——那就会成为一种名副其实的原因治疗，而我们的分析也就成为侦察原因时不可或缺的第一步工作了。可是现在尚未有这种影响可以达到力比多的历程，这是你们所知道的；我们的精神治疗术是向另一点上进攻，不在症候之上，而是比较地远在症候的下层，这个处所只在很奇特的情形之下，才可为我们所接近。

那么，我们究竟要做些什么工作才可使病人的潜意识进入意识呢？从前我们以为这事很简单：只须寻出这种潜意识的材料告诉病人便算完事了。但是现在我们已知道这是一个目光短浅的谬误。我们知道他的潜意识，与他知道自己的潜意识二者并不是同一回事。我们将所知道的事告诉了他，他可不能达成同化，以代替自己的潜意识的思想，只是兼容并蓄，事实上很少变动。我们因此不得不仍以形势的观点对待潜意识的材料；而应在他的记忆中最初产生压抑的那一点上去寻求。必须先消除这种压抑，然后以意识思想代替潜意识思想的工作才可立即完成。但是这种压抑又如何加以消除呢？于是我们的工作遂进入了第二阶段：第一是发现压抑，其次是消除这种压抑所赖以维持的抗力。

这个抗力如何才能消除呢？依然是：先找出抗力的所在，然后告诉病人。抗力或者起于我们力求消除的压抑，或者起于更早活动过的压抑；都是为了抵抗不适意的冲动。因此我们目前要做的工作正和以前一样；即加以解释，验明并告诉病人；但此时是做对了的。抵拒或抗力不属于潜意识，而属于自我，自我则必和我们合作，即使它不是意识的，也无妨碍。我们知道"潜意识"一词在这里似有两个含义，一方面是一种现象，一方面是一种系统。这听起来虽然好像模糊难解，但究竟只是前次所说的话的重述。可不是吗？我们以前早已说到这一点了——假使我们能因解释而能辨认出抗力的所在，那么我们原可望这种抗力和抵拒便因此而消灭。但是我们有何种本能的动力供我们支配而使此事有成功的可能呢？第一，乃是病人求恢复健康的欲望，使他愿和我们合作；第二，是他的理智的帮助，这种理智是因我们的解释而增强的。假使我们能给他一点提示，那么病人当然较容易用理智辨认出抗力，而在潜意识中求得与这个抗力相当的观念。假使我告诉你："仰头看天，就会看见一个氢气球"，或者假使我只请你抬头看天，问你能看见什么，那当然是在前一种条件下，较易看见氢气球。学生初次看显微镜，教师必须告诉他要看什么，否则镜下虽然有物可见，而他却看不出什么东西。现在请讲事实吧，就神经病的种种形式，如癔病、焦虑现象、强迫性神经病等而言，我们的假说都很可靠。我们如用此法求得压抑、抗力，及被压抑观念的所在，那么就可克服抵抗、打破压抑，而将潜意识的材料变为意识的材料。我们这样做时，便明白觉得正当每一抗力被战胜的时候，病人的心灵内就有一种激烈的决斗在进行着——两种趋势在同一区域内作常态的心理斗争，一种是要援助抗力的动机，一种是要打消抗力的动机。第一种是原来建立起压抑作用的老动机；第二种则为新近引起的动机，可望用来帮助我们解决矛盾。我们因此乃将前已因压抑作用而暂时和解的斗争重复引起，用来作为对于此事的新贡献。第一，向病人表明旧解决足以致病，而新解决可以恢复健康；第二，告诉他自从那些冲动原先遭拒斥之后，情形已大不相同。因为那时的自我柔弱幼稚，深惧力比多压迫的危险，力图退缩，而现在的自我既较强大，又富有经验，而且又能获得医生的援助。因此，我们可希望再度引起的矛盾，比压抑作用有更完满的结果；你们如不相信，请证以我们在癔病、焦虑性神经病，及强迫性神经病中的治疗的成功。

但是此外尚有他种疾病，情形虽都相似，但我们的治疗法未能收效。就这些病症而言，其自我和力比多之间发生一种矛盾，从而造成压抑——虽然这个矛盾和移情神经病的冲突有形势上的差异；此外，我们也可在病人的生活中追溯到压抑所发生之点；我们便也用同样的方法，有同样的把握，给他以同样的帮助，告诉他以所要求得之事；而且现在和压抑成立时的时距，也有利于使矛盾有较好的结局。然而我们毕竟未能克服一种抗力，而消除一种压抑。这些病人如妄想狂者、抑郁症者，及患早发性痴呆者大概不受精神分析治疗的影响，这个原因在哪里呢？这不是因为智力的缺乏，要受分析自然要有某种程度的智力。但是譬如就最聪明而能演绎的妄想狂者而言，难道是智力不及他人吗？其他任何推动的力量也并不欠缺。譬如抑郁症者和妄想狂者不同，他们也深知自己的病痛之苦，但并不因此而有较易受影响的可能。我们在此又遇到一种愧未能懂的事实，所以不得不怀疑自己是否真正具有了解他种神经病的治疗能力了。

现在若专门讨论癔病和强迫性神经病，又会立即遇到第二个出人意料之外的事实。病人略受治疗之后，对于我们便有一种特殊的行为。我们原以为已将一切可以影响治疗的动机力都曾加以相当的注意，而且充分估计到了我们自己和病人之间的情境，因而得出一个最可靠的结论；但是在我们所已估计的以外，好像有什么没有估计到的东西忽然侵入。这个意外的新现象，本身就异常复杂；我先举较常见而简单者略述如下。

病人本来只应当注意自己的精神矛盾的解决，可是忽然渐渐对于医生本人发生一种特殊的兴趣。凡与医生有关之事，似乎比他自己的事都更重要，他因此不再集中注意于自己的疾病。他和医生的关系，也一时变得很为和善；他特别顺从医生的意旨，极力表示感激，而且表现出出人意外的美德。分析家因此对于病人也很有好感；深庆能有治疗这样和善人品的幸运。医生若有机会，看见病人的亲属，也会听到病人对他的尊重而感到高兴；病人在家赞美分析者不绝于口，以为他有种种美德。亲属们说："他对于你异常钦佩，异常信任；你说的话，由他看来，竟好像是天启的真理。"此时也许有明眼人插进一句话："他除你外，不说任何其他的事，老是引你的话，实太有些令人生厌了。"

医生那时当然很谦逊，以为病人所以尊重他，一是因为希望仍能恢复他的健康，二是因为治疗的影响，使病人闻所未闻，增加了知识。在这些条件之下，分析也有惊人的进步，病人了解医生的暗示，集中注意于治疗的工作，于是分析时所需要的材料——如他的回忆及联想——都随处可得；他的解释之正确可信，即分析者也感到惊奇，以为这些新的心理学观念本来深为外界健康人所驳斥，而病人竟如此愿意接受，这不能不令人高兴了。分析中既有这种和睦共处的关系，于是病人的情形在实际上也渐有进步。

然而这种好天气是不会持久的，总有黑云掩蔽的一天。因此，分析开始出现困难，病人说自己再说不出更多的东西了。我们无疑地觉得他对于这种工作不再感兴趣了，有时你若叫他说出他随时想到的事，而不必加以批驳，他也听而不闻了。他的行为不受治疗情境的支配；好像他从来没有和医生有过表示合作的契约似的；就从表面看来，也显然可见他现已因其他秘不告人的事情而分散注意了。这便是治疗不易进行的情境。原因是又产生了一种强有力的抗力。这事的经过如何呢？

这种事情假使有了解的可能，那么这个扰乱的原因即在于病人所移施于医生的一种强烈的友爱感情，而这种感情又不是医生的行为和治疗的关系所可解释的。这种感情所表示的方式和所要达到的目标，当然随两人之间的情形而有所不同。假使一个是少女，另一个是年青的男子，则给人的印象当为常态的；一个女子既单独和一个男人常相见面，又谈及心腹之事，而这个男人又占有指导者的地位，那么她对他爱慕，似亦出于自然——但一个神经病女子的爱的能力必不免略有变态，这一事实可暂置不论。两人之间的情境若愈和这个假定的例子不同，则其倾慕之情也愈不可解。假使一个年青的女人遇人不淑，而医生则尚未有所爱，那么她若对他有热烈的情感，愿离婚而委身于他，或此事如不可能，则和他私相恋爱，这仍然是可令人理解的。这种事情，在精神分析以外，也属常见。但在此种情境之下，女子和妇人们常作出这种惊人的自供，可见她们对于治疗的问题持有一特殊的态度；她们已知道，除爱情之外，别无可以治疗她们的方法，而且在治疗的开始，她们就已期望从这种关系，最终可以获得实际生活中所缺乏的安慰。只是因为有这种希望，她们才忍受分析的麻烦而不惜披露自己的思想。我们可以补说一句：“所以才如此容易了解那些常难接受的事。”然而这种自供状确实使我们感到骇异，我们所有一切的估计都化为乌有了。我们能在整个问题中竟忽略了这一最重要的元素吗？

事实确是如此；我们的经验愈多，这一新元素也愈不易否认，这个元素改变了整个的问题，也羞煞了我们科学的估计。就头几次而言，我们或以为分析的治疗那时不过是遇到一个意外的障碍。但是这种对于医生的垂爱，就是在最不适宜或竟最可笑的情境之内——如老年的女人和白头的医生之间，事实上根本没有所谓引诱可言——也不可免，那我们便不得再视此事为意外，而必须承认它和疾病的性质确有密切的关系了。

这个我们不得不承认的新事实名叫移情作用（transference）。意思就是说病人移情于医生，因为受治疗时的情境不能用来解释这种情感的起源。我们更怀疑这个情感起源于另一方面：即已先形成于病人心内，然后乘治疗的机会而移施于医生。移情的表示可为一种热情的求爱，也可取较为缓和的方式；假使一个是少妇，一个是老翁，则她虽不想成为他的妻子或情妇，却也想作他的爱女，力比多的欲望稍加改变而成一种理想的柏拉图式的友谊愿望。有些妇人知道如何升华自己的移情作用，使其有不得不存在的理由；有些则仅能表现为粗陋的，原始的而几不可能的形式。但在基本上总是相同的，其起源之相同，为有目者所共见。

若要问这个新事实的范围，便得再加上一点说明。譬如男性的病人究竟有如何的经过呢？这里，我们至少可望没有性别及性的吸引的麻烦。但其根本情形则与妇人一样：他同样地倾慕医生，也同样地夸大他的品质，也同样地顺从他的意旨，也同样地嫉妒着一切与他有关的人们。移情的升华较多见于男人和男人之间，直接的性爱则为数较少，正好像病人所表现的同性爱倾向都可表现而成他种方式。又分析家更常见男性的病人有另一种表现方式，这种方式初看起来似与刚才所说过的适得其反——那就是反抗的或消极的移情作用。

移情作用在治疗的开始即发生于病人心内，暂时是最强大的动力。这种动力的结果，若可引起病人的合作，而有利于治疗的进行，当然没有人看见它或注意它。反之，一旦变为抗力，那便不得不引人注目了；那时改变病人对于治疗的态度的，有两种不同而相反的心理：（1）爱的引力已太强大，已露出性欲的意味，所以不得不引起内心对自身的反抗；（2）友爱之感一变而为敌视之感。敌视情感的发生，大概地说，常较后于友爱情感，且以友爱情感作为掩饰；假使二者起于同时，那便可作为情绪矛盾的好例，这种情绪矛盾支配着人与人之间所有最亲密的关系。所以敌视的感情和友爱的感情同表示一种依恋之感，正好像反抗和服从虽然相反，其实都有赖于他人的存在。病人对于分析家的敌视，当然也可称为移情，因为治疗的情境不是引起这种情感的原因；所以用这个观点来看消极的移情作用，也符合上面所说的积极的移情作用的观点。

移情作用究竟起源在哪里？它给我们造成何种困难？我们如何才能克服这些困难？又因此而可得何种便利？这些问题只是对于分析法作专门的说明时，才可加以论列；这里仅能约略一提。病人因受移情作用的影响而有所要求于我们，我们当然要顺从这些要求；不然，若怒加拒斥，便未免太愚蠢了。要克服他的移情作用，不如告诉他，说他的情感并不起源于目前的情境，也与医生本人无关，只不过是重复呈现了他已往的某种经过而已。因此，我们乃请他将重演（repetition）化作回忆（recollection）。那时，则常似为治疗的大障碍的移情作用，不论是友爱的或敌视的，都可变成治疗的最有利的工具，而用来揭露心灵的隐事。然而这种意外的现象总不免使你们惊异，因此，我还得略说几句以消除你们因此而生的不愉快印象。我们要记得我们所分析的病人的病情究竟还不能算是已告终结，也像生物体那样在继续发展着。治疗的开始还不足以制止这个发展，但当病人一受治疗之后，整个病的进程似立即集中于一个方向——即集中于对医生的关系。因此，移情作用正好比一株树的木材层和树皮层之间的新生层，由此乃有新组织的形成和树干半径的扩大。移情作用一旦发展到这个程度，那么对于病人回忆的工作便退居次要的地位。那时我们便可说已不再是诊治旧症，而是在诊治代之而起的新创立而改造过的神经病了。对于这旧症的新版，分析者可追溯到它的起始，如何发展和变化的，他特别熟悉这个经过，因为他本人就是它的中心目标；病人的一切症候都丢掉了原来的意义，以适应新起的意义；这个新意义即包含在症候对移情作用的关系之内；不然，也只有那些可作为这种适应的症候才留存而不消灭。我们假使能治愈这个新得的神经病，就等于治愈了原有的病，换句话说，就是完成了治疗的工作。病人若能与医生有常态的关系，摆脱了被压抑的本能倾向的影响，则在离开了医生之后，也仍能保持其健康。

移情作用对于癔病、焦虑性癔病及强迫性神经病等的治疗，既如此的绝对重要，因此这些神经病都可同属于"移情的神经病"。无论何人，若能由分析的经验对移情的事实获得一个真确的印象，便决不会再怀疑那些在症候中求发泄的被压抑的冲动的性质了；这些冲动带有力比多的意味，再找不出更强有力的证据了。我们可以说，只是在研究了移情的现象之后，我们才更深信症候的意义乃是力比多的代替的满足。

可是我们现在觉得应该要更正从前对于治疗作用的动的概念，以求得与这一新发现的互相一致了。当我们利用分析而发现用抗力解决常态的冲突时，他需要一种强大的推动力，帮助他达到我们所期望的解决，从而恢复健康。否则他也许会再蹈覆辙，而使已入意识的观念又降落到压抑之下。这个斗争的结果不取决于他的理解力——因为他的理解力既不强，也不自由，不足以有此成就——而仅取决于他与医生的关系。假使他的移情作用是积极的，他便认为医生有权威，深信他的研究和观点。假使没有这种移情，或移情是消极的，那么医生及其论点便很难引起病人的倾听了。信仰起源于爱，最初不需要任何理由。假使理由是被爱者提出的，那么只是到了后来，才加以批判的审查。没有爱作后盾的理由，则不足以使病人或一般人受其影响。所以一个人即就理智的方面而言，也只有当力比多投射于客体时，才有受人影响的可能；所以我们有理由相信，对于有自恋倾向的人们，虽有最优良的分析术，也恐不易有用武之地。

投射自己的力比多于他人身上的能力当然为一般常态人所共有；神经病人的移情作用的倾向不过是这一通性的变本加厉而已。以如此重要而普遍的通性，竟没有人加以注意和利用，岂不是非常奇怪吗？其实已经有人注意和利用了。伯恩海姆以他的敏锐思想，确曾以人类的受暗示性为其催眠说的根据。其实，他的所谓"暗示感受性"也就是移情作用的倾向，只是因为他太缩小了这种倾向的范围，以致没有把消极的移情包括在内。然而伯恩海姆从未说过暗示是什么，是如何起源的；在他看来，这是一个不证自明的事实，没有解释的可能。他不知道暗示感受性有赖于性或力比多的活动。我们不得不承认我们在方法中所以要放弃催眠术，只是想在移情作用中发现暗示的性质。

但是现在我可要暂停一下，让你们有考虑的余地。我知道你们这时思想上已有一种激烈的抗议,如不允许你们有发表的机会,就不免剥夺你们的注意力了。我想你们一定会认为:"你终于也承认自己像催眠术者那样利用暗示的帮助了。我们一直就是这样想的。然而你却为什么迂回曲折地去追求过去的经验,发明潜意识的材料,解释种种化装,消磨了无限时间、劳力和金钱,结果还不过是用暗示为有效的助力呢;你为什么也像那些忠实的催眠术者,以暗示来治疗症候呢;假使你仍以为用这种迂回曲折方法的援助,可使隐藏在直接暗示之后的许多重要的心理学事实显露出来,那又有谁来证明这些事实的可信呢?它们不也是暗示或无意暗示的产物吗,你难道不能使病人接受你的想法而有利于你的意见吗?"

你们的抗议非常有味,不得不予以答复。但是今天不能,因为时间已迟,等下一次再说。你们要知道,我决计遵命作答,今天则必须将我所开始说的话作一结束。我曾允许你们,说将借助于移情作用,来解释我们对自恋神经病为什么不能收治疗之效的原因。

我对于这个解释仅用几句话就够了:你们就会知道这个谜是如何地易于猜透,各个事实又是如何地贯串一气。经验证明:自恋的神经病人没有移情的能力,就是有,也是具体而微。他们离开医生,不是由于敌视,而是由于不感兴趣。所以,他们不受医生的影响;医生说的话他只是冷淡对待,没有印象,因此,对他人可以收效的治疗,如起于压抑的致病冲突的重复引起以及对抗力的克服,对他们却都不生效力。他们总是固步自封,常自动地作恢复健康的企图,而引起病态的结果;我们只是爱莫能助。

根据有关这些病人的临床观察,我们曾说过,他们一定是放弃了力比多在客体上的投资,而将客体的力比多转化成了自我力比多。因此,这些神经病便有别于第一组(如癔病,焦虑症及强迫性神经病。)他们受治疗时的行为也适足证明了这个揣测。他们因为没有移情作用,所以不能受我们治疗的影响。

第二十八讲 分析疗法

今天要讨论些什么,那是你们知道的。当我承认精神分析疗法的效力主要有赖于移情或暗示的时候,你们曾质问我,为什么不利用直接的暗示,从而又引起下面的这个怀疑:就是,我们既承认暗示占如此重要的地位,那还能担保心理学发现的客观性吗?我曾允许你们对此事作一完满的答复。

直接的暗示乃是直接授以抗拒症候的暗示,是你的权威与病的动机之间的一种斗争。在这种斗争中,你不问这些动机,只要病人压抑它们在症候中的表示。大概地说,你是否置病人于催眠之下,那是毫无区别的。伯恩海姆以他的敏锐眼光,一再以为暗示乃是催眠的实质,而催眠本身则是暗示的结果,是一种受暗示的情境；他喜用醒时的暗示，这种暗示和催眠的暗示可达到同样的结果。

我现在究竟先讲经验的结果，还是先作理论的探讨呢？

请允许我们先讲经验。1889年我前往南锡拜访伯恩海姆，成为他的一个学生；将他的关于暗示的书译成德文。好多年来，我都用暗示的治疗，先用"禁止的暗示"（prohibitory suggestions），后来则与布洛伊尔的探问病人生活的方法结合使用；因此，我就可以根据各方面的经验来推论暗示或催眠疗法的结论了。据古人对医学的见解，一个理想的疗法，必须收效迅速，结果可靠，而又不为病人所厌恶；伯恩海姆的方法符合其中的两种要求。此法收效较分析法迅速，且不使病人有不快之感。但由医生看来，终嫌单调；因为它对于无论何人总是用同样的方式，以阻遏各种不同症候的出现，但不能了解症候的意义和重要。这种工作是机械的而不是科学的；有江湖术士的意味，但是为病人计，倒也不必计较。就理想疗法的第三个条件而言，催眠法可绝对失败了；因为它的结果并不可靠。有些病可用此法，有些病则否；有些病用此法大有成效，有些病用此法则收效甚微，至其原因，则不可知。更可憾的是治疗的结果不能持久；过了些时候之后，你若再和病人谈及，又会旧症复发，或易以他症。那时或可再施行催眠。然而背后有经验者会警告病人，劝他不要因屡受催眠而失去自己的独立性，反而嗜此成癖，好像服用麻醉药似的。反过来说，催眠法施行之后，有时也能符合医生的期望；用最少的劳力能收完全治疗之效；但收效的条件仍未能理解。有一次，我用短时间催眠的治疗，完全医好一病，病人是一个妇女，她忽然无缘无故地对我忿恨，结果病又复发；后来，我与她和解了，医好了她的病，可是她又对我恨之入骨。还有一次，我有过下面的一个经验：病人也是一个妇女，她的病非常顽固，我曾再三解除了她的神经病的症候，当我正在施诊的时候，她忽然伸臂环抱我的颈项。无论你喜欢与否，既发生了这种事件，我们便不能不研究关于暗示性权威的性质和起源了。

关于经验方面已略如上述；可见丢掉直接的暗示，未必不能代以他种方法。现在联系这些事实稍加诠释。暗示法的治疗要求医生的努力要多些，而要求病人的努力则少些。这种方法和大多数医生一致承认的对神经病的看法不相违反。医生对神经过敏者说："你没有什么病，只是患神经过敏；所以我在五分钟内说几句话，就可使你的一切病痛完全消除。"然而一个最低限度的努力，不用什么适当方法的帮助，就能治好一个重症，这与我们关于一般能力的信仰未免太不相容了。假使各种病的情境可以互相比较，那么由经验看来，这种暗示法绝对不能治好神经病。但我也知道这个论点并非无懈可击；世上忽然成功这一类事情也是有的。

根据精神分析的经验，催眠的暗示和精神分析的暗示有略如下述的区别：催眠术的疗法想要将心中隐事加以粉饰，而分析法则在暴露隐事而加以消除。前者在求姑息，后者在求彻底。前者用暗示来抵抗症候，它只增加压抑作用的势力，并不改变症候形成的一切历程。后者则在引起症候的矛盾中，求病源之所在；引用暗示，以改变这些矛盾的后果。催眠疗法让病人处于无所活动和无所改变的状态，因此，一遇到发病的新诱因，他便无法抵抗了。分析疗法则要病人也像医生那样努力，以消灭内心的抗拒。抗力若被克服，病人的心理生活就会有持久的改变，有较高级的发展，而且有抵御旧症复发的能力了。克服抗力就是分析法的主要成就；病人必须有此本领，医生则用一种有教育意味的暗示，作为病人的帮助。所以我们可以说，精神分析疗法乃是一种再教育。

我希望现在总已使你们知道分析法之用暗示与催眠法之用暗示的不同了：前者以暗示辅助治疗，后者则专靠暗示。因为我们已将暗示的影响追溯到移情作用，所以你们更可知催眠治疗的结果何以如此的不可靠，而分析治疗的结果又何以较为持久了。催眠术的成功与否，全看病人的移情作用的条件而定，但是这个条件是不能受我们影响的。一个受催眠的病人的移情作用也许是消极的，最普通的是两极性的，或许也采取特殊的态度以防止他的移情作用；我们对于这些都无把握。至于精神分析则直接着眼于移情作用，使它能自由发展而为治疗的援助。因此，我们尽量利用暗示力，而加以控制；病人于是不再能随心所欲地支配自己的暗示感受性，假使他有受暗示影响的可能，我们便对他的暗示感受性加以利导。

现在你们或许会认为：分析背后的推动力无论是移情还是暗示，但是我们对于病人的影响使我们的发现在客观上的正确性是可以令人怀疑的。治疗之利可成为研究之害。这是反对精神分析时提得最多的话；这些话尽管没有理由，但我们也不能以为无理由而置之不理。假使它果有理由，那么精神分析将不过是暗示治疗术的特别变式而有效的一种；而其所有关于病人过去生活的经验，心理的动力，及潜意识等的结论，都不必重视了。反对我们的人的确是这样想的；他们以为我们是先由自己设想出所谓性的经验，然后将这些经验的意义（假使不是这些经验的本身），"注入病人的心灵之内"。这些罪状，用经验的证据来反驳，要比用理论的帮助会更加令人满意。任何施行过精神分析的人，都深知我们不能用此法暗示病人，我们原不难使病人成为某一学说的信徒，使他相信医生的错误信仰，他的行为也和其他人一样，像个弟子似的。然而我们用这个方法只能影响他的理智，而不能影响他的病症。只是当我们告诉他，说他在自己内心寻求之事，的确相当于他自己心内所实际存在之事的时候，他才能解决矛盾而克服抗力。医生推想的错误，在分析进行时将会逐渐消灭；而较正确的意见乃取而代之。我们的目的是要用一种很慎重的技术，来防止由暗示而起的暂时的成功；但是即使有此成功，也无大碍，因为我们并不以第一个疗效为满足。我们以为，假使疾病的疑难未得到解释，记忆的缺失未能补填起来，压抑的原因未被挖掘出来，则分析的研究就不算完成。假使时机没有成熟之前，先有了结果，我们就要把这些结果看做分析工作的障碍，而不看成分析工作的进步，我们一定要继续揭露这些结果所产生的移情作用，而将已得的疗效予以否认。这个基本的最后的特点，就足以使分析疗法不同于纯粹的暗示疗法，而使分析所得的疗效异于暗示所得的疗效。在其他任何的暗示疗法内，移情作用都被细心地保存无恙；至在分析法内，移情作用本身就是治疗的对象，常不断就其种种形式而加以剖析的研究。分析的结果，则移情作用本身必因此而消灭；假使那时伴有成功而又持久，则这种成功一定不是基于暗示，而是由于病人内心已发生的变化，因为病人的内心抗力已借暗示之助而被克服了。

　　防止治疗时的暗示所产生的片面影响就是不断地反对抗力的斗争，而这些抗力则把它们自己化装为反面的（敌对的）移情。还有一个论证，我们也须加以注意：就是，分析有许多结果，虽可被疑为起于暗示，实则可用旁的可靠材料证明其不是这样。譬如痴呆症者和妄想狂者，决没有可受暗示影响的嫌疑，然而这些病人所诉说的侵入意识内的幻念及象征的转化等，都和我们研究移情神经病人的潜意识的结果互相一致，可见我们的解释虽常为人所怀疑，但确有客观的证据。我想你们如在这些方面信赖分析，必不至于有多大的错误。

　　我们现在要用力比多说来完成对于治疗作用的叙述了。神经病人既没有享乐的能力，也没有成事的能力——前者是因为他的力比多本来就不附着于实物，后者则因为他所可支配的能力既用来维持力比多于压抑作用之下，便没有余力来表现自己了。假使他的力比多和他的自我不再有矛盾，他的自我又能控制力比多，他就不再有病了。所以治疗的工作便在解放力比多，使摆脱其先前的迷恋物（这些迷恋物是自我所接触不到的）而重复服务于自我。那么，一个神经病人的力比多究竟在哪里呢？很容易找到：它依附于症候之上，而症候则给它以代替的满足，使能满足现状下的一切要求。因此，我们必须控制病人的症候而加以解除——这正是病人所求于我们的工作。但要消灭症候，必须先追溯到症候的出发点，诊察它们以前发生的矛盾，然后借过去没有用过的推动力的帮助，把矛盾引导到一个新的解决。要对压抑作用作此种考察，必须利用引起压抑作用的记忆线索，才可收到部分的效果。特别重要的是在病人与医生的关系或移情作用中，使那些早年的矛盾重复发作，病人尽力做出与以前相同的行为，于是我们乃能使他征发自己心灵中所有可用的力，去求得另一解决。因此，移情作用乃是一切竞争力量的互相会合的决斗场。

　　凡属力比多及与力比多相反抗的力量都无不集中于一点；即与医生的关系。因此，症候必须被剥夺去它们的力比多；于是病人似乎就用这种人工获得的移情作用或移情的错乱，来代替原来的疾病；而他的力比多也似乎以医生这个"幻想的"对象，来代替各种其他的非实在的对象。因此由这个对象而起的新斗争，便对于不适宜采用分析疗法的种种病症也要加以治疗，至于我们现在则便因见有某种特征而将这些病除外了。特征也只可由探索而得。我们最初并未知道妄想狂和早发性痴呆到了充分发展的时候，分析法就不能奏效；我们当然可用此法治疗各种错乱的现象，但是早年的失败也不是由于医生的过失，或选择病症的不慎，而是由于外界情形的不利所致。我只讲过病人内心所不能避免而可以克服的抗力，在病人的环境中所有反对精神分析的外界的抗力，虽少学术上的兴趣，但在实际上却很重要。精神分析的治疗正与外科的手术相同，须施行于最适宜的情形之内，才可有成功的希望。你们知道外科医生在施手术之前，必先有种种布置——例如适宜的房间，充分的光线，熟练的助手，病人亲友的回避等。试问外科的手术若都施行于病人全家面前，家人都围绕而观，见割便叫，那还能有多少次可以收效吗？就精神分析而言，亲友们的干涉实为一积极的危险，我们正不知道如何应付。病人内心的抗力，我们认为非引起不可，应当严加防备；然而这些外界的抗力，我们又如何能防御呢？那些亲友们既非任何种的解释所可说服，我们又不能劝他们站开不管；更不能引为心腹，告以实话，因为这样做，便不免失去病人对我们的信仰，那时病人将要求——这当然是正当的——我们，以为我们既信托他的亲友，就不必以他为治疗的对象了。凡是知道家庭分裂内幕的人，作为一个分析家，必不惊怪病人的亲人常不愿病人恢复健康，而宁愿他的病情不要好转。假使神经病起于家庭的冲突，那么家中健康的人就会视自己的利益比病人健康的恢复更为重要。做丈夫的既以为妻子受治疗时，必将暴露自己的罪恶，无怪他对于这种治疗毫无好感；丈夫的抗力加在病妻的抗力之上，则我们努力的失败和中断自无内疚可言，因为我们那时要做的，事实上是一件不可能成功的工作。

　　我不想多举例，现在只举一个病例，在这个病例内，为了职业道德，我也不得不逆来顺受。多年前，我对一个少女作分析的治疗；她久因有所畏惧，既不敢走出家门口，也不敢独居家内。经过很久的迟疑之后，她才承认她曾偶然看见母亲和一富人表示情感，其后便深以此事为忧。她很不老练地——或很巧妙地——将分析时的讨论向她的母亲作出暗示，而暗示的方法是：（1）改变自己对于母亲的行为，（2）自称除了母亲之外，没有人能解除她独居时的恐惧，（3）当母亲要出去时，便坚不开门。她的母亲本患过神经过敏症，到水疗院参观之后，已痊愈多年了——或者，说清楚些，她在院内和一男人认识，其后过从甚密，顿觉快慰。她因女儿的热烈暗示而引起猜疑，后来忽然理解到女儿的恐惧的本意了，意思在于将母亲软禁起来，而剥夺她和情人往来的自由。于是她的母亲便下一决心结束这一对自己有害的治疗。她把女儿送入一接收神经病人的房子内，许多年来，一直指她是一个"精神分析的不幸牺牲品"，我也因此为人所诋毁。我所以不声辩，是因为被职业道德所束缚，不能宣布这个秘密。几年后，我有一个同事去访问这个患空间恐怖症的女子，告诉我说她的母亲和那富人的深交已成公开的秘密，她的丈夫和父亲谅也默许而不禁。然而对她的女儿的治疗却已为此"秘密"而牺牲了。

在大战的前几年，各国的病人纷纷前来求诊，使我不管别人对我故乡的毁誉。我于是定一规则，凡属在生活的重要关系上，未达法定年龄不能独立的人，就不代为诊治。精神分析家原不必都能作此规定。你们因为我关于病人的亲戚发出警告，也许以为我为了分析起见，要使病人离开家族，也许以为只有离家别友的人们才可受治疗。但是这话也未必对；病人——至少不是疲惫不堪的人——在治疗时，如果仍须反抗平常生活所加于他的要求，则远较有利于治疗。至于病人的亲戚也须应当注意自己的行为以免损害这种有利的条件，更不应当对于医生在职业上的努力妄加诋毁。然而我们又如何才能使这些非我们的影响所可及的人们有此态度呢？你们自然也以为病人直接环境的社会气氛和修养程度对于治疗的希望有很大的影响。

尽管我们的失败可释以这些外界干涉的因素，但也已经为精神分析治疗法的疗效力减色不少了，拥护分析的人们曾劝我们将分析法的成绩作一统计以抵消我们的失败。我却不能同意。其理由是：因为相比的单元若相差太远，而受治的病症又多不相同，则统计也将无价值可言。而且可供统计研究的时间又太短暂，不足以证明疗效是否持久；就多数病例而言，简直无作记录的可能。因为病人对于他们的病及治疗严守秘密，而且健康恢复后也不愿轻易告人。反对精神分析的最重大的理由是，人类在治疗的问题上最无理性，难望受合理论证的影响。新式治疗有时引起热烈的崇拜，例如科克初次刊布结核菌的研究成果；有时也引起根本的怀疑，例如杰纳的种痘术，实际上是天降的福音，然仍为人所反对。反对精神分析的偏见，莫过于下面的例子。我们治愈一个很难奏效的病之后，便有人说："这算不了什么，经过这么久的时间，病人自己也会好起来的。"假使病人已经过四次抑郁和躁狂的交迭，在抑郁症之后的一个时期内到我这里求治，过了三个星期，躁狂症又发作了，于是他的亲族及其所请来的名医，都以为此一躁狂症必定只是分析治疗的结果。反对偏见，实在无法可施，你们不见大战中，无论何种集团国都有偏见，厌恨其他集团国吗？此时最聪明的办法是暂时忍耐着，等这些偏见逐渐随时间而消灭于无形。也许有一天，这些人会用不同于前的眼光来评断同一事件；至于他们从前为什么有不同的想法，仍然是一个不可知的秘密。

也许反对精神分析疗法的偏见现在已开始缓和了。分析学说的不断传播，许多国家中采用分析治疗的医生的日益增加都可引以为证。当我年轻的时候，催眠暗示的治疗法正引起医学界的怒视，其激烈的程度和现在"头脑清醒"的人对精神分析的驳斥完全相同。催眠术作为治疗的工具，确实未能尽如我们的期望；我们精神分析家或可自称为它合法的继承人，不应当忘记它对我们的鼓励和理论的启发。人们所报告的精神分析的有害结果，基本上限于病人矛盾转剧后的暂时病象，而矛盾的转剧或由于分析的太呆板，或由于分析的忽告停止。你们已知道我们处理病人的方法，我们的努力是否使他们永受其害，你们必能作出自己的判断。分析的误用可有数种，特别在荒唐的医生手里，移情作用是一种危险的工具。但是医术治疗总难免有人误用的；刀不能割，外科医生还要用它吗？我的讲演现在可以结束了。我要说自己这些讲演缺点太多而深感惭愧，那决不仅是礼节上的客套。尤其抱歉的，是我偶然提及一个问题，往往答应在他处再行详讲，可是后来又没有实践前约的机会。我所讲的问题，现在尚未终结，而是正在发展，所以我的简要叙述，也欠完全。有许多地方，我预备要作结论了，但又未归纳。然而我的目的不想使你们成为精神分析的专家；我只愿使你们有所了解，而引起你们的兴趣罢了。

第三节　心理健康思想评述

一、思想与理论产生的背景

一般地，精神分析这一术语包含三层意思：一是表达一组有关人类心理性质的观点；二是描述一种对心理失调予以治疗的干预技术；三是意指一种研究方法。所有这三个方面都源于19世纪末弗洛伊德的精神分析理论。精神分析理论是现代西方心理学的一个重要流派，不仅对医学、心理学，而且对哲学、神学、社会学、伦理学、美学和文化艺术都有非常深远的影响，它在临床治疗上的应用还为人类的心理健康作出了很大的贡献。弗洛伊德作为精神分析学派的创始人，其个人经历和所处的社会文化历史背景与该理论学派的产生和发展有着十分密切的联系。

首先，精神分析理论的形成与发展有其特殊的社会背景。19世纪末的奥地利正处于资本主义由自由竞争向垄断过渡的阶段。特别是在维也纳，社会贫富分化十分严重，各种阶级矛盾日益尖锐，工作和职业竞争异常激烈，人们的精神压力很大，焦虑和恐惧情绪不断增长，神经症和精神病的发病率越来越频繁。同时，维多利亚时代的伪善道德观和犹太人家长制性道德的压抑，导致整个社会对性的禁忌十分苛刻，人们把"性"看成是一种罪恶，性本能受到严重压抑，人们正常的欲望得不到满足，在本能欲望的驱动下，产生了心理上的扭曲和变态，遭到精神的创伤越来越多，以至犹太家庭中神经官能症和精神病的发病率日益增多。因而，寻找精神病的发病原因及相应的治疗方法，是当时医学和心理学面临的重要课题。此外，第一次世界大战的爆发引起的人们对战争的恐惧，也"极大地震动了精神分析学界及整个医学界"。可以说，精神分析是弗洛伊德企图解决资本主义国家的社会病态现象所作的努力。

弗洛伊德在医学院的经历，使他对社会中的种种病态现象有直接的认识和了解，他与精神病学家布洛伊尔的合作，又对典型的精神病患者有了第一手资料和记录。但是，最初他的精神分析治疗方法并没有得到主流精神病学家的认可，甚至遭到了抗议和反对。他也曾喟然感叹："时至今日，我还是不能预见后世的人对精神分析学之于精神病学、心理学，乃至一般与心智有关的科学有何价值，会作怎样的判断。"直到1909年，弗洛伊德受到美国克拉克大学校长、著名心理学家霍尔的邀请，发表了演讲，才慢慢开始受到别人的肯定和追随。精神分析的人格结构论、"本能论"、"泛性论"和社会文化观等，为当时受到压抑的人们提供了自我解释的途径，并通过"自由联想"、"梦的解析"等方法，使人们的内心得到宣泄，从而有效地调节情绪和行为，恢复到正常的心理健康水平。

其次，精神分析理论的形成与发展有重要的哲学思想背景。弗洛伊德对哲学有深入的研究，柏拉图的性本能、"灵魂三部说"，莱布尼茨的"微觉"，黑格尔的"无意识精神"，叔本华的"无意识"、"性欲"和"双本能同一"思想，以及尼采的深层心理分析和赫尔巴特的"意识阈"概念等，都对弗洛伊德的精神分析思想有很深的影响。在柏拉图看来，爱的过程是从肉体到灵魂的提升，"一切生物的产生和生长所依靠的这种创造性力量就是爱的能力"，弗洛伊德对柏拉图的思想加以继承和发展。他认为，人的本能决定了其心理过程的方向，身体对某种物质或精神的欠缺，是人类心理和行为的根本动力，促使人通过各种方式来寻求满足。另外，他的"本我—自我—超我"的心理结构与柏拉图的三位一体说非常相似。莱布尼茨是近代第一个肯定无意识心理现象的人，他用"微觉"来阐述无意识，认为微觉是未被意识到的无意识，人们可以按无限小数的计算形式来解释心理活动，这为弗洛伊德对潜意识的研究提供了很大的启发。黑格尔与叔本华的无意识精神，则将人们意识深处的潜意识更加形象化，通过人的生活经验，证明无意识或者潜意识是一种非理性的东西，冲动、奋进、渴望和本能都是属于潜意识范畴的。

在这些研究的基础上，弗洛伊德将无意识分为前意识和潜意识，将那些能够进入意识中的经验当做前意识；将那些根本不能进入或很难进入意识中的经验当作潜意识。意识、前意识和潜意识三者共同作用在人身上，推动人的行为和思想。而且，无意识比意识对人的影响更大更重要，这一点，与传统心理学强调意识的重要性相矛盾。而尼采对梦和深层心理结构的解释引发了弗洛伊德对自己产生更加深刻的认识。他和尼采有一致的看法，认为无意识是人心理深层的基础，本我是人的人格中最黑暗、最难以接近的一部分，我们需要对无意识领域有更加广泛和深入的了解，才能够对冲动、本能等不受意识控制的部分有更全面和根本的理解。赫尔巴特在莱布尼茨"微觉论"基础上提出"意识阈"概念，认为占据意识中心的观念只容许同它自己和谐的观念出现在意识中，而将那些与它不和谐的观念压抑下去，即降到无意识状态。受此影响，弗洛伊德将无意识提高到前所未有的高度，并对其规律性进行分析。总之，这些哲学史和思想史上的伟人，对弗洛伊德精神分析思想的产生和发展提供了启发和帮助，思想的火花总是在不断撞击中产生。当人们陷入自我的精神困扰和神经病症中，就可以通过已有的认识进行合理的归因，找到病症的根源，从而进行最终的治疗而恢复健康。

最后，精神分析理论的形成与发展有特定的科学背景。在19世纪中叶，这是人类科学史上的一个重大转折点。特别是自然科学的三大发现，能量守恒定律、进化论、细胞学说等科学思想以及弗洛伊德的医学背景，为精神分析的发展及其在临床领域的应用提供了重要的前提条件。弗洛伊德受过长期的物理生理训练，他把一切生命现象，包括心理现象都视为能被还原为物理学原理的东西。换言之，弗洛伊德的研究与思维方式超越了仅仅限制在意识形态中哲学层面的发现和认识，而是将其往自然科学的方向引导，甚至把精神状态模拟成自然界中的能量，认为人的心理能量也可以从一种状态转化成另一种状态。这种认识使他相信，通过自由联想和释梦的方法，让心理疾病患者将内心的力量表达出来，转移出去，其精神病症就能够得到治疗，心理也可以得到康复。再加上达尔文的进化论学说促进了弗洛伊德生物决定论的观点，有机体有规律发展的观点和泛性论的思想的确立，这些观点或思想结合弗洛伊德的医学和精神病学背景，特别是当时心理病理学的研究成果与发展，使他对精神病症有了更深的认识和理解。

无需置疑，人类对心理疾病的病因及治疗方法的认识经历了一个发展过程。最初的神学和宗教用巫术、刑法来驱赶人内心的"恶魔"，到19世纪，形成了"生理病因说"和"心理病因说"这两种相互对立的理论。其中，心理病因说是弗洛伊德所主张的，这主要源于他在巴黎和南锡受到的教育影响。在那里，他学习用催眠术对精神疾病进行治疗，坚信神经症并非是器质性病变，而是因为精神活动力创伤引起的功能性疾病，并非常认同"性"在神经病致病中的重要作用。之后，受到布洛伊尔的启发，弗洛伊德改用宣泄法，即将困扰的记忆和意识表达出来，来清理内心垃圾。但最终，他认识到无论是催眠术还是宣泄法都在很多方面有局限性。比如在治疗过程中，他发现患者常有抗拒现象，并不能够很好地将自我意识表达出来。弗洛伊德认为，这是患者的欲望被压抑的证据。于是，继而创造了以潜意识为基本内容的精神分析理论。该理论通过自我分析法、自由联想法和释梦等挖掘患者遗忘了的记忆，特别是童年的观念和欲望，由此来治疗精神病症，收效甚佳。

所有的上述事实（社会背景、思想背景和科学背景），为弗洛伊德精神分析思想和理论的产生和发展提供了基础，使得精神分析在历经一百多年的历史考验之后，仍得到人们的关注和青睐，为提高人类心理健康水平提供了一个新的视角和有效的服务。

二、心理健康思想的要素

弗洛伊德的心理健康思想或观点，主要反映在精神分析理论中。诚如前述，精神分析是弗洛伊德创建的治疗神经症的一种方法，也是弗洛伊德及其后继者在精神病医疗实践中逐步建立积累的一组心理学理论。该理论的核心概念是潜意识（无意识）。弗洛伊德在治疗精神病症的过程中，先后采用了电击法、催眠法、宣泄法，最后发展到自由联想和梦的解析。他认为，精神分析研究的是人的潜意识，通过对潜意识的认识和了解，找到精神病症的根源，从而达到治疗的效果，维护人的心理健康。弗洛伊德紧紧围绕日常生活的心理病理学、梦及精神病这三个专题展开了论述。具体内容反映在其《精神分析导论》一书中。在该书中，弗洛伊德称治疗的主要目标是让我"在心理生活收复的失地中自己做主"。在《精神分析引论新编》一书中，弗洛伊德称精神分析的目标就是"让自我更加强大，使他能更独立于超我，拓宽其认知领域，扩展其结构组织，这样它就能占有伊底的新兴部分：自我对伊底如影随形"。也就是说，通过精神分析，个体可以控制自己的情绪和行为，而不受到一些本能欲望与外界权威的影响，能够很好地享受工作和生活，积极乐观地面对人生中的任何遭遇和经历。这也是心理健康所孜孜追求的目标。

（一）精神分析中心理健康的理论基础

精神分析的理论基础一般是指弗洛伊德在1920年以前的精神分析理论。在1920年以后，为了使其理论更加系统化，借以解释第一次世界大战后的社会变化，弗洛伊德对他的理论作了一些比较大的修订。但潜意识作为精神分析的核心概念，是弗洛伊德的理论基础，不管修正的程度如何，这一部分自然"岿然不动"。

1. 潜意识和本能

弗洛伊德认为，人的心理包括意识和无意识现象，无意识现象又可以分为前意识和潜意识。潜意识中的本能冲动和欲望，总是会在人的前意识无法知觉的情况下出现，进入意识中，支配人的情绪和行为。可以说，意识和前意识只占人内心想法的很小一部分，占主体的是潜意识。潜意识包括个人的原始冲动和各种本能，以及出生后和本能相关的欲望，它们不容于社会文化而被压抑到意识阈限以下，但是它们并没有消失，而是不自觉地积极活动，追求满足。在这个意义上，也可以把意识、前意识和潜意识分别与人格结构中超我、自我和本我相对应。认为本我是人类最原始、与生俱来的潜意识结构，是完全非理性的，遵循快乐原则；自我是人的成长过程中，与现实进行过交流之后产生的人格结构，是理性的，遵循现实原则；而超我是从自我中分化出来，对自我进行监控，引导自我向更完善和道德方向发展的人格结构，是完全理性的，遵循至善原则。事实上，意识、前意识和潜意识的人格结构划分是弗洛伊德最初对人格的认识，到了后期则发展成为超我、自我和本我的划分。所以说，两者之间并不能够绝对对等。本我完全包括在潜意识之中，而自我与超我的一部分也包括在潜意识中。换句话说，潜意识并不因为没有受到理智的控制，而完全失去道德的约束，往不善的方向发展。我们不应该对潜意识进行好与坏的价值判断。

基督教中有"原罪"一说，认为人从出生开始就是带有罪的，这个"罪"来自于人类的始祖亚当和夏娃在伊甸园中受蛇的诱惑偷吃了禁果，即来自于人的本能。弗洛伊德认为，这种本能"是心理和生理交界领域的未知部分，是生理刺激到达心理的心理表现，是生理对心理的要求度量"。它是人类一切行为的动机和基础。这个本能包括自我本能和性本能。后来，他进一步把本能发展为"生本能"和"死本能"。本能的根源是身体的状态或需要，是身体对某种物质或精神的欠缺。本能的目的是寻求满足，消除身体的欠缺状态。如果说人的原罪是因为脱离了上帝的控制，有了自我意识，并产生了性的意识，开始繁衍后代。那么，人的潜意识就应该是对性的追求和自我的追求。然而，人之所以为人，是因为人类社会创造了文明，有伦理道德与社会规范进行约束。在文明发展过程中，人的本能受到这些道德和规范的抑制，不能够完全实现，于是就产生了心理矛盾，引发了心理失衡，从而导致精神疾病。

2. 心理性欲的发展

弗洛伊德认为，人类的一切行为动机，都有性的色彩，都受性本能冲动的支配。精神症的产生，就是由于性本能冲动受到压抑而得不到满足的结果。并进一步指出，在性的后面有一种潜力，即是去追求快感，这种性力就是"力比多"。个体人格的发展也是"力比多"驱力的结果。在心理性欲发展阶段理论的基础上，弗洛伊德把人格发展划分为五个阶段。他认为在成人之后出现的人格特征是源于这些阶段产生的固着作用。

第一阶段：口唇期（0—1岁）。以口唇区域为快感的中心。这个阶段的人的活动主要以口唇为主，摄入、撕咬、含住、吐出和紧闭是五种主要的口腔活动模式。如果在这个阶段的摄入没有得到满足，那么，在成人后就会对摄入产生固着。这种具有口唇期人格的成年人往往会倾向于依赖、悲观、被动、猜疑和退缩等消极人格，对烟、酒、零食等能够放入嘴里的东西有超过常人的依恋，而得到摄入满足的人在成年后则倾向于乐观、慷慨、开放和活跃等积极人格。

第二阶段：肛门期（1—3岁）。以肛门区域为快感的中心。这个阶段的人会接受排便训练，第一次受到外部纪律约束，与规范产生第一次冲突。在这个阶段受到过于严格训练的人，在成年后倾向于洁癖、固执和强迫等过度控制的人格，而没有得到足够训练的人则会在成年后倾向于邋遢、浪费、凶暴，甚至反社会等人格特征。

第三阶段：性器期（3—5岁）。以生殖器为快感的中心。这个阶段的人开始对性别有认识，会因为性别的差异而对异性产生爱恋，对同性产生仇恨。一般地，我们把这种情结统称为俄狄浦斯情结（恋母情结）。人们在这个阶段开始发展超我，用来压抑内心对异性父母的欲望。如果这个超我发展得好，儿童会采纳父母的价值观和标准，逐渐形成正常的人格特征。但如果没有得到正确的发展，就会陷入本我的混乱中，之后的成长会一直伴随仇恨、自卑、嫉妒等消极心理。

第四阶段：潜伏期（5—12岁）。仍以生殖器为快感的中心。这个阶段的人由于脱离了家庭的环境而进入学校，就会将家庭中对父母性别的认同和回避延伸到同伴身上。倾向于回避异性。

第五阶段：生殖期（12岁之后）。随着个体的性发育，生殖器依旧是快感的中心。所不同的是，由于力比多压抑的解除，口唇期和肛门期时的性欲会集中到生殖器。如果早期的发展得到满足，并没有太多固着，那么，这个阶段就能具备正常的人格发展；但如果早期没有得到满足，力比多的释放会引发更多的欲望，甚至产生人格的扭曲。

弗洛伊德认为，人类心理疾病的产生原因在于人格发展过程中遇到的"固着"和"倒退"两种情况。在人格发展的不同阶段，满足得过多和缺失都会使力比多停留在那个阶段，从而使人在成年后形成那个阶段的人格特质。即使成年之后发展了比较正常的人格，也会因为突发性事件或者挫折而导致人格的"倒退"，即从高级阶段返回到低级阶段，从而产生低级阶段的人格特质。要维护人的心理健康，就要在人格发展的各个阶段注意适度的满足。但人的一生难免会遇到各种挫折，引发人的力比多的失衡，引起心理问题，此时，则要了解低级阶段的特征，找到根源问题，通过各种方法加以满足和调节，再次恢复心理健康。

（二）精神分析或心理治疗的方法

弗洛伊德认为，神经症患者在婴幼儿时期性心理发展过程中未能满足的欲望，如恋母情结、恋父情结等，被压抑到无意识中形成症结。这种违反伦理道德观念的症结仍会要求在意识中表现，与自我构成心理冲突，经过心理防御机制的加工，最后以不带明显内容的神经症症状表现出来。如果能使病人无意识的观念意识化，病人在他人的帮助下，知道了症状的真意，即领悟，症状就失去存在的意义而消失。在这个过程中，自由联想法、梦的解析、自我防卫机制等都是精神分析的有效方法，也是增进心理健康的有效方法。

1. 自由联想法

自由联想（free association）法是指患者在治疗过程中将意识领域中的所思所想，毫无保留地报告出来，这是精神分析治疗中最基本的方法。人的思想总是杂乱无章，常常不受人的理智的控制。那些零乱、不合逻辑、令人难以启齿、让人觉得尴尬甚至痛苦、不愿意和别人提及的想法，在弗洛伊德看来，都是具有价值的心理特质。因为正是这些障碍，躲避了有意识的理智的监控，得不到合理的调节，从而使情绪和心理失去平衡，最终引发了各种精神病症。通过自由联想，精神分析师根据患者所描述的事件、感受和想象，推论出其中的内部联系，帮助再次见到她所爱的人的愿望和最后一次见到他的场景相重叠，构成了她的梦境。

自由联想在梦的解析中的应用，更多的是一种描述梦境的作用。至于解释梦境，弗洛伊德用了大量复杂的象征。例如，将房子代表人体，父母被伪装成国王和女王，小动物代表儿童，出生与水有关，火车旅行象征死去，衣服代表裸体，诸如此类。而且，弗洛伊德对梦的表征物的解释多是从性的角度加以阐释，就是说他总是从性的角度去解释人们在梦中表达的愿望。换言之，人们在梦中遭到的痛苦和快乐，是对性的满足的追求。对于这一点，我们认为，在精神分析的过程中过分强调性的作用，有可能引起患者某些不必要的心理阴影，从而影响其心理健康。

3. 自我防卫机制法

自由联想和梦的解析，是针对心理疾病患者的变异现象，设法找到心理能量失衡的原因，从而恢复心理健康的过程。自由联想过程中出现的抗拒，对于正常人而言在遇到应激性刺激时也会出现，弗洛伊德把这种在没有发生心理失衡的精神病症下出现的，用来处理正常心智刺激的诸多抗拒称为"自我防卫机制"，该机制的目的是为了减少或避免焦虑。在弗洛伊德看来，自我防卫机制是精神分析发展的新领域，诸如"冲动的抑制，代用品的形成，妥协的形成，或把意识和下意识划分成若干心理系统"等抗拒，可以使精神分析不再仅属于精神病理学领域中的一个分支，而是成为认识"正常与不正常心理状况所必需的科学基础"，这样可以使精神分析学更上一层楼，成为阐释心理现象、精神现象和社会现象的一门学问。

根据弗洛伊德的理解，自我防卫机制是指自我用来应付本我和超我压力的防卫机制。当自我受到本我和超我的威胁而引起强烈的焦虑、内疚感和罪恶感时，焦虑将潜意识地激活一系列防卫机制，以某种歪曲现实的方式来保护自我，缓和或消除焦虑和痛苦，以求得心理安宁。自我防卫机制在成为习惯之后，当事人在意识上未必能够自觉，因此，成为潜意识行为。这种行为常见于正常人，它不是病理性的，对维护个体日常的心理健康很有价值。弗洛伊德认为，日常生活中的自我防卫机制包括以下几种：

第一，压抑（repression）。压抑是指将引起焦虑的思想观念和欲望冲动排除在意识之外。例如，忘记自己经历过的痛苦事情。这个概念包含两层含义：一是压抑意谓一种主动遗忘的过程，需要自我持续地消耗能量；二是被压抑的思想观念并没有消失，而是隐藏在潜意识中，一旦条件成熟，就会进入意识。压抑是人最基本、最重要的防卫机制，其他的自我防卫机制都是以此为前提条件的。

第二，升华（sublimation）。升华是将可怕的无意识冲动转化为社会许可的范围。例如，将对某人的愤怒、仇恨转移到体育运动中，以体育运动的方式排泄内心的攻击冲动。弗洛伊德将人类在科学、艺术和文化等领域上的工作成就，都归结为无意识的本能冲动转移的结果。

第三，替代（displacement）。替代是指当个体的无意识冲动无法在该对象上得到满足时，就会转移到其他对象上。例如，将对某人的愤怒、仇恨转到另一个人身上，或者宠物等不会造成威胁的对象上。与升华不同的是，升华转移的对象是得到社会允许的，而替代的对象仍没有得到社会允许，只是对个体不足以造成足够大的威胁和伤害。

第四，拒绝（denial）。拒绝是指个体否认引起自己痛苦和焦虑事件的存在。这是自我防卫机制的一种极端表现。拒绝的越多，与现实的交流就越少，个体心理机能的运作就越困难。

第五，反向作用（reaction formation）。反向作用是指个体会按照与无意识本能和欲望相反的方式行动。例如，将对某人的嫉妒藏在心底，反而表现出热情和友善的态度。

第六，投射（projection）。投射是指将自己内心不为社会所接受的本能冲动和欲望归咎于他人。例如，个体会拒绝承认自己是多疑好讲谎话的，但却相信别人会有欺骗行为。弗洛伊德认为社会偏见现象就来自于投射作用。

第七，倒退（regression）。倒退是指个体遇到挫折时，会以早期发展阶段的行为来应付现实，目的是获得他人的同情，减轻焦虑。例如，大学生在学业上不能获得成就感，就迷恋儿童的游戏和娱乐节目；成年人在工作上得不到成就感，就出现"装嫩"等幼稚行为。

三、心理健康思想的评价

弗洛伊德是大器晚成的，在他的精神分析理论真正得到国际心理学界认可的时候，他已经 53 岁了。在后来的一百多年间，精神分析理论对东西方心理学、医学、法学、文化、艺术、教育、哲学和人类学、社会学、历史学、神话学、宗教学、政治学、伦理学、语言学等各个领域都产生了巨大的影响，这远远超出了精神医学和心理学的范畴，几乎成为一种世界观，弗洛伊德也成为心理学史上被引用论文最为频繁的心理学家，其主要成就"开辟潜意识研究的新纪元、开创动力心理学、人格心理学、变态心理学的新领域，为现代生物—心理—社会的医学模式奠定了基础"（车文博等，1998）。

但后人对他的评价褒贬不一，这可能是一个"仁者见仁，智者见智"的问题。赞成的人主要肯定了他对人类行为和人格进行了综合性研究，开拓了心理学研究的新领域，并建立了心理治疗体系的贡献，他提出的许多独特见解，激发了后继研究者为之探索。而批评的人则主要针对他的理论在科学性上的缺乏，以及实验被试上的偏差，即个案资料的代表性问题，特别是他是从治疗非正常人的事例中构建其理论，其理论的片面性和臆测容易授人以柄。这里仅就弗洛伊德对心理健康领域的贡献和局限作一分析。

首先，我们肯定弗洛伊德对心理治疗的贡献，以及心理治疗在心理健康领域的广泛应用。不能否认，弗洛伊德用潜意识理论对变态心理和行为的形成原因以及有效的治疗方法进行了全新且系统的研究，确立了心理治疗的历史地位，促进了心理治疗职业的发展。至今，精神分析还是心理治疗的基本范式。自由联想、梦的解析等精神分析方法对现代人的影响仍很大。在实践中，人们会自觉的应用弗洛伊德对梦的解释来发掘自我意识。现代一些有经验的心理咨询师也采用弗洛伊德的方式了解患者的内心想法，帮助患者找到思想的根源。日常生活中，一些稍微异常的行为，如口误、遗忘、逆反心理等也可以从弗洛伊德的理论中找到相应的解释，从而使我们对自己也有更好的认识。在理论上，人们原来对心理疾病的治疗主要采用医学和生物学方法和技术，认为人的心理疾病是由人的生理病变引起的，而弗洛伊德用精神分析理论去分析和治疗心理疾病时，认为人的心理疾病是由内在的心理冲突引起，必须采用消除压抑消除抵抗等缓解心理冲突的方法来治疗心理疾病，这是一种纯粹的心理学方法，奠定了心理疾病的"生理—心理—社会"的治疗模式，理论上功不可没。

其次，弗洛伊德的潜意识学说，性发展阶段理论与人格发展理论，对更好地理解与指导个体的心理健康是有帮助的。弗洛伊德认为，采用自由联想、梦的解析、移情方法等帮助患者摆脱无意识的控制，使其正确认识自我并接纳自我，在日常学习生活和工作中恢复自我，从而有助于正确面对心理压抑和心理冲突，实现心理健康。弗洛伊德认为，有强大的自我，才有健康的人格，现实的自我要同时受到来自本我、自我和超我三部分的压力，这三者若能保持动态平衡，个体就能保持心理健康，反之，就可能导致心理冲突，并产生心理异常，这是有一定道理的，特别是对儿童青少年心理健康教育具有现实指导意义。

由于精神分析对文化艺术领域的解释和广泛应用，这些意识形态上的事物又反过来影响人们，使得精神分析的作用和贡献被神化了。特别是精神分析对心理健康的贡献有所夸大。这方面，现代人格心理学家对弗洛伊德的批评尤其多。在他们看来，人格固然受到本能的影响，但是社会环境也会作用于人格的发展。个体在关注内心需求的同时，也需要关注外界的影响，用性驱力或性动力以外的因素同样可以解释人类的行为和动机。此外，人格具有一定的遗传性，诸如外向性和内向性、敏感性和神经质等人格特质在人出生的时候，就存在某些差异，至于心理性欲发展过程中发生的变化，也是根源于本身的差别。特别是在人本主义心理学家看来，人对本能的满足只是低级的满足，在本能得到满足之后，会有更高层次的需要出现，这是一种对"自我实现"的满足，也是一种积极的心理追求，自我实现者是心理健康的最高境界。由于精神分析源于病态人格的分析，精神分析的理论和方法都是建立在弗洛伊德对精神病患者的医疗基础之上，因此，他对人的了解有可能存在较大的偏见。精神病患者和正常人之间的差异会造成行为和心理上的不同，他们在维护心理健康上的方法也会不同，不仅仅是应对方式的差异，更是人格特征上的差异。显然，弗洛伊德把变态与常态相等同，企图用变态心理规律去说明常态心理的发展，这实质上使用特殊代替或否定一般的形而上学的片面观点。

最后，由自由联想、梦的解析等方法得出的结果的解释也有失偏颇。尤其是在梦的解析中，例如，将帽子解释为男性的象征，将"被车碾过"解释为性交，将梯子和柱子解释为男性生殖器，将风景解释为女性生殖器。而诸如力比多、恋母情结、自恋现象、死亡本能、初级过程等大量术语也很难下操作性定义，尤其是弗洛伊德对患者释梦作深入研究，而对梦的自我分析则避重就轻，浅尝辄止。这些问题使得弗洛伊德的精神分析法在应用的过程中，无法到达科学实验要求的客观性、准确性和可重复性。弗洛伊德的后继者们为了避免上述缺陷，同时缩短疗程、提高疗效，在精神分析的方法上作了一些修改。例如，不用自由联想而改为面对面的交谈，不培养移情只要求良好的合作关系，少分析梦或不分析梦等等。但治疗原理没有改变，理论支撑也没有改变。这些后继者就被研究者称为"新精神分析学派"。新精神分析学派的所作所为，对推动现代心理健康教育发挥了重要作用。

此外，精神分析的基本方法采用个案法，且不说整个治疗过程昂贵而且费时，单是在取样上，就缺乏代表性。弗洛伊德要求分析师在治疗过程中不能进行记录，以防止对患者产生干扰，这使得治疗的过程具有不可重复性，也缺乏准确性，甚至有可能为了解释的需要，分析师会对记录过程进行删选，把结果往自己希望的方面引导，从而影响心理治疗的效果。

弗洛伊德在他的自传中，对精神分析的评价是"在高水准下进行的一项庄严的科学工作"。确实，弗洛伊德的精神分析强调研究本能、潜意识、性驱力、梦和焦虑等与我们日常生活密切相关的问题，对提高个体的生活质量、过有尊严的生活大有裨益，这是一项"庄严"的工作。但是，我们必须看到，作为心理分析的一种手段，无论对心理变异现象还是正常现象，精神分析都需要得到进一步扩展和提升。从方法论上说，这是将人自然化，将社会心理学化，将心理生物学化，从而陷入心理主义、神秘主义和非理性主义的倾向。这种倾向在心理健康教育中应该避免。特别需要注意的一个问题是，将物质的力比多（性力）来解释心理的本质及其发生机制，将潜意识作为人的主导力量也是值得商榷的。过分重视力比多和潜意识的结果只会导致人们在维护心理健康时，无力逃避本能和欲望的控制，陷入消极的应对方式中。在积极心理学和主观幸福感看来，允许人存在某些消极的心理问题，并将注意力转移到追求积极乐观的事物上来，对于调节人的心理健康有很大的作用。

因此，取其精华，去其糟粕，为我所用，这是我们对待精神分析理论应该有的科学态度。

【建议参考资料】

1. 车文博. 弗洛伊德文集［M］. 长春：长春出版社，2004.
2. 车文博. 弗洛伊德主义论评［M］. 长春：吉林教育出版社，1992.
3. 弗洛姆. 弗洛伊德思想的贡献与局限［M］. 申荷永，译. 长沙：湖南人民出版社，1986.
4. 弗洛伊德. 精神分析引论［M］. 高觉敷，译. 北京：商务印书馆，1984.
5. 弗洛伊德. 精神分析引论新编［M］. 高觉敷，译. 北京：商务印书馆，1987.
6. 弗洛伊德. 弗洛伊德自传［M］. 顾闻，译. 上海：上海人民出版社，1987.
7. 叶浩生. 心理学通史［M］. 北京：北京师范大学出版社，2006.
8. FINE R. A history of psychoanalysis［M］. New York：Columbia University Press，1979.
9. SCHULTZ D P，SCHULTZ S E. A history of modern psychology［M］. 5th ed. New York：Harcourt Brace，1992.

【问题与思考】

1. 什么是精神分析？它有哪些主要特点？
2. 试析精神分析理论产生的思想渊源和历史背景。
3. 简述弗洛伊德的心理健康思想或观点。
4. 怎样才能正确评价弗洛伊德的精神分析理论？
5. 精神分析理论对心理健康有哪些贡献与局限？
6. 简述你对精神分析理论中心理健康思想或观点的认识。
7. 联系实际，举例说明精神分析理论在心理健康教育中的应用。

第二章 卡尔·罗杰斯[①]

【本章提要】

卡尔·罗杰斯是一位有影响的美国心理学家,是人本主义心理学的创始人之一。罗杰斯最为世人所知的是他创立的当事人为中心治疗法,开创了心理治疗的新天地。罗杰斯因其开创性的研究而获得美国心理学会授予的"杰出科学贡献奖"、"心理学杰出专业贡献奖"。罗杰斯被认为是20世纪最著名的心理学家之一,排名第6。本章选译了罗杰斯的《当事人为中心治疗法之要义》一文,反映了罗杰斯在早期对该方法与众不同的特点的概括,其中涉及到对治疗过程的特点、当事人能力的发现、当事人为中心的本质,以及该方法可以扩展的领域。本章最后对罗杰斯的心理健康思想进行了介绍,评述了当事人为中心治疗法的理论基础和基本特点,以及该方法延伸扩展后在教育领域推动的以学生为中心的教育、为解决团体冲突和国家民族冲突而付出的努力。

【学习重点】

1. 了解罗杰斯创立当事人为中心治疗法的心路历程。
2. 领会当事人为中心治疗法的理论基础。
3. 掌握当事人为中心治疗法的主要特点。
4. 掌握当事人为中心治疗法的基本条件。
5. 领会以学生为中心的教育的特点。
6. 掌握以学生为中心的教育中师生关系的特点。
7. 了解罗杰斯为心理学作出的主要贡献。

【重要术语】

当事人为中心　现象场　真诚　接受　共情　会心团体

第一节　心理学家生平

卡尔·罗杰斯(Carl Rogers)是一位有影响的美国心理学家,是人本主义心理学的创始人之一。罗杰斯最为世人所知的,是他作为心理治疗研究的创始人之

---

① 本章作者为雷雳。

一,并因其开创性的研究而于1956年获得美国心理学会(American Psychological Association)授予的"杰出科学贡献奖"(Award for Distinguished Scientific Contri-

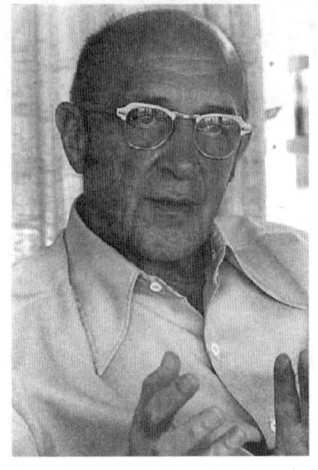

butions)。罗杰斯也因其专业工作而于1972年被美国心理学会颁授"心理学杰出专业贡献奖"(Award for Distinguished Professional Contributions to Psychology)。罗杰斯被认为是20世纪最著名的心理学家之一,排名第6,在临床心理学家中排名第2,仅次于西格蒙德·弗洛伊德①。

卡尔·罗杰斯1902年1月8日生于美国伊利诺伊州芝加哥郊外。他的父亲沃尔特·罗杰斯(Walter Rogers)在威斯康星大学受过高等教育,是民用工程师,她的母亲茱莉亚·喀辛(Julia Cushing)是家庭妇女,也在威斯康星大学受过两年的高等教育。卡尔·罗杰斯在6个孩子中排行第4。

罗杰斯的家里宗教气氛比较浓,父母都是虔诚的基督教徒,热心地方的宗教事务。罗杰斯很小的时候就接触了圣经故事。罗杰斯非常聪明,在上幼儿园之前就能够很好地阅读,所以他直接上了二年级。罗杰斯在严格的牧师住宿区接受教育,并担任祭坛侍童,这使得他成为一个相当孤僻、独立而守纪律的人。他也对实践操作中的科学方法有所认识和欣赏,这一点是源于罗杰斯在自家农场的生活。之后,他的第一个职业选择是农业,就读于威斯康星大学麦迪逊分校,之后他选择了历史,然后是宗教。

1922年,罗杰斯20岁,上大学三年级,他作为全美十几名代表之一,到中国北京参加"世界学生基督徒联盟会议",这一为期6个月的阅历,使他开始怀疑自己的宗教信仰。他自认为这是自己第一次在思想上和性格上达到自主自立。毕业旅行以后,他结了婚,搬到纽约居住。

本来,到纽约之后,罗杰斯的人生道路应该是完成在神学院的学业,然后成为一名牧师,一名关心个人自由和幸福的牧师。然而,在那里,为了搞清楚自己的职业选择,他参加了一个名为"我为什么要进入政府部门"的研讨会,在这个研讨会中,他对生活哲学的探索热情渐渐地超越了宗教。另一方面,这期间罗杰斯做实习牧师时,发现自己很难完成超过20分钟的布道,他感到这种工作乏味至极。他觉得思考人生意义、探索改善个人生活的途径等,是更加令人感兴趣的事。正好神学院的对面就是哥伦比亚大学的师范学院,罗杰斯到那边选修了一

---

① HAGGBLOOM S J, WARNICK R, WARNICK J E, et al. The 100 most eminent psychologists of the 20th century [J].Review of General Psychology, 2002, 6 (2): 139-152.

些教育学和心理学的课程。在那以后，他决定改变自己的职业，开始正式攻读临床心理学和教育心理学学位。在今天看来，这是宗教之失，却是心理学之得。

在哥伦比亚大学的师范学院（Teachers College, Columbia University），罗杰斯于1928年获得硕士学位，并于1931年获得博士学位。在完成博士学业的过程中，他开始了儿童研究。1931年，罗杰斯担任位于纽约罗切斯特的"预防儿童虐待协会"（Society for the Prevention of Cruelty to Children）的主任。从1935年到1940年，他在罗切斯特大学任教，并撰写了《问题儿童的临床治疗》（The Clinical Treatment of the Problem Child，1939），其基础是他治疗问题儿童的经验。罗杰斯在建构自己的当事人为中心方法时，受到奥托·兰克（Otto Rank）的后弗洛伊德心理治疗方法的重要影响。1940年，罗杰斯成为俄亥俄州立大学的临床心理学教授，在那里他完成了自己的第二部著作《心理咨询与心理治疗》（Counseling and Psychotherapy，1942）。在这本书里，罗杰斯提出，当事人通过与治疗者建立一种理解、接受的关系，就能够解决问题，并获得对重构自己的生活而言所必需的东西的深入认识。

1945年，罗杰斯应邀到芝加哥大学成立心理咨询中心。在芝加哥大学担任心理学教授期间（1945—1957），罗杰斯帮助建立了大学的心理咨询中心，并在那里对自己的方法的有效性进行了研究。他的研究发现及理论可见于《当事人为中心治疗法》（Client-centered Therapy，1951）以及《心理治疗与人格转变》（Psychotherapy and Personality Change，1954）。他在芝加哥大学培养的一个研究生托马斯·戈登（Thomas Gordon）发起了"父母有效性训练"（Parent Effectiveness Training）运动。1956年，罗杰斯成为"美国心理治疗家学会"的第一任主席。他返回母校威斯康星大学麦迪逊分校教授心理学期间（1957—1963），撰写了著名的《个人形成论》（On Becoming a Person，1961）。罗杰斯在威斯康星大学一直执教到1963年，然后他定居于加州的拉霍亚市，任职于新的"西方行为科学研究所"（Western Behavioral Sciences Institute）。1968年，罗杰斯离开"西方行为科学研究所"，建立"人的研究中心"（Center for Studies of the Person）。他后期的著作包括《卡尔·罗杰斯论个人权力》（Carl Rogers on Personal Power，1977）以及《80年代的学习自由》（Freedom to Learn for the 80's，1983）。罗杰斯在拉霍亚市度过余生，他做治疗、做演讲、搞写作，直到1987年溘然离世。1987年，罗杰斯摔了一跤，盆骨骨折。虽然手术成功，但是次日晚其胰腺衰竭，几天以后就与世长辞了，那一天是1987年4月4日。

罗杰斯独创"当事人为中心方法"来解读人格和人类关系，这一方法在很多领域有着广泛的运用。比如，在心理治疗和心理咨询（当事人为中心治疗法）、教育（学生为中心的学习）、组织以及其他团体情景中都有应用。罗杰斯晚年投身于把自己的理论运用于国家的社会冲突领域，他周游世界，亲力亲为。

在北爱尔兰的贝尔法斯特,他让有影响的新教徒和基督教徒走到了一起;在南非,他让黑人和白人走到了一起;在美国,他让健康领域的消费者和提供者走到了一起。他85岁时的最后旅行是到苏联,在那里,他发表演说,缓和工场中的紧张,促进了沟通和创造性。他对有如此众多的俄罗斯人了解他的工作而感到惊讶。罗杰斯因为其在解决南非及北爱尔兰的国家团体冲突中的工作,而被提名"诺贝尔和平奖"。

第二节 经典名篇选译

当事人为中心治疗法之要义①

在着手准备向大家做这个报告时,我考虑了几个可能的题目,反反复复,难以定夺。我曾试图描述"非指导性治疗法"(non-directive therapy)的过程,以及看似最有利于确定这一过程的咨询师技术和程序。但是,这些材料大多数尚未成文。我自己一本关于心理咨询和心理治疗的著作包含了这些基本材料的很多内容,并且,我最近一本比较畅销的关于复员军人心理咨询的著作基本上也对此有所补充②。艾伦(Allen)劝我讲一讲当事人为中心治疗法的哲学及其在儿童身上的应用③。这一方法在对工业雇员的心理咨询上的应用,在坎特(Cantor)所编的专辑中已经讨论过④。对这一过程和程序给予新的阐释的几项研究中,克伦(Curran)已经以著作的形式出版发表了其中的一篇⑤。爱克丝莱恩(Axline)即将出版一本关于游戏和团体治疗的著作。施耐德(Snyder)即将出版一本案例专辑。因此,看来不必徒劳地总结已经唾手可得的,或即将可以得到的成文的材料了。

另一种诱人的可能性,尤其是在这种情况下,是讨论当事人为中心治疗法的某些起源。让大家看看其概念的压抑与释放是怎样的、其压力的宣泄与领悟是怎样的,一定会很有趣,它的很多方面来自弗洛伊德的思想,对此恩惠也是应该感谢的。这样的分析也可能让大家看到,有关个人组织自己经验的能力的概念,在

---

① 该文译自:ROGERS C R. Significant aspects of client-centered therapy [J]. American Psychologist, 1964, 1 (10): 415-422. 译者为各节标题添加了序号。

② ROGERS C R, WALLEN J L, Counseling with returned servicemen [M]. New York: McGraw-Hill, 1946.

③ ALLEN F. Psychotherapy with children [M]. New York: Norton, 1942.

④ CANTOR N. Employee counseling [M]. New York: McGraw-Hill, 1945.

⑤ CURRAN C A. Personality factors in counseling [M]. New York: Grune and Stratton, 1945.

很大程度上受惠于兰克（Rank）①、塔夫特（Taft）②和艾伦的工作。这一方法重视客观研究，让变换起伏的态度让位于科学的调查，让所有的假设都由研究方法来证实或证伪，这一点显然是得益于整个美国心理学界，它有着很多怀有科学方法的天才。也可以指出的是，尽管临床领域的每个人在儿童指导运动的治疗中都深受折衷派方法的影响，以及与阿多尔夫·迈尔斯·霍普金斯思想有点类似的折衷主义的影响，但是，这些折衷的观点在治疗中可能仍未获得丰硕的成果，并且，在非指导性方法中也几乎见不到这些来源的蛛丝马迹了。也可以指出的是，在非指导性方法脱离指引和指导当事人的基本趋势中，它深深地植根于临床实践经验，它与大多数临床工作者的经验是一致的，因此，经验丰富的治疗师最为普遍的一种反应是："你搞得真清楚，把我长期以来对自己经验的苦苦摸索讲出来了。"

这样的分析，这样的追根溯源，是应该做的，但是，我担心自己力有不逮。我也怀疑任何密切关心这一新进展的人会对其观念的来源了如指掌。

结果，现在的这个报告我是走了第三条路。尽管我也会简单描述当事人为中心治疗法的过程和程序，尽管我也会提到很多有惠于该方法的起源，并承认该方法与其他方法有很多共同之处，但是，我相信，如果我主要强调非指导性治疗法与其他方法之根本区别，那对我们大家都有裨益。我希望指出当事人为中心观点与其他观点不同的某些核心方面，不仅仅局限于它目前的基本原则，也涉及其核心原则广泛的变通意义。

一、当事人为中心治疗法之可预见的过程

我想让你们注意到的当事人为中心治疗法的三个独特成分，首先是这一方法治疗过程中的可预见性。我们在临床中和统计上都发现，治疗过程有一个可预见的模式。我们最近对此感到确信无疑，是源于我在研究生的实习课中做第一次有记录的访谈时，在记录完毕之后，立刻指出了典型的一些方面，并同意为他们做以后的访谈，以便让他们看到咨询过程的后续阶段。后续的模式在其发生之前，我就非常确信它会是什么样，这一事实只是在我思考这件事时有一点印象。在临床上我们都习惯了这种可预见的特点，我们已经认为它是理所当然的。或许，对这一治疗过程做一个简要的概括性描述可以让那些我们觉得确定无疑的成分一目了然。

可以说，我们现在已经知道如何开始对适应不良的个体展开一系列复杂而可

---

① RANK O. Will therapy [M]. New York: Alfred A. Knopf, 1936.

② TAFT J. The dynamics of therapy in a controlled relationship [M]. New York: Macmillan, 1933.

程的各个阶段都得以客观地检验。在临床工作中使用当事人为中心治疗法的人都认为这种可预见性是一种确定的特征，尽管我们认识到还有必要做更多的研究来让这一图景更加丰满完美。

正是这种可预见性的意义让人感到惊讶。无论何时，在科学上，一个可预见的过程一旦被发现，那么它就可能成为一系列新发现的起点。我们认为，就治疗中的这一可预见的过程而言，这不仅仅是完全可能的，而且是不可避免的。因此，我们认为非指导性治疗法的这种有秩序的、可预见的本质，是其与其他方法最明显的不同和最重要的区别之一。其重要性不仅仅在于它的与众不同，而且在于它指出了一个截然迥异的未来——对这一清晰无误的事件链的科学探索将会带来很多新的发现、发展和应用。

二、当事人能力的发现

自然而然产生的问题是，在治疗师只是起到一种催化功能的治疗程序中，为什么会有这种可预见性呢？基本上，导致治疗过程可预见性的原因在于发现（对这个词的使用我是有意为之）驻留在当事人内心中的建构力量，而其强度和一致性要么是完全没有得到认识，要么是被大大低估了。看来恰恰是治疗师对当事人内心中那些力量清晰明了而训练有素的信任，导致了治疗过程的有序性，以及其在不同当事人之间的一致性。

我说过，我认为这是一个发现。我愿意对此详加阐述。几个世纪以来，我们都知道，情绪宣泄和情绪释放是有帮助的。很多新的方法已经并正在被开发出来引导这种释放，但是，其基本原则未见新意。同样地，我们也知道自弗洛伊德时代以来，领悟（如果被当事人接受并同化）是有治疗作用的。这一原则是老生常谈。同样地，我们也认识到，修正过的活动模式（即新的行为方式）可能是领悟的一种结果。这一原则也是陈词滥调。

但是，我们并不清楚或未认识到，大多数人内心中存在着成长的力量（即自我实现的趋向），它可能是寻求治疗的唯一动机。我们并未认识到，在适当的心理条件下，这些力量会在最有利于当事人的领域、以最有利于当事人的节律带来情绪的释放。这些力量会驱动当事人去探索自己的态度及其与现实的关系，并且是行之有效地探索这些领域。我们仍未认识到，当事人有能力以一种并不会引起痛苦的节律去探索自己的态度和感受，直抵对恰当的适应而言所必需的深度。当事人有能力真正地、自发地发现和知觉到自己种种态度之间的交互关系，以及自己与现实之间的关系。当事人有能力和力量去设计相应的步骤，而不是在他人指导下，这些步骤可以引导其走向更加成熟的、更加舒适的与现实的关系。当事人为中心治疗法对个人内心中这些能力的认识，是一个逐渐增长的过程，我认为，可以用"发现"一词冠之。如果有适合的心理气氛，我所讨论的所有这些能力都会由当事人释放出来。

当然，当事人为这种力量需付口舌之劳，并需要利用其内心中存在的追求独立的强烈欲望。精神病学家、心理分析家，尤其是处理个案的社会工作者都已经强调了这一点。然而，从人们所唠叨的，甚至是从被引用的个案材料中可以清楚看到的是，这种信心是极其有限的信心。正是这种信心使得当事人能够在专家的指导下，相信自己能够同化最初由专家点拨的领悟，在关键时刻得到指导的话，能够作出决策。简而言之，它与母亲对青少年的态度是同一类型的，即，如果母亲看到孩子走上了她所认可的轨道，她会相信孩子有能力自己作决定，并把握自己的生活。

这在亚历山大和福伦奇（Alexander & French）关于精神分析的最新著作中非常明显。尽管精神分析过去的很多观点和治疗法已经被遗弃，并且其程序与非指导性治疗法几乎如出一辙，但毫无疑问仍然是治疗师掌控一切。他会给出领悟，他随时会在关键时刻指点迷津。因此，尽管作者声称治疗师的目的是要让患者自由地发展自己的能力，是要提升他们以自己和社会都接受的方式来满足其需要的能力，并且，尽管他们认为竞争与合作之间的基本冲突是个人必须自己解决的，认为对新的透彻领悟的整合是自我（ego）的基本功能，然而，正是在他们谈论自己对其毫无信心的程序时，当事人却表现出摆平所有这一切的能力。因为在实践中，"只要治疗师扮演我们所倡导的积极角色，系统性的规划就变得不可或缺。除了一开始要针对不同的个案确定治疗中准备使用的特定策略，我们也推荐有意识地灵活使用各种技术，转变策略以迎合当时的特定需要。在这些对标准技术的修正中，不仅仅是使用了自由联想法，也使用了更具有指导性质的面谈，操控了面谈的频率，对患者的日常生活进行了指导，在准备结束治疗时使用了或长或短的打断，调控了移情关系以满足个案的特定需要，并且把真实生活的经验用做了治疗的一个整合部分。"① 至少这让治疗过程到底是当事人的时刻还是治疗师的时刻这一问题毫无悬念了，显然是后者。当事人要发展的能力显然不是在治疗时段来完成的。

当事人为中心治疗师则是站在相反的一极，其理论和实践均如此。他已经了解，当事人内心中的建构力量是可以信任的，并且，对此越是依重，其释放就越是彻底。他最后确立的程序是基于这样的假设（它们很快就成了事实）：当事人知道其准备探索的重点领域；当事人对最适合的面谈频率能作最好的评判；当事人能够比治疗师更加有效地深入所关注的领域；当事人可以通过终止对使其变得痛苦的领域的探索来保护自己；当事人为了建立起一种舒适的适应，能够并且会

---

① ALEXANDER F, FRENCH T. Psychoanalytic therapy [M]. New York: Ronald Press, 1946.

揭开所有必要的被压抑的成分；当事人自己能够获得更为敏感和准确的领悟，并不逊于他人给予的点拨；当事人能够把这些领悟转化为建构行为，它会现实地权衡自己的需要和愿望与社会的要求；当事人会知道什么时候结束治疗，并作好独自面对生活的准备。对所有这些或将释放的力量而言，只有一个条件是必要的，那就是在当事人与治疗师之间适当的心理气氛。

我们的个案记录和日积月累的研究都支持这些观点。有人可能认为，人们会对此发现有一种一般性的赞许反应，因为它事实上相当于打开了几乎未使用过的、巨大的能量池。然而，在专业团体中，看法却恰恰相反。当事人为中心治疗法与这种强劲的能量发作风马牛不相及。看来，对很多专业人士而言，令人烦扰的想法是，他们把专业技能运用于其身上的当事人，实际上对自己内在心理自我的认识，比治疗师可能知道的还多，并且，当事人拥有的建构力量使得治疗师所付出的努力相比之下显得微不足道。愿意完全接受当事人具有这种力量，以及它所蕴含的治疗程序的重新定向，是当事人为中心治疗法与大多数其他治疗法最泾渭分明的方面之一。

三、治疗关系之当事人为中心本质

这种治疗法的第三个明显特征是治疗师与当事人之间关系的特点。与其他疗法中治疗师的技能会对当事人发挥作用不同，在这种方法中，治疗师的技能聚焦于创造一种使当事人能够发挥作用的心理气氛。如果咨询师能够创建一种气氛，充满温馨、理解、安全（不会受到任何即使是微不足道的攻击），以及对当事人本身有基本的接受，那么，当事人就会解除其先天的防御，并利用这一情景。在我们对一种成功的治疗关系的特征感到一头雾水之时，我们终于感受到沟通的意义至关重要。如果当事人觉得实际上是在与自己现在的态度（它们可能肤浅、迷惑或冲突）进行沟通，并且其沟通是被理解而不是被以任何方式评价，那么他就会放松地进行更为深入的沟通。当事人在其中感到自己正在沟通的一种关系，几乎肯定是能够结出累累硕果的。

所有这些都意味着治疗师的思维要大破大立，尤其是如果治疗师之前使用的是其他方法。他渐渐地会了解到，时间应该是"当事人的时间"这一论断的意味恰如其分，并且，他最大的任务就是让这一点越来越落实到位。

也许这种关系的特征的某些东西可以通过一位年轻学员所撰写的论文节选来说明，这位学员花了几个月的时间来学习当事人为中心咨询程序：

> 因为当事人为中心的、非指导性的心理咨询方法已经有了精心的界定和清晰的阐述，所以，它会造成"简单性的错觉"。这种技术让人误以为可以信手拈来。然后，你就开始付诸实践。一字之误错漏百出。你

并没有仔细思考感受，取而代之的是内容。面对问题时这将难以奏效；你试图进行解释。看起来无伤大雅，之后的做法不必调整。也许你正陷入扮演两个角色的麻烦——一个是学员，另一个是咨询师。这个问题在课堂上提出来，然后似乎又被轻而易举地解决了。但是，这些明显反映的是一些错误，并且某种反应粗鲁的人似乎极其固执。

渐渐地才会明白，如果这种技术确定无疑，那么它是要求有一种温馨的感受的。你开始觉得，态度才是决定一切的。如果你对当事人有正确的接受和宽容的态度，任何言语就都不重要了。所以，你会把重点放在宽容和接受上。打死你，你也要宽容、接受、思考你的当事人！

但是，你仍然会有一些来自当事人的麻烦问题。他根本不知道下一步做什么。他要你给他一点暗示，一些可能性，毕竟你期望知道些东西，还有为什么他会在这儿。作为学员，你应该确信人们应该相信的一些东西，确信他们应该有的行为方式。作为咨询师，你应该对消除这种障碍有所认识——你应该有类似于外科医生手术刀一样的东西，并运用自如。然后，你会感到惊讶。这种技术不错，但是……这样就足够了吗？它真的能够在当事人身上起作用吗？在你可以给当事人指点出路时，却让他孤立无助，这种做法对吗？

因此，对我而言似乎到了关键时刻。"狭窄之处才是门"，接下来的路充满荆棘。没有任何人会给你满意的答案，即使导师们也显得束手无策，因为他们在你特定的个案中似乎也难有作为。因为此处所要求于你的是任何他人无法做的，或为你指出的——对你自己以及你对他人的态度进行严厉的细致审视。你相信所有的人真的都具有创造的潜力吗？每一个人都是与众不同的个体，他能独自磨砺出自己的个性吗？或者，你真的相信某些人"一钱不值"，另一些人软弱无能，必须由"智者"、"强者"来领导和教导吗？

你开始看到，这种心理咨询的方法并非支离破碎的。它不仅仅是心理咨询，因为它需要最彻底、敏锐和综合的一致性。在其他方法中，你可能会形成一些工具，在需要的时候随时取用。但是，当真正的宽容和接受成为你的工具时，它仅仅是要求一个完整的人格，除此之外，别无他求。自我的成长才是当务之急。

他进而讨论了咨询师必须有所克制及"自我否认"的概念。他的结论是，这是一个错误的概念。

当事人为中心的心理咨询在这种情况下并不是对咨询师的人格一无

所求，相反，在某些方面，它要求的更多。它要求的是纪律，而不是克制。它呼吁最大限度的、受到规范和纪律约束的敏感性（欣赏意识）。它要求咨询师把自己拥有的所有宝贵品质都投入到这一情景中，但是是以一种有纪律的、精炼的方式。唯一的克制是，咨询师不会在特定的领域内表现自我，即使其在其他领域可能这样。

然而，这一点有些让人迷惑不解。与其说在任何领域都不需要克制，还不如说它是专注而敏感化的个人能量和人格，其方向是一种欣赏性的、理解性的态度。

随着时间推移，我们现在更加强调这种关系的"当事人为中心性"，因为，如果它越有效，咨询师就能越彻底地集中注意于尝试把当事人理解为"当事人看到的自己"。在我回溯我们早期发表的一些个案时——我的著作中赫伯特·布莱恩的个案，或者施耐德的 M 先生个案，我认识到，我们已经逐渐减少了细微的指导性的痕迹，而这在其他的个案中是显而易见的。我们已经认识到，如果我们能够对此时此刻当事人看待自己的方式给予理解，那么剩下的事情他就能够自行解决了。治疗师必须把自己对诊断的专注以及自己对诊断的敏感置之脑后，必须抛弃进行专业评价的倾向，必须停止对精确的预后进行构想的努力，必须放弃对当事人稍加指点的诱惑，必须把注意集中在唯一的一个目的上——在当事人一步步探索步入其意识一直否认的危险区域的时候，对当事人此时此刻意识到的态度给予深深的理解和接受。

我相信这些描述可以让我们清楚的是，只要咨询师能够深深地、真诚地接受这些态度，那么这种类型的关系就能够存在。当事人为中心的心理咨询虽然可能有效，但不能是一种技巧或工具。尽管它看似让当事人进行自我指导，但它并不是一种指导方式。要想有效，它就必须是真诚的。我认为，治疗关系中的专注、敏感而真诚的"当事人为中心性"恰恰是非指导性治疗法的第三个特征，使得它与其他方法卓然迥异。

四、某些弦外之音

尽管当事人为中心治疗法的缘起纯粹是在心理临床的范围内，但是它却令人惊讶地对形形色色的领域具有启发意义。我想提出目前已经清楚的以及潜在的几个方面。

在心理治疗本身领域内，它得出的结论似乎是异端邪说。很明显，治疗中的训练和实践可能应该是先于诊断领域的训练。诊断知识和技能对于好的治疗而言并非必要，对很多人来说这一论断听起来像亵渎神明一样，并且，如果专业工作者，无论是精神病学家、心理学家，或是个案工作者，都首先接受治疗中的训向。孩子在自我实现这种基本动力的驱动下，在环境中进行各种活动，与他人发生相互作用。在这种活动和相互作用过程中，孩子会产生大量的经验。通过机体评估过程的自动作用，有些经验使孩子感到满足、愉快；有些经验使孩子体验到不满足、不愉快。孩子逐渐便在意识中赋予那些感到好受的经验以积极的评价，赋予那些感到难受的经验以消极评价。由于有了这种有意识的评价的指导，孩子就在今后的活动中倾向于寻找、保持那些积极经验，回避那些消极经验。应该说，这样的发展是最理想的发展，因为孩子寻找的那些经验恰恰是有助于自我实现的经验。但是，有些特殊的情况常常会使这种理想的发展受到干扰。

3. **价值条件和自我的异化**

在孩子寻求的积极经验中，有一种是受到他人的关怀而产生的体验，还有一种受到他人尊重而产生的体验。换句话说，孩子有了关怀和尊重的需要。不幸的是，这些需要的满足取决于他人。大多数父母总是根据孩子的表现，即孩子的行为是否符合父母的价值标准、行为标准，来决定是否给予孩子关怀和尊重。父母的关怀和尊重是有条件的，这些条件体现着父母和社会的价值观。罗杰斯称这种条件为价值条件。

儿童反复地从自己的行为后果中体验这些价值条件，迟早会懂得什么是好行为、什么是不好的行为；怎样想、怎样做是好孩子；怎样想、怎样做是坏孩子。孩子会把这些价值观念内化，将它们变成自我构成的一部分。当这种内化了的价值观念和行为标准形成以后，儿童人格发展中的一个重大事件就发生了：儿童的行为不再受机体评估过程的指导，而是受到内化了的社会价值规范的指导。或者更准确一点地说，儿童被迫逐渐放弃按机体评估过程去评价经验，而依据自我中内化了的社会的价值规范去评价经验。这意味着儿童的自我和经验之间发生了异化。

(四) **心理失调和心理适应问题**

当一个人的自我和经验之间出现了不一致的异化时，会发生什么事情呢？在罗杰斯看来，只要经验与自我之间存在不一致和冲突，只要个体否认和歪曲经验，这个人就存在心理失调。因此，几乎一切人都会体验到失调，只是程度轻重有差别罢了。失调程度较轻的人对经验较为开放，否认、歪曲经验的比重较小，客观、准确地知觉经验的比重较大。失调严重的人则相反。在当事人为中心疗法看来，所有障碍的根源都由于自我概念与经验之间的不一致或失调。内部紊乱最严重的达到精神崩溃，紊乱程度较轻的则表现为焦虑、恐怖和抑郁等情绪反应。总之，心理适应障碍共同的基本特征就是这个人不再能像一个正常人那样有效地发挥其心理机能。

二、当事人为中心治疗法及其特点

罗杰斯创立的当事人为中心治疗法有其独到之处，这可以体现在其目标的追求、治疗的条件及治疗的基本过程等方面。

（一）治疗的基本目标

当事人为中心治疗法的基本目标可以说是"去伪存真"。"伪"就是一个人身上由其价值条件化了的自我概念及其衍生出来的生活方式、思想、行动和体验的方式。"真"就是一个人身上那些代表着他的本性，属于他的真正自我的思想、情感和行动方式。罗杰斯常用"变成自己"、"从面具后面走出来"这样的话来表达当事人为中心的治疗目标。

在当事人为中心理论中，治疗的目标主要是要与当事人建立一个适当的关系，来协助对方成为一个完全能自主的人。一旦去伪存真的工作得以完成，当事人似乎变成了新人，一个"充分发挥机能的人"，也就是说，当事人通常出现下列各种改变：

1. 对自己有较实际的看法。
2. 比较自信，较有能力自主。
3. 能够对自己和本身的感受有较大的接纳。
4. 对自己有较积极的看法和评价。
5. 较少压抑自己的经验。
6. 行为上表现得较成熟，较社会化，适应力较强。
7. 压力对自己的影响程度较低，较易克服压力和挫败。
8. 性格变得比较健康，自我统合能力也有所提高。
9. 对他人有较大的接纳。

总的说来，当一个人逐步走向自我实现时，罗杰斯认为他们会开放自己、信任自己，懂得按照自己内在的标准来对事物作评估。同时，也认识到人生其实是一个过程，我们应在这一过程中不断成长。

（二）治疗的基本条件

罗杰斯认为，在治疗过程中治疗者必须要创造一个良好的人际关系，提供足够的、高层次的基本条件，包括真挚、无条件的绝对尊重和正确的共情等，以便当事人善加利用自己所拥有的资源，产生建设性的性格改变。

1. 真挚

在当事人为中心的治疗理论中，真挚是三个基本条件中最重要的一个。治疗者应以真实的自己和当事人相处，不虚伪地保卫自己，也不扮演角色，而是让当事人体验到自己的真挚，在治疗过程中愿意和当事人分享个人的感受，甚至一旦对当事人产生某种独特的感受时，也能坦诚地告诉当事人。

2. 无条件的绝对尊重

无条件的绝对尊重是指治疗者要在对当事人没有任何要求和企图的心态中，向对方表示温情和接纳。它包含两个重要因素，其一是治疗者很珍视当事人，在过程中不停传达给对方一种温情和关心。其二是无条件的接纳和无占有欲的重视。实际上，治疗者在治疗过程中往往会发现当事人的不少问题是明知故犯、咎由自取的，因此会对当事人产生不满或否定的情绪，而这样一来治疗过程会马上中断。防止这种情况出现的基本条件是我们要明确，我们所接纳和尊重的是当事人这个人，并非他的行为。而且，对当事人的尊重并不等于批准和赞同当事人的反社会和不良行为与思想。对当事人的尊重是直接指向当事人本人，而非他的某些特殊行为。

3. 共情

共情是整个治疗关系中最重要的成分。要达到正确的共情，治疗者首先要放下自己主观的参照标准，设身处地去从当事人的参照标准来看事物和感受事物，从当事人的角度去看世界，和当事人站在同等的地位，体会当事人的内心世界。为此，治疗者应有如下表现：

（1）有能力和当事人全面地沟通。

（2）所做的回应经常切合当事人想要表达的意念。

（3）对当事人有平等的感受。

（4）能够了解当事人的感受。

（5）设法谋求了解当事人的感受。

（6）掌握当事人的思路。

（7）在语调上能反映出自己完全体会当事人的感受。

（三）治疗的基本过程与特点

罗杰斯在其工作的早期，曾就治疗过程提出过12个步骤。但他强调说这些步骤并非是截然分开，而是有机地结合在一起的。这些步骤是：当事人前来求助，治疗者向当事人说明咨询或治疗的情况，鼓励当事人情感的自由表现，治疗者要能够接受、认识、澄清对方的消极情感，当事人成长的萌动，治疗者对当事人的积极的情感要加以接受和认识，当事人开始接受真实的自我，帮助当事人澄清可能的决定及应采取的行动，疗效的产生，进一步扩大疗效，当事人的全面成长，治疗结束。

概括当事人为中心治疗法的特点，可以反映为以下几方面：

1. 基本理念的人本主义色彩

当事人为中心治疗的所有特点可以归纳为一点，即强烈的人本主义倾向。它相信人本质上是好的，有"善根"；相信人有向好的、强的、完善的方向发展的强大潜力；相信人能够自我信赖，自主自立；强调恢复和提高人的价值和尊严。

2. 重视当事人的主观经验世界

罗杰斯认为，一个人的主观经验世界是他的真正的现实。他从何处来，要往何处去，为什么痛苦悲伤，这一切都只有进入他的现象世界才能理解。所以，当事人为中心疗法反对用一些外在的指标、标准来衡量、评估当事人。其理由除了认为这种诊断或评估容易使治疗者见"病"不见人，容易产生一种自大自负的治疗态度外，最主要的就是认为这种"从看台上观察当事人"的做法根本无法了解当事人独一无二的主观现象世界。

3. 反对教育的、行为控制的治疗倾向

当事人为中心治疗的基本假设之一，就是当事人有能力自己发现价值，发现自己的问题，并有潜在的个人资源来获得价值，解决自己的问题。所以这种疗法反对治疗者耳提面命式的教导，摒弃由治疗者告诉当事人什么好、什么不好。同理，当事人为中心治疗法也不主张采用奖励、惩罚等行为控制手段来"治疗"当事人。总之，它反对一切对当事人施加影响的做法。

4. 由当事人主导治疗过程

由于治疗者总是不如当事人更了解他自己，所以，会谈的主题和方向应交给当事人掌握，由当事人选择。治疗者信任当事人有能力主导治疗进程，并且相信没有治疗者的指导性的干预，当事人能够更自由地进行自我探索，从而获得对自己最有价值的收益。

5. 治疗者做当事人的朋友或伙伴

在当事人为中心的治疗者看来，治疗者在会谈中能做的最好工作是创造一种气氛，一种能够让当事人（也包括治疗者自己）不感到有威胁和限制，能够自由地感受情感、探索自我的氛围。要做到这一点，首要的条件是建立、发展和维系双方之间的情感联系。因此，双方应该做脱去角色面具的朋友，像一对结伴到个人内心世界进行探险的伙伴。

在技巧方面，当事人为中心治疗的主要技巧就是倾听技巧：开放式咨询、释意、情感反映、鼓励、自我揭示等等。当事人为中心治疗很少用影响性技巧。实际上，当事人为中心的治疗者经常会遇到当事人要求给予指导、解释的压力，尤其在开始阶段当事人还不习惯这种无指导、不引路的咨询方式的时候。面对压力，治疗者一方面表示理解对方的不满，另一方面又"顽固地"不予指导。直到最后，当事人终于领悟到别人的指导不起多大作用，或者不再对获得指导抱希望而端正态度靠自己，自己对探索负责。到了这个时候，会谈就比较有效率了。

三、当事人为中心的扩展——以学生为中心的教育

罗杰斯认为，当事人为中心治疗法可以应用到教育中。尤其是那些能够促进当事人发生积极的人格和行为变化的条件，在教育中可以用来促进有意义的学习。

（一）对传统教育的批判

罗杰斯在对教育问题进行思考时，对传统教育提出了严厉批判，涉及到教学

过程、教育体制、政治等方面。他概括了传统教育的特点（Rogers，1983；江光荣，2000；方展画，1990）：

1. 教师是知识的持有者，学生被看成是知识的接受者。教的人和学的人在地位上有一道尊卑有别的鸿沟。

2. 讲授、教科书以及其他一些言语性的教导方法被当成传授知识的主要手段。考试则是检查学生接受情况的手段。学校教育的方方面面几乎都围绕着考试转。

3. 控制是学校政治的基本方面。在学校里，老师是拥有权力的人，学生的义务是服从；而学校的主管又是更大权力的拥有者，老师和学生都是服从者。

4. 课堂管理的基本策略是倚仗权威。新入职的老师听到的忠告往往是，上第一节课就要给学生一个下马威。

5. 信任被压抑到最低程度。老师极不信任学生，不相信他们会在自己支配的时间内主动学习，不相信学生在没有监管的情况下会表现良好。学生也不信任老师，对老师的动机、诚意、公平和公正及老师的能力都不信任。

6. 学生作为教育的主体时常处于恐惧中。虽然体罚减少了，但是挖苦嘲弄，甚至是言语侮辱造成的失败感，仍然笼罩着学校。

7. 在实际的学习和学校生活中，民主精神和价值被忽视。学生没法对教学目标、课程及学习方式发表意见，教师也无权决定校长的人选。对政府的教育方针更是鞭长莫及。

8. 偏重智能，废弃全面发展。比如，在小学阶段，学生强烈的好奇心一开始就被扼制，越往后越被窒息；中学阶段应该学习的如何处理情绪问题，如何与异性交往，同样也被忽视了。

（二）以学生为中心的教育模式

1. 以学生为中心的教育的特点

罗杰斯认为，教育的目标是要帮助学生成为独立的人，具体而言就是要培养能够从事自发的活动，并对这些活动负责的人；能够理智地选择和自我定向的人；成为批判性的学习者，能够评价他人所作贡献的人；获得有关解决问题知识的人；更重要的是，能够灵活而理智地适应新的问题情境的人；在自由而有创造性地运用所有有关经验时，融会贯通某种处理问题方式的人；能够在各种活动中有效与他人合作的人；不是为他人的赞许，而是按照自己的社会化目标工作的人。

因此，罗杰斯认为，与传统教育模式相比，以学生为中心的教育表现出以下特点：

第一，这种教育模式中有一个领导者（通常是老师），他/她对自己有足够的安全感和自信，从而使得他/她能够对学生有充分的信任，相信他们的自为、自律、向上、成长的能力。老师主要是起促进者的作用。

第二,老师和学生(有时也包括家长和社区人员)共同对学习进程负责。这包括所有的相关事务,比如,确定课程、进度、课堂规范以及班级管理措施等。其核心是分担责任。

第三,学习资料由老师提供。学习资料可能是他/她个人的感受和经验,也可能是来自书刊文献或社区事件。他/她也可以鼓励学生提供自己的学习资料,以供全体学习者使用。

第四,学生根据自己的情况,比如兴趣、目的、基础等,来独自或在别人帮助下确定自己的学习计划。学生对自己的学习计划负责。

第五,老师带头或由他/她作出最初的努力,慢慢地在班级里培养一种能够促进学习的气氛。这种气氛的基本要素是真诚、关注和理解性的倾听。

第六,教学的关注点在于学生的学习过程,而不是教学的内容。也就是说,教师评价学习进度或效果时,主要是看学生在"学会学习"上取得的进步,而不是该学的东西是否全部掌握了。

第七,纪律是为学生实现自己的学习目标而确定的,因而,它们实际上属于"自律"。外部规定的纪律被这样的纪律取而代之。

第八,学习的程度和价值首先是由学习者自己来评价,老师的评价只不过是给学生提供一个不同的参考。

罗杰斯认为,以学生为中心的教育所具有的这样一种"有利于成长"的气氛,可以使得学习进展加快,学习对个人的影响更为广泛,不仅仅是增长知识,而且在态度、情感等方面也会发生积极变化。

2. 以学生为中心的教育中的师生关系

如前所述,罗杰斯认为教学的目标并非知识甚至是技能的掌握,而在于过程,在于让学生保持和产生好奇心,让他们凭着兴趣去探索。而这就要求有新的教学方法,要求老师能够创造出一种让学生自由学习的气氛,这种气氛的实质则是师生关系。以学生为中心的教育中,师生关系表现为以下几方面的特点:

一是真诚。首先,老师是一个真实的个人,而不是"老师"(角色),会表现自己的喜怒哀乐,能够接受自己的各种体验,而且无论这些体验是积极的还是消极的,都不会强加到学生身上。老师可以喜欢或不喜欢学生的行为、功课,或者其他方面,甚至可以把这些感受告诉学生,但是,老师会让学生感受到,之所以这么做并非因为不喜欢学生本人,而只是针对其行为或功课。

二是珍视、接受与信任。这种特点所要表现的是无条件的积极关注。它意味着老师要对学生有发自内心的、无条件的珍爱和关怀,而且这种珍爱和关怀体现着对学生独立性的尊重。这样的老师既可以接受学生成功时的喜悦,也能够接受学生面对问题时的彷徨和害怕;既能够接受学生的自律自觉,也能够接受他们偶尔的分心;既能够接受有益于学习和成长的感受,也能够接受不利于学习和成长的感受。

三是共情理解。罗杰斯认为，共情理解往往是一般老师所缺乏的，即使这些老师对学生有关爱和尊重的态度。这要求老师以学生的眼睛来看世界和自己，不带评判的色彩，不把学生的表现与自己的好恶联系在一起。

对于上述三个特点，罗杰斯认为真诚是最为重要的，而这些态度都有赖于老师是否具有一种对人的基本信念：每个人都有一种向积极的、善的、强大的、建设性的方面发展的潜在能力。

此外，罗杰斯认为，老师除了应具备上述三种最基本的态度之外，从一个传统的老师转变为学习的促进者，还需要在以下几方面有新的认识和转变：教学过程不是"教"而是"促"，老师的注意力应该是放在创造使学生感到自由和安全的学习气氛上；要明白有意义学习对于学生而言是怎么回事，感到学习有兴趣、或很重要、或有价值、或有切身关系的学生，其学习过程是全副身心投入的；要重视学生的个别性，要允许学生选择自己喜欢的题目和学习方式；要重视好奇心和创造力，老师对此要好好珍视，把保持和释放学生的好奇心作为重点。

四、当事人为中心的扩展——以人为中心的人类关系

罗杰斯认为，当事人为中心治疗法中的基本要素不仅仅局限于心理治疗领域，也适用于更为广泛的人与人之间的关系。在其生命的后期，他的注意力和视野跳出了心理治疗领域，进入了更为广阔的天地，包括教育、医疗、商业、社会工作以及管理，更进一步，他甚至涉足了种族、政治以及国与国之间冲突的解决。

（一）会心团体

"二战"结束之际，大批军人回国退役，罗杰斯接受官方委托，要培训大批退役军人辅导员。形势所迫，罗杰斯决定以强化的团体经验方式来达到培训目的，要求学员每天做数小时的团体聚会，以增进自我了解，学习可能有助于与当事人相处的交往方式。这种做法获得了巨大成功。在20世纪60年代后，随着团体运动的发展，罗杰斯的这种团体经验得以广泛推广，以此方式开展的团体活动被称为"会心团体"（encounter groups）。

会心团体的规模从三四人到十几人不等，更大规模的团体则较少，每个团体都有一两位辅导员，罗杰斯称之为"促成员"（facilitator）。会心团体的聚会次数和频密程度也各有不同，几次至十几次的比较多。参加会心团体的人在一种慢慢培养出来的信任、关爱、自由和安全的气氛中进行自我探索、体验、表达、反馈，最后达到扫除个人成长和发展中的障碍，促进个人成长的目的。

罗杰斯于1970年出版了专著《卡尔·罗杰斯论会心团体》（*Carl Rogers on encounter groups*），他认为，会心团体的理念和实践与当事人为中心治疗法是一致的。概括而言，会心团体大体上有以下几方面的特点：

第一，信任团体和团体过程本身的力量。罗杰斯对会心团体的信任如同信任个人有成长、自我实现的趋向一样，会心团体组成之时，这些趋向就已经存在，随着团体过程的进行，这种力量会逐渐变成现实，逐渐发挥作用，引领团体的方向。

第二，让团体自己发展出它的目标和方向。罗杰斯认为，团体促成员的任务并非协助团体和团体成员建立团体的目标及个人的目标。相反，如果促成员把关注点放在团体内创造一种安全、信任的气氛，那么团体就会慢慢地发现自己的目标和方向。

第三，会心团体活动过程的无结构性。罗杰斯主张极端无结构的团体活动。团体活动时，他只是以一两句话开头，绝不作长篇的介绍、指导，也不宣布任何的活动规则。随后的一切全看团体自己的发展，以及团体成员的互动情况。慢慢地，气氛会变得热烈，最终形成一种弥漫着信任、温情、关爱、安全和民主的气氛。

第四，真诚地面对小组和小组成员。在团体中间和与个别当事人面对的时候一样，辅导员或治疗者都应该是真诚的。开始阶段，促成员可以多表达一些自己心里对别人的关注和接纳，以及促进别人成长的感受。小组发展得较为成熟以后，可以多表达一些属于自己的、与自己的成长有关的感受。

第五，共情理解。在会心团体中，罗杰斯最关心和用心去做的事，就是共情理解。罗杰斯在团体过程非常关心的是，自己是否能够体会到团体成员的感受，他认为只要做到共情理解，就会对当事人有帮助，对团体有帮助。

（二）人类和平

罗杰斯认为，当事人为中心治疗法的基本理念和实践可以用于解决不同文化和民族的矛盾，帮助个人完满充分地表达内心的想法、感受和情绪的实践，同样能够使社会团体、族群、文化乃至国家之间关系发生建设性的改变。在20世纪70年代至80年代，罗杰斯以极大的热情投入到把以人为中心的理念运用于社会、种族和宗教冲突的解决，奔走于世界各地，帮助彼此敌视的各方领导人展开真诚的交流，增进相互之间的信任，以认真的交换意见来替代相互威胁和无理性的敌对行为。

罗杰斯的这种信念是基于三种基本假设：其一，一个人越是能够深入探索内心，就越可能了解自我，接纳自我，进而更可能把这种发现运用于他人身上。其二，一个人的成长和发展越接近于"机能充分发挥"，就越倾向于社会性的、建设性的行为，从而变得更宽容、更友善，不易成为种族主义者。其三，个人力量可以转化为协作性的力量。当个体能够清楚区分和体验到自己和他人的体验及感受，又能与别人融洽合一时，个人力量就会转化为协作力量。

罗杰斯认为，要想通过团体过程来解决这些冲突，可以注意几方面：一是参加团体的成员是以"个人"身份投入团体，而非以"角色"进入团体。其目的在于剥离社会、文化、宗教、政治等外在势力赋予人们的角色，更强调作为人的共同点，产生基于"人"的理解和关怀。二是有一位或几位熟练的促成员。他们能够很自然地在团体中创造出一种安全感，促成团体发展出真诚、关心和相互理解的气氛，进而使团体尽快出现非常个人化的体验和对体验的表达。三是情境及一些辅助条件。团体活动的环境和相关安排要让成员有安全感，比如避免采访和报道等。另外，如果有一些有助于产生轻松氛围的安排则更好。四是要促成成员充分表达感受，促成共情理解。这一点和个别治疗时一样，只不过更加困难一些。

罗杰斯在世界各地举办了很多这种促进和平和解的工作坊，包括在种族矛盾严重的南非、国家矛盾严重的中美洲、宗教矛盾严重的北爱尔兰等。这种工作坊让参加团体活动的很多人感到，和平并非不可想象，和平并非遥不可及。

五、结语

罗杰斯于1956年获得美国心理学会授予的"杰出科学贡献奖"，当时对罗杰斯的评价是"因为（他）提出了一种原创性的方法来客观地描述和分析心理治疗的过程，因为（他）建构了一种可检验的心理治疗及其对人格和行为的影响的理论，因为（他）进行了广泛而系统的研究来展现这一方法的价值，并探索和检验了这一理论的意义。他富有想象力和毅力，在理解和修正个体过程中所涉及的难题时，灵活运用科学方法，使得这一令人感兴趣的心理学领域成了科学心理学的一部分。"

在20世纪40年代，人们咒骂罗杰斯"摧毁了精神分析的统一性"。因为当时心理治疗的理论体系是精神分析一家独大，从事心理治疗的都是精神科医生，他们的专业背景是医学而非心理学，心理学家没有资格做治疗；同时，心理治疗实践中则是强调医生的主导性。可是，罗杰斯建立了一种完全不同的方法：非指导性治疗法。这也意味着他向一统天下的权威发起了一场战争；不过他赢了。在今天，人们有很多心理治疗的方法可供选择。

此外，罗杰斯提出了新的伦理道德：对治疗过程进行录音必须得到当事人的同意；他也强调保密。这些伦理道德在今天已经被普遍接受，但在当时还是新鲜事物。罗杰斯还首创了对心理治疗的过程和疗效进行实证研究。这在当时同样需要极大的勇气和创新精神。

在罗杰斯生命的最后15年内，他把自己的方法应用到政治领域中，培训政策制定者、领导以及冲突中的团体。要作出较好的决定，就应该基于对对方的共情。罗杰斯说，世界是"脆弱的"，他为和平而工作。在他80多岁的时候，他在匈牙利、巴西以及前苏联等国家领导了大型的工作坊，在南非主持了沟通团体。罗杰斯说："我并不想找到一种'当事人为中心'的方法，我想找的是一种助人的方法。"（Gendlin, 1988）

综合罗杰斯一生的工作，凯恩（Cain, 1990）认为罗杰斯的主要贡献可以概括为10点（江光荣，2000）：

1. 强调在心理治疗中，治疗关系作为一种有治疗作用的要素的重要性。
2. 阐明这样一个观点：人天生具有潜能，趋向自我实现。
3. 开创和发展倾听与理解的艺术，并证明它对于当事人的治疗效用。
4. 引入"当事人"一词，而摒弃了"病人"这个词，以维护求助者的尊严、平等，及表达对求助者的尊重。
5. 首创将治疗会谈录音，以为学习和研究之用。
6. 开用科学方法研究心理治疗过程和结果之先河。
7. 为心理学家和其他非医学出身的专业人士从事心理治疗铺平道路。
8. 对"会心团体"运动的发展作出重要贡献。
9. 为教育领域的变革贡献一种激进的理念和实践。
10. 将以人为中心的理念和实践应用于化解冲突和维护世界和平。

【建议参考资料】

1. 方展画. 罗杰斯"学生为中心"教学理论评述［M］. 北京：教育科学出版社，1990.
2. 江光荣. 人性的迷失与复归：罗杰斯的人本心理学［M］. 武汉：湖北教育出版社，2000.
3. 罗杰斯. 当事人中心治疗：实践、运用和理论［M］. 李孟潮，李迎潮，译. 北京：中国人民大学出版社，2004.
4. 罗杰斯. 个人形成论：我的心理治疗观［M］. 杨广学，尤娜，潘福勤，译. 北京：中国人民大学出版社，2004.
5. 罗杰斯. 卡尔·罗杰斯论会心团体［M］. 张宝蕊，译. 北京：中国人民大学出版社，2006.
6. GENDLIN E T. Carl Rogers（1902—1987）［J］. American Psychologist，1988，43（2）：127-128.
7. ROGERS C R. The attitude and orientation of the counselor in client-centered therapy［J］. Journal of Consulting Psychology，1949，13：82-94.
8. ROGERS C R. Client-centered psychotherapy［J］. Scientific American，1952，187：1-7.
9. ROGERS C R. Client-centered theory［J］. Journal of Counseling Psychology，1956，3（2）：115-120.

【问题与思考】

1. 罗杰斯认为，当事人为中心治疗法的基本目标是什么？
2. 当事人为中心治疗法的治疗效果有赖于什么样的基本条件？
3. 罗杰斯认为，传统教育中存在的问题是什么？
4. 以学生为中心的教育中，师生关系应该是什么样的？
5. 为什么当事人为中心治疗法的基本理念可以用于解决团体冲突？

第三章　斯坦利·沙赫特[①]

【本章提要】

本章通过三个部分对斯坦利·沙赫特进行了介绍。第一部分对沙赫特的生平进行了回顾，主要包括他的家庭、学习和研究经历。第二部分翻译了沙赫特在成瘾研究领域中的一篇经典研究报告。在这篇报告之前，许多研究证据显示吸食成瘾障碍（例如肥胖、抽吸鸦片等）很难治愈，即使治愈也很难持久，而沙赫特的研究却发现：抽烟、肥胖和毒品使用具有长期的自愈效果，而且这个现象比较普遍。他认为出现这种前后矛盾的结果可能是因为以往的研究大多应用单一治疗干预，而且针对的被试比较特殊（有求助意愿），而该研究是以非治疗群体获得的研究结果。第三部分是对沙赫特的思想和理论产生背景、思想和理论（尤其是心理健康的理论）的内涵进行了述评。沙赫特在情绪研究领域提出了自己的双因素理论之后，很自然地把这一理论引入了心理健康领域（例如抽烟、肥胖等），为心理健康领域的发展提供了动力。最后我们对沙赫特的贡献进行了小结。

【学习重点】

1. 了解沙赫特的生平，包括他的求学过程和他在各个大学中工作的经历。
2. 领会沙赫特研究的跨领域特点，特别是他很自然地在不同研究领域之间切换。
3. 领会沙赫特研究的相对集中性，他虽然跨越了多个研究领域，但是又可以通过几个主要的点把所有的研究串联起来。
4. 掌握沙赫特的情绪双因素理论。
5. 掌握沙赫特在肥胖和抽烟研究中的主要贡献。

【重要术语】

犯罪　尼古丁成瘾　肥胖　情绪双因素理论

第一节　心理学家生平

斯坦利·沙赫特（Stanley Schachter，1922—1997）是1983年入选的美国国

[①] 本章作者为刘聪慧。

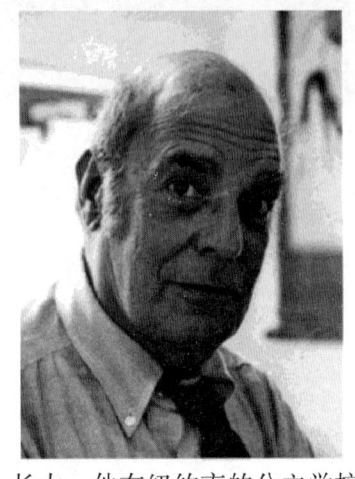家科学院院士中为数不多的社会心理学家之一。他的贡献跨越了多个领域：沟通、社会影响、团体过程、合群动机、出生顺序、情绪的本质、归因、肥胖、成瘾，等等。很少有社会心理学家能够跨越如此多的研究领域，并且都作出了卓越的贡献。1969年沙赫特获美国心理学会颁发的"心理学杰出专业贡献奖"（Award for Distinguished Professional Contributions to Psychology）。沙赫特被认为是20世纪最著名的100位心理学家之一，排名第7位。

沙赫特的父母是从东欧移民到美国的，他们都为犹太人。沙赫特1922年4月15日出生于纽约皇后区的一个半乡下地区弗拉兴，之后在这里长大。他在纽约市的公立学校读书，随着父亲洗衣店生意的兴隆，他的家庭达到了中产阶级的水平。他的父亲想让沙赫特读一所和洗衣有关的技术学院，为他进入家族企业作准备。不过，他的高中辅导员建议沙赫特读正规的大学。沙赫特先申请了西弗吉尼亚大学，不过申请遭到了拒绝，后来他进入了耶鲁大学求学，那年他17岁。

沙赫特虽然有求学的动机，但他对研究学院却知之甚少，完全不知道他将要去一个纯净的、学院风格的环境。一开始他选择主修了耶鲁大学的艺术史，但是不太习惯学院中这种纯粹的学院气氛，尽管如此，他还是在1944年拿到了艺术史的文学学士学位。之后，他继续留在耶鲁大学心理学系攻读硕士学位，他发现心理学比艺术史有趣得多。对他的主要影响来自于当时在耶鲁工作的学习理论之父——克拉克·赫尔（Clark Hull）。

在"二战"期间，沙赫特在航空医学实验室进行了短暂的视觉研究，之后他发现自己更喜欢研究需要迫切解决的社会问题。因此，他在1946年去了麻省理工学院，并与伟大的德国社会心理学家库尔特·勒温（Kurt Lewin）共事，勒温刚好在那里成立了群体动力学研究中心，主要对社会问题进行理论和实践研究。其他很多年轻教职人员如多温·卡特赖特（Dorwin Cartwright）、利昂·费斯汀格（Leon Festinger）和罗纳德·利比特（Ronald Lippitt）等后来都成为了著名的社会心理学家。第一批学生中有许多后来也成为了杰出的社会心理学家，如库尔特·拜克（Kurt Back）、莫顿·多伊奇（Morton Deutsch）、哈罗德·凯利（Harold Kelley）和约翰·蒂鲍特（John Thibaut）等。1947年，勒温去世，群体动力学研究中心搬到了密歇根大学，并成了社会研究系的一部分。沙赫特于1949年在密歇根大学拿到了他的博士学位，指导教师费斯汀格对沙赫特的影响最大。

沙赫特博士毕业后的第一份工作是明尼苏达大学教研人员，他非常喜欢明尼阿波里斯市和明尼苏达大学。1961年，沙赫特到了哥伦比亚大学，直到1992年在这所学校退休。沙赫特和他的妻子索菲亚·达克沃斯（Sophia Duckworth）非常喜欢纽约城和他们在长岛的夏季度假所，他们生有一个儿子，名叫以利亚（Elijah）。1997年的6月7日，沙赫特由于结肠癌逝世于纽约的东汉普顿，享年75岁。他的文章被收藏在密歇根大学的本特雷历史图书馆。

沙赫特的研究领域非常宽泛，不仅包括沟通和社会影响、群体过程、合群动机、情绪本质、归因等社会心理学的核心基本问题；还包括肥胖、饮食障碍、尼古丁成瘾等心理健康领域的内容，甚至有研究者把沙赫特称为现代健康心理学的奠基者；同时他还对股市中的突发事件、投资者心态等课题进行过独特的研究。沙赫特一生获得了多个学术荣誉和奖项，包括1976年当选为美国艺术与科学院院士，1983年当选为美国国家科学院院士，同时还包括美国心理学会的"詹姆士·麦卡恩·卡特尔奖"，美国科学促进联合会社会心理学奖，等等。

沙赫特虽然在学术上颇有建树，但是他为人却非常谦逊和低调，不管对方是杰出的研究者还是初出茅庐的研究生，他都一视同仁。除此之外，他还极富人格魅力，幽默且健谈（但是从来不会恶意中伤），思想含蓄、深刻。他经常以自己为例鼓励他的学生要含蓄、低调。沙赫特的业余爱好广泛，他喜欢艺术、文学、戏剧、沙滩、网球、西洋双陆棋，甚至包括科学研究中的离奇事实。可能是出于审美方面的考虑，他不喜欢乏味无聊的研究，尤其是那些为了增加数量而完成的粗糙的成果。他的这种独特的美感，和他的这种自娱自乐的科研精神让他免于成为工作狂。在我们看来，他不仅享受娱乐，也享受工作。

第二节　经典名篇选译

抽烟和肥胖症的自愈和复发[①]

一、摘要

大量专业性的研究证据都一致表明：吸食成瘾障碍，例如肥胖、抽吸鸦片、抽烟等，其矫正效果很难持久。不过，以往的研究大多应用单一治疗干预，而且针对有求助意愿的被试。本研究以非治疗群体为被试，结果表明抽烟、肥胖和毒品使用出现长期的自愈效果是一个比较普遍的事情。

---

① 该文译自：SCHACHTER S. Recidivism and self-cure of smoking and obesity [J]. American Psychologist, 1982, 37 (4)：436-444. 译者为各节标题添加了序号。

二、引言

我们普遍接受的观点是：抽烟和过度饮食非常难以矫正。对于肥胖而言，有研究者认为"大多数肥胖过度的人不会去治疗，大多数参与治疗的人不会减轻体重，大多数减轻体重的人都会反弹"。

这一悲观的总结是基于100名肥胖病人的治疗和体重历史的系统研究（Stunkard & McLaren-Hume，1959），两年之后，只有两个个体保持了体重减轻超过20磅。在这之后的20年里，这个领域仍旧处于低迷的状态，只是偶尔有几项成功的报告。有研究者总结了1966年到1977年发表的关于肥胖治疗的145项研究报告，总结如下："自从1959年的总结（Stunkard & McLaren-Hume，1959）以来，减轻体重的临床治疗效果几乎没有提高"（Wing & Jeffery，1979）。

与此同时，治疗抽烟的相关文献中也弥漫着这种悲观情绪。有研究者曾经总结这一领域的状况如下："许多的人去寻求治疗，又退出治疗；许多的人最终又开始复吸；这一情景强调了我们在解决抽烟问题时所面临任务的范围"（Leventhal & Cleary，1977）。有研究者根据87项研究结果（Hunt, Barnett & Branch，1971）也得出了类似的结论，他们指出抽烟治疗研究和治疗海洛因成瘾、酗酒的研究有着惊人的相似之处（Hunt & Matarazzo，1973）。在这三种研究中，治疗终止后三个月内病人的复发率约为65%，一年内的复发率达到了80%。最近的一项综述发现，在行为治疗之后，"大部分的倒退会在6个月之内发生，这种倒退会以不可阻挡的力量持续12个月，直到完全戒烟者或抽烟减少者降低到治疗之前水平的10%—25%（Leventhal & Cleary，1977）。

鉴于以上的分析，我们有理由持消极的态度。有大量专业性的研究证据都一致表明：吸食成瘾障碍的矫正效果很难持久。可是尽管如此，有些事实可能并不是绝对的。尽管治疗专家发现抽烟成瘾非常难以治愈，有研究的数据却表明，成千上万的美国人戒掉了吸烟的习惯（Horn，1972）。我们用系统的、科学的手段来证明这个观点看似多余，事实上每个人都知道许多人成功地戒了烟，并且其明显效果是持久性的。

对于麻醉剂成瘾，也有证据表明它不是一个难以治愈的病症。有研究者对越南老兵麻醉剂应用的研究表明，即使没有治疗的帮助，海洛因成瘾也会有一个相当高的缓解率（Robin，1974）。

对于麻醉剂和海洛因成瘾来讲，成功的治愈比我们的期望要更为普遍。尽管我们可以有很多奇特的假设，但是专业观点和表面现实之间的不一致现象却是令人尴尬地简单。第一，能治愈自己的人不会去找治疗专家。成瘾状态难以治愈的观点会受到被试类型的影响，来找治疗师治疗的病人都不能或不愿意自助，因此这些病人更容易成为成瘾或复发研究中的有效被试。第二，治疗效应的推理是根据单次尝试治疗成瘾状态得出的。事实上，个体经常会重复多次地戒掉成瘾症状。不管有没有专业帮助，多次尝试的成功概率要比单次高很多。

然而，在肥胖症领域我们没有相关的证据，普遍的感觉表明：存在同样的解释性问题。没有治疗干预，自我治愈的个体没有成为数据的一部分。这样，消极结果可能会因为这个事实而被过分的夸大。

本研究设计用来考察非自我选择性群体中抽烟、肥胖的治疗和恢复情况。

三、方法

本研究共访谈了 161 个被试的抽烟和体重记录。我用的访谈策略与以往的研究类似，我没有尝试访谈一个随机选择的群组，而是访谈了精心选择群组中的每一个被试（Kinsey, Pomeroy & Martin, 1948）。考虑到本研究的逻辑，其中非常重要的一点是要减少被试的自我选择。有这种可能，即尝试过但没有成功地减肥或戒烟的人不愿意谈论他们的经历，或者他们不关心这个访谈。目前来自国家舆论研究中心（National Opinion Research Center，NORC）的最佳估计结果是：预定的访谈对象中有大约 25%—30% 的被试样本不能完成访谈。

访谈的群体如下：

1. 哥伦比亚大学心理学系。这个群体的成员包括 1977 年秋在大学登记目录中心理系的成员和心理系自己登记目录中的所有成员，共有 89 人。访谈是在 1978 年春进行的，因为各种原因终止学业的有 5 人。在剩下的 84 人中，有 83 人同意接受访谈。28 人为教职员工，43 人为研究生，12 人为秘书和技术人员。其中有 46 名男性，37 名女性。年龄在 20 岁到 64 岁之间。

2. 阿默甘西特小镇的企业工作者群体，这个小镇在纽约的东部长岛。和哥伦比亚大学中的群体类似，这个群体我也非常熟悉，因为我每年都来这个小镇避暑，已有 20 年了。这个小镇是一个海滨度假胜地，有常住人口 1 500 人，流动人口估计在 1 500 人到 2 000 人之间。这个访谈群体是从坐落在小镇主路 750 英尺内的所有商铺和公司企业中抽取的样本。镇上有 19 个商铺和各种各样的公司企业，例如五金店、酒店和理发店，等等。因为我们选取的样本大部分是这个区域的终身居民，因此，我们选择的店铺和公司对象需要整年开业，而且至少开业一年。这样就去掉了 4 个公司企业，他们或是主要服务于盛夏避暑者，或是刚来到这个城镇不久。总而言之，在这个小镇的中心区域中 14 个公司的 48 人成为了被访谈对象。其中，47 人同意接受访谈，访谈是在 1980 年晚春进行的。

另外一个群体来自于小镇的郊区，共 9 家公司。在这之中，我访谈了满足开业满 1 整年标准的两个最大商铺的所有工作人员，一个有 26 个员工的超市，一个有 5 个员工的汽车代理处。共 31 人在 1979 和 1980 年的晚春参加了我的访谈。

总体而言，在小镇样本的79人中78人同意接受访谈。其中44名男性，34名女性；年龄在16岁到79岁之间。

这样，本研究包含两个不同的样本——哥伦比亚群体大多数是学术型的，都在城市中生活，有种族差异，主要为犹太人和西班牙裔；而阿默甘西特群体大部分为公司企业型，蓝领，多在小镇出生长大。在本研究中这两个群体的结果如果比较类似，我们可以猜想本研究具有一定的普遍性。

四、访谈

数据搜集的工具是标准的、开放式访谈，搜集被试的抽烟和体重历史性信息。我们先获得被试体重和身高的估计值，然后根据被访对象是否为吸烟者来决定访谈是否继续进行。如果是，访谈继续如下："现在，我们请你尽量地回忆并告诉我们你抽第一支烟到现在的所有抽烟历史。从你第一次正式地抽烟到现在，我想知道你一天抽多少支烟，什么牌子的。如果你在这段时间曾经停止过抽烟或者减少过抽烟数量，也请你如实告诉我们相关的情况。"在被试的叙述中，我们时常会插入一些问题，从而保证在他的整个生活中，我们能够知道他的抽烟习惯，包括任何戒烟过程的细节描述。

抽烟历史访谈完成后，访谈转向体重历史的访谈，开始如下：

1. "当你还是个孩子的时候你怎么描述你的体型？"如果回答是体型比较丰满或者其他与超重有关的词汇，我们会尝试对他们孩童时代各个时期的体重和身高进行一个粗略的估计，然后访谈继续。

2. "在什么年龄，你的身高达到了顶峰？"

3. "在那时你的体重是多少？"

4. "现在，让我们回顾你身高顶峰时一直到现在，告诉我你的体重历史。只要你想减肥或节食，我们会停下来和你讨论这件事情。"和抽烟访谈类似，我们在被试叙述过程中也会提一些探测性的问题，从而保证我们能够确切地知道他在什么时候体重是多少，熟悉减肥的细节情况。

五、结果

（一）抽烟

在这两个群组中有94人有抽烟历史。这些抽烟者的特征见表3-1。在表3-1中，抽烟者被归为两类：1. 重度抽烟者——他们现在或者曾经一天至少抽烟3/4包，抽烟至少为一年；2. 轻度抽烟者——每天抽烟少于3/4包，抽烟时间至少有一年。

重度抽烟者平均每天超过一包半，平均抽烟时间超过17年。即使轻度抽烟者，平均抽烟时间也超过了8年。

表 3-1　抽烟样本的特征

抽烟类型	人数	平均烟龄（年）	烟龄范围（年）	每天抽烟量（支）	每天抽烟量范围（支）
严重	73	17.4	2—50	32.9	17—90
轻微	21	8.2	1.5—32	6.8	1—12

在这些群组中对每个人根据目前和以前的抽烟状态进行了分类，见表3-2。

1. 戒烟成功者：曾经尝试戒烟1次或多次，目前已经不再抽烟。这些人把自己描述为成功的戒烟者，他们中的大多数是彻底的节制者。其中有些人也承认，在聚会等相关场合偶尔也会抽烟。
2. 戒烟失败者：曾经尝试过戒烟1次或多次，但是现在还是抽烟者。
3. 中立者：他们从来没有试着戒烟。他们中的大多数人认为他们享受抽烟的过程，没有戒烟的意图。
4. 转吸雪茄和烟斗者：他们以前吸香烟，现在只吸雪茄或烟斗，或两者都有。
5. 吸雪茄和烟斗者：他们从来没有吸过香烟，只吸雪茄或烟斗。

表 3-2　过去和现在的抽烟者目前的抽烟状态

抽烟者类型	戒烟成功者		戒烟失败者		中立者		转吸雪茄和烟斗者	
	男	女	男	女	男	女	男	女
心理学系[a]								
严重	13	5	6	2	1	3	3	0
轻微	0	7	2	3	3	0	1	0
阿默甘西特[b]								
严重	13	7	7	7	3	6	0	0
轻微	2	2	1	0	1	0	0	0
综合								
严重	26	12	13	9	4	9	4	0
轻微	2	9	3	3	4	0	1	0

[a] 心理学系不抽烟的人数：13男，17女；一直抽雪茄和烟斗的人数：4男。
[b] 阿默甘西特不抽烟的人数：15男，12女；一直抽雪茄和烟斗的人数：1男。

表 3-3 心理学系和阿默甘西特成功戒烟的比率

群组	尝试戒烟的人数	戒烟成功的比率（%）
阿默甘西特	39	61.5
心理学系	38	65.8

表 3-3 总结了两个群组中成功戒烟的人数。两个群组的表现比较类似，共有 63.6% 的被试尝试戒烟并成功了。成功戒烟的人不抽烟的平均时间已达 7.4 年。约 87.8% 的戒烟者不抽烟的时间不少于 1 年，98.0% 的戒烟者不抽烟的时间不少于 3 个月。和治疗样本（治疗后保持戒烟状态的被试约为 10%—25%）相比，本研究的两个样本（一个是市区、学术化群体，另一个是小城镇、公司企业型的工人群体）获得的戒烟成功比率是自选被试样本（这些样本中，被试会尽力寻求专业帮助）的两到三倍。在两个非常不同的样本中发现戒烟成功比率比较类似的结果表明，高成功率不是特定群体的特征。

这些数据是否说明：戒烟并不是我们认为的那么困难。回答是：对于一些人来说是比较容易，对另一些人则比较困难。对"戒烟很难吗?"这个问题和相关探测问题的回答，经过编码来估计戒烟的难度。对于轻度抽烟者而言，不管他们成功还是失败，戒烟过程事实上是比较轻松的。仅仅两个人报告出现了困难，尝试戒烟的轻度抽烟者中有 88.2% 的人认为戒烟没什么——没有脱瘾症状，没有抽烟渴望，没有问题。

重度抽烟者认为戒烟更为困难：45.8% 的重度戒烟者报告了主要的困难，例如明显的应激症状、睡眠困难、抽烟愿望强烈、发烧、出冷汗，等等；25.4% 的人报告了较少的困难；28.8% 的重度戒烟者报告没有问题。尽管存在这些差异，从表 3-2 的结果中我们可以看出，轻度抽烟者并不比重度抽烟者的戒烟过程更成功，64.7% 的轻度吸烟者尝试戒烟并成功，63.3% 的重度戒烟者戒烟成功。

总而言之，这些数据表明，戒烟成功比率比治疗成功比率要高很多。轻度抽烟者戒烟过程相对比较轻松，重度抽烟者戒烟过程相对比较艰难，但是两个群组戒烟成功的比率相当。

（二）肥胖

因为体重数据是以自我报告的形式获得的，因此对于这些报告的正确性需要有一个说明。在访谈过程中，要问到被访者他们早期的体重。在心理学系的样本中，这个群组的 59.5% 在访谈之后称了他们自己的体重。自我报告的结果和实际的结果比较接近，两种方法差异的算术平均值为 3.8 磅，约为实际体重的 2.5%（范围从 0%—8.7%）。这一结果和以往的研究发现比较类似，他们的研究也发现自我报告体重比较准确（Stunkard & Albaum，1981）。对于体重历史的自我报告，没有一个简单的方法检查他们的准确性。我和大约30%的被试认识的时间至少有10年，他们身高、体重（或抽烟行为）的报告与他们的记忆比较一致。

在两个群组共161人中，46人有肥胖历史，其中40人曾经积极地尝试减肥。表3-4是根据访谈中被试体重状态呈现了这40人的分布情况。肥胖的定义为：超过平均体重15%或更多，平均体重的标准是精算学会（1959）发布的。表3-4和表3-5的分类如下：

1. 减肥成功者：在他们的生命历程中，他们曾经过度肥胖，（a）他们目前的体重比减肥之前的体重至少减轻了10%，（b）他们不再是过度肥胖，现在他们超重的比例小于10%。这些人被认为是完全成功的减肥者。他们减掉了自己体重的很大一部分，而且不再超重。

2. 减肥不完全成功者：这些人现在还超重，（a）他们目前的体重比减肥之前的体重至少减轻了10%，但是（b）他们仍然体重超重，即他们目前的体重至少超重15%。这些人被认为是部分减肥成功。尽管他们减掉了很多，但是，用统计学观点（根据访谈者的眼光）看他们还是过胖了。可是，如表3-5所示，如果根据减下来的绝对重量来比较的话，他们甚至比减肥成功者更为成功。

3. 减肥部分失败者：他们以前体重曾经超重，（a）他们目前的体重比减肥之前的体重减轻的比率小于10%，但是（b）他们目前身体不超重，即他们目前体重超重小于15%。这类被试被认为是减肥部分失败者。他们多年来没有减掉多少体重，但是，因为他们的平均体重随着年龄的增长而增长，在年轻时的体重被划分为超重，在晚年则被划分为正常。

4. 减肥失败者：他们曾经体重超重，尽管过去或现在他们努力减肥，但是在访谈期间，他们根据以下标准来看体重超重，（a）他们目前的体重比减肥之前的体重减轻的比率小于10%，（b）他们目前体重超重不少于15%。

5. 中立者：他们体重超重，但是他们保持自己的体重，从来不进行节食或运动减肥。不过，他们承认使用低热量甜品来代替食糖。

6. 正常：他们在成年生活中的超重比率没有大于过15%。在这一类中，有三个人报告，他们少年时期身体超重，但是在青年期回复正常。

表3-4　具有肥胖历史并尝试过减肥的被试当前的体重状态

群组	人数	减肥成功者（%）	减肥部分成功者（%）	减肥部分失败者（%）	减肥失败者（%）
心理学系	28	72.0	0	16.7	11.1
阿默甘西特	22	54.5	18.2	9.1	18.2

下面是在分类过程中处理特定问题的规则：（a）女性怀孕之后的体重没有考虑在我们的数据分析中；（b）在访谈期间，服用过影响体重的药物（例如利尿剂、可的松等）的被试被排除在数据分析之外。有三个这样的被试符合这个标准，两个是减肥成功者，一个是体重正常者，他们在访谈之前，因为服用了可的松身体才变得肥胖；（c）一个被试是运动员，根据我们的常识基础没有采用他的数据。他在大学期间因为参与举重运动而有意识地增肥，毕业之后很快恢复到正常体重。根据我们的标准他应当划分到减肥成功组。

从表3-4中我们可以看出，有超重经历的被访者积极地尝试减肥，有62.5%的人成功了。他们减掉了很多，而且没有反弹。另外的10%，尽管仍然属于超重范畴，但是他们也减掉了很多。心理学系的样本比阿默甘西特的样本更为成功，但是两个样本成功比率比治疗文献中报道的成功率高出很多，因此两个样本之间相对细微的差异似乎不需要我们过多地去考虑。医学文献（Stunkard & McLaren-Hume, 1959）的结果表明，在治疗群体中只有25%的超重被试能够减掉20磅，只有5%的被试能够减掉40磅。

两个样本（心理学系、阿默甘西特）中当前的超重人数和以前的体重记录细节信息见表3-5。很明显，这些人中大多数成功地减掉了体重，而且多年没有反弹。67%的男性被试被归类为成功减肥者，平均13.4年之后，比减肥之前瘦了39.1磅。58%的女性实现成功减肥，平均8.3年后，她们平均瘦了29.0磅。

很明显，这一结果超越了治疗群体的比率。有研究报告：对于减肥而言，最有效的非手术干预是行为矫正疗法。他们总结了10项应用行为疗法的研究证据，1年后的跟踪调查结果表明，平均的减肥量为10.9磅（Stunkard & Penick, 1979）。如此相比，在心理学系和阿默甘西特的样本（表3-5呈现了所有类型的被试，除了6个中立者被试）中，男性在实施减肥程序之后平均9.7年，平均减掉了26.8磅；女性实施减肥程序后平均7.5年，平均减掉了24.8磅。非自我选择性的超重被试比治疗研究中的超重被试减肥效果更好。

因为在治疗研究中的被试比本研究中的被试超重更为严重，这有可能是对本研究减肥效果好的一个合理解释。因此，我们对本研究中超重程度大于30%的被试进行了分析。包括11个被试：6男5女。他们的超重比例区间为32.6%到75.2%。平均超重比率为56.1%。很明显，这是一个严重超重的群体。在这些被试中，63.6%的人被归类为减肥成功者，27.3%的被试被归类为减肥不完全成功者，9.9%的被试被归类为减肥失败者。他们减掉了平均46.7磅的体重，平均8.6年没有反弹。如果有什么区别的话，这些人的减肥比一般肥胖者的减肥更为成功。

表 3-5　心理学系和阿默甘西特两个地区以前和现在肥胖症患者的体重历史

类型	人数	年龄	以前		现在		减肥到现在的年限
			减肥前体重	超重（%）	访谈时体重	超重（%）	
男性							
减肥成功者	14	43.1	214.4	29.4	175.3	1.2	13.4
减肥不完全成功者	0	—	—	—	—	—	—
减肥部分失败者	2	51	179.5	11.9	168.5	4.6	3.6
失败者	5	23.0	190.4	31.8	191.9	30.2	1.6
中性者	6	39.7	—	—	200.7	21.9	—
女性							
减肥成功者	11	34.0	158.5	27.3	129.5	-0.6	8.3
减肥不完全成功者	4	26.8	191.5	57.8	153.3	24.1	2.3
减肥部分失败者	3	27.0	156	16.8	148.3	8.6	5.7
失败者	1	55.0	185	23.3	198	26.9	25.0
中性者	0	—	—	—	—	—	—

六、讨论

在非治疗性的样本群体中，抽烟和减肥自我治愈的成功率比治疗性文献中报告的比率高出许多。这个结论是以来自两个不同群体的100%的样本（一个是市区大学心理系；另一个小镇的公司员工群体）数据为基础的。这两个群体样本中的自我治愈率比较类似，说明这个结果可以推广到单一样本群体之外的群体。显而易见，我们获得的治愈比率充其量是对整个国家趋势的粗略估计，至少对抽烟来说，这个比率可能有点高。在这两个访谈群体中，受过良好教育的被试超过了代表人数的比例，而工人少于代表人数的比例，农民在本研究中一个都没有。众所周知（Hammond & Garfinkel，1971），教育程度越高的人戒烟比率比会更高，似乎63.6%的戒烟比率有点偏高。在一个样本量为12 000人的国家健康服务研究（1979）中也可以发现支持的证据。在这个群组中，54%的人现在和以前是吸烟者。大约74.8%的吸烟者曾经试着戒烟，其中50.4%的人成功了——这个数字比本研究获得的比率低，但是比治疗性文献中报告的比率高出很多。这些戒烟者戒掉的时间平均达到了7年（粗略估计），这个数字和本研究中的7.4年比较接近。

非自选样本群组的治愈比率比治疗群组高的事实在海洛因、麻醉剂成瘾研究中也存在。有研究者从以前使用麻醉剂的越南老兵中随机选取被试，研究他们的使用历史（Robins，1974）。作为一个标准程序，当士兵完成一个任务，被船运回家之前，搜集他们的尿样。如果检测到麻醉剂，会给他们解毒，并送回到美国。从某种程度上来说要感谢这个研究程序，他们随机选择了 495 个药物使用者作为样本。这些士兵回到美国后 8—12 个月，他们的研究小组费了很大的精力，找到了其中 95% 的人，对他们进行了访谈，并从 92% 的人中抽取了尿样。这些样本在没有回美国之前，他们鉴定了该组样本中有 134 个人是严重的药物成瘾者。对于这组人，研究人员的描述为：

> 在他们回到美国之后，这些人中有一半是心理依赖，大部分人在生理上对药物没有依赖，只有 14% 的人又开始依赖药物。而 14% 的复吸比率是越南所有被检测为药物使用者复吸率的两倍。这个比例比医院和诊所中的复吸比率要低很多。不仅这些人中很少有复吸的，而且 72% 的人报告，他们没有出现和药物使用有关的任何问题。（Robins，1974）

这些研究似乎都显示了一个长期的治愈效果，他们在一个追踪研究中发现："在越南药物成瘾的所有士兵中，只有 12% 的人在回国之后 3 年中有复吸的现象"（Robins, Helzer, Hesselbrock & Wish, 1980）。

我们可以从社会心理学背景的角度解释这个超高的治愈率，把它归结为环境的变化，从越南战争的环境转变为压力更小的家庭环境；或者把它归结为采样的差异，即非自我选择的样本导致的结果。不管我们怎样解释，有一点非常清楚，海洛因和鸦片成瘾者中的复吸率比治疗研究中显示的复吸率要低很多。

普遍被接受的专业的公开印象是：尼古丁、海洛因成瘾、肥胖是非常难以矫正的，这个印象竟是错误的。人类能够成功地自我戒除烟瘾、海洛因成瘾，也能成功地减肥，成功者数量众多，成功后持续的时间很长，大多数永远没有复发。

成瘾障碍的这个坏名声，无疑是因为大量的治疗方面的研究没有发现好的疗效。但是如何解释非自我选择样本中治愈率偏高这个事实呢？一个最显而易见的解释是选择被试的方式——只有症状最严重的个体去寻求帮助；能够自我治愈的个体不会去找治疗专家寻求帮助。尽管这是我们最初的假设，我们现在怀疑可能不只这样一个原因导致歪曲的结果。从治疗有效性的相关研究中得出的结论是有失偏颇的。他们正确地描述了单次戒烟或减肥的结果，从这个结果中我们不能推论出被试一生中戒烟或减肥付出的努力和成功的概率。通过数百项研究（单次治愈成瘾障碍）结果和重复报告的成功治疗比率，我们可以得出结论，成瘾行为非常难以矫正，几乎是绝望行为障碍。

得出这个结论和本研究中的结果相悖。本研究中，访谈对象是通过回顾性的自我报告——描述在过去是如何控制抽烟和体重的，在过去可能不止一次地戒烟和减肥。如果我们假设，成功脱瘾者的比例会随着尝试次数的连续增加而累计增加，那么这可能是为什么根据单次治疗的效果概括出来的结论没有依据的原因了。例如，假定一次尝试的成功率为10%——和大多数治疗研究中报告的治愈率接近。进一步地假定，之后所有的失败者又尝试了一次脱瘾。成功的比率为10%，则累积的比率为19%，即19%的被试尝试过两次，并成功脱瘾。第三次尝试脱瘾，成功的比率为10%，则累积概率为27%，以此类推。很明显，根据假定每次脱瘾的成功比率、反复比率、重复尝试的比率，我们可以计算出实际成功脱瘾的比率。可是，这种推理的基本原理中似乎存在这种可能，被访谈的人中有些人会寻求帮助，他们的单次治疗干预研究中的被试成功率更高。在本研究的两个样本群中符合这个条件的人太少了，不能得出比较肯定的结论；但是这些人的数据表明以上的推论是正确的。本研究中共有14个被试曾经寻求过帮助，其中2人寻求戒烟帮助，12人寻求减肥帮助①。他们求助的人包括心理治疗师、内科医生、催眠师，还包括减肥中心的人。在这14人中，42.9%的人被归类为减肥成功者或戒烟成功者——成功比率比治疗文献中报告的数据高。对于我来说，脱瘾这个令人绝望的坏名声似乎都是以往单次尝试研究结果的副产品。

尽管本研究中治愈比率是令人鼓舞的，但是他们比没有寻求帮助意愿的被试成功率更低。在没有寻求帮助的这些人中，69.2%的被试（共26个超重的被试）被归类为成功减肥者，65.3%的被试（共75个抽烟成瘾者）被归类为成功戒烟者。显而易见，因为个案较少，很难进行比较严格的推论；但是，没有寻求帮助的被试脱瘾成功率更高，这说明是否寻求帮助确实影响了实验结果，两个组之间确实存在差异。如果在将来的研究中，这个结果依然存在，或许我们可以这样解释它：一个是从我们一直重复提倡的寻求帮助的被试比较特别这个角度进行解释；另一个是从治疗过程恰当性角度进行解释——一个非常有趣的猜测，如果是正确的，则它会带来一个令人激动的可能性：临床心理学和精神病学即使到现在，和已经被证明的医学界相同，也会无意中恶作剧。可是，我们可能还以心理医源学（一个新的词汇）感到骄傲呢。

第三节 心理健康思想评述

一、思想产生的背景

沙赫特曾经和费斯汀格、拜克一起研究了麻省理工学院中已婚学生的社会影

---

① 两个人因为医疗干预中没有参与数据分析。他们都因为心血管疾病（不是肥胖症）而去看过内科医生，医生建议他们两个，如果觉得还可以，最好去减肥。他们中的一个被归类为减肥成功者，另一个被归类为减肥部分失败者。此结果出自：LEVENTHAL H, CLEARY P D. The smoking problem: a review of the research, theory, and research policies in behavioral risk modification [R]. Madison: University of Wisconsin, Center for Medical Sociology and Health Services Research, 1977.

响,他们发现,人们会以非常不同的角度定义同一个客观场景,这依赖于他们和持哪种观点的人接触。另外,他们还发现,在决定和谁交流时,物理距离和心理距离非常重要。沙赫特的博士论文(《偏离、拒绝和沟通》)在费斯汀格的指导下研究了沟通和社会影响。该论文在1951年发表,曾经是社会影响实验研究中最著名的实验研究范例。

沙赫特博士毕业之后继续从事社会影响的研究,同时,沙赫特还把博士论文中的实验技术借鉴到合群关系研究中。他发现人们有时会追根溯源地寻找在某个情景下他们体验到的是什么情绪。当情景不是特别清楚的时候,而且可能有潜在的危险时,人们似乎能从其他人的情绪状态中获取信息,以帮助他们解码自己的情绪。在合群研究中一个最有趣的结果是,情绪有时是认知构建产生的,而不是直接通过刺激情景诱发产生的。沙赫特最有影响力的工作是他和杰罗姆·辛格(Jerome Singer)、比伯·拉坦纳(Bibb Latané)及莱德·惠勒(Ladd Wheeler)一起完成的,即解释性过程是情绪体验的基础。他们的结果表明,受到未知源的唤起(例如,注射了肾上腺素)的被试会根据他们所在的场景体验到生气、愉快和害怕。沙赫特认为,所有基本情绪的生理基础、非中枢神经系统的活动模式可能是相同的。它是一个情景解释过程,从其他人那里获得线索经常会对情景的解释有所帮助,这个过程决定了我们会体验到什么情绪。

沙赫特在情绪研究中一个更为重要的发现是关于归因的概括化过程。对于某人的情绪和行为的归因并不像我们以往所认为的是一个客观的事情,而是一个非常主观的过程。我们可以通过纯生理方法唤起个体,让他们把唤起归因为一些外部根源,例如一些恐惧的社会情景。相反,我们也可以抑制个体把他们对一个唤起情景正常的情绪反应错误地归因为所服用药物(事实上是安慰剂)的作用。情绪归因的研究工作是归因研究的核心,在20世纪70年代几乎垄断了社会心理学领域。这项工作还具有非常大的现实意义,特别是安慰剂效应在医学中的应用。

情绪状态的研究工作引发了两个方面的研究进展。首先,沙赫特等人(1964)研究了反社会个体(这些个体情感淡漠,经常因为做了一些常人不敢做的事情而导致犯罪)。有研究者发现反社会个体在学习以焦虑为中介的回避行为时比正常人要慢(David Lykken,1957)。在他们的研究基础上,沙赫特和拉坦纳等人(1964)对该问题进行了深入研究,发现反社会个体比正常个体有更高的持续唤起水平;他们还发现,不管是注射盐溶液还是肾上腺素溶液,正常个体比反社会个体在学习如何避免惊吓时更容易。其次,沙赫特等人(1968)还开展了另一项创造性的工作,他们认为,生理唤起的症状可以和许多情绪状态联系起来,甚至可以解释为有机体状态(这个状态可能不是情绪),例如饥饿信号。如果一个个体经常把唤起解释为饥饿信号,则即使他们在一般的压力生活中,也可能会成为过度肥胖的人。沙赫特虽然没有发现支持此理论的证据，但是，他发现肥胖不是因为食物剥夺引起的饮食行为造成的，而是因为外部线索，例如食物的味道和易得性会诱发饮食行为。沙赫特认为，他们对外部线索的过度反应会让个体搜寻过度饮食的诱惑物，而且这种外部线索随处可见。

沙赫特和他的学生（1978）研究了尼古丁成瘾的一些特征。这个事情应该追溯到20世纪70年代，在当时尼古丁是否会成瘾还有争议。在一个双盲实验中，沙赫特让被试轮流抽高、低尼古丁含量的香烟，被试报告在低尼古丁周中抽烟数量更多，这一结果表明尼古丁的摄入量是恒定的。更为重要的是，因为尼古丁是一种生物碱，其排泄比例可以通过尿样的 pH 值或酸性程度来确定，通过苏打水或水果汁非常容易控制尿样的 pH 值。沙赫特发现，压力会增加尿样的酸性。当沙赫特减少抽烟者尿样的酸性时，他发现也会减少压力条件下的抽烟行为。

除了以上提到了沙赫特职业贡献的重要性，我们也可以根据他在情绪归因工作、社会病态、肥胖和抽烟等方面的工作，把他称为现代健康心理学的奠基者。这个领域把社会心理学、人格心理学、认知心理学的发现应用到生理和心理健康问题上。这个领域许多早期的工作是以沙赫特的研究为参考的。

在沙赫特的晚期工作中，或许是因为人类被试研究伦理委员会对心理学研究者的要求越来越多，开展欺骗方面的研究越来越难，也不能把被试放到一个不舒服的情景中，沙赫特开始对群体水平的现象感兴趣。例如，犯罪活动的宣传对百货大楼销量的影响，报纸暴力事件的数量和飞机灾难对股票的影响，等等。另外，沙赫特在研究社会心理学、人格心理学和临床心理学的问题时，设计实验包含控制条件，控制条件和实验条件在所有方面都比较类似，在支持一个理论假设时一定会反驳另外一个假设。他把精巧的实验和理论、现实结合起来，从而让他的研究独特而且令人信服。

二、心理健康思想的主要领域

沙赫特对心理健康方面的研究是在一系列情绪研究之后开始的，也是情绪研究的扩展。在这个领域他最关注的研究主题包括三个方面：犯罪、肥胖、尼古丁成瘾。

（一）犯罪

反社会个体一般情感冷漠，经常做一些常人不敢想也不敢做的事情。一些研究发现：反社会个体在学习以焦虑为中介的回避行为时比正常人要慢，他们认为反社会个体不会产生焦虑，从而无法对焦虑刺激的相关预警信号作出正常的情绪反应（David Lykken，1957）。之后，沙赫特和拉坦纳等人（1964）进行了进一步的研究，发现反社会个体持续唤起水平比正常人更高；不管是注射盐溶液还是肾上腺素溶液，正常个体在学习如何避免惊吓时比反社会个体更容易。

沙赫特根据自己的情绪理论（情绪是生理唤起和认知因素相互作用的结果）对这一结果进行了解释，他们认为，反社会个体在成长过程中没有学会对自己的唤起进行合理的解释。反社会个体和正常个体对肾上腺素的反应程度可能没有差异，但是反社会个体的行为反应完全由肾上腺素引发，他们对唤起没有一个认知上的合理解释；而正常个体的行为则是由个体自己的认知解释决定的，肾上腺素的唤起反应对正常个体的影响不大。反社会个体在自己的成长过程中没有学会如何解释自己的唤起状态，因此他们的情绪没有起伏。也就是说，他们没有犯罪的情绪动机，如仇恨、愤怒和嫉妒等，也不会产生犯罪之后的情绪体验，例如后悔、害怕、焦虑和恐惧等。因此他们的犯罪大多不是冲动性犯罪行为，例如杀人、抢劫等，而是偷盗、诈骗等。

（二）肥胖

沙赫特等人在1968年开展了一系列非常有创造性的工作。他们认为，生理唤起的症状可以和许多情绪状态联系起来，甚至可以解释为有机体生理状态，例如饥饿状态。如果一个个体经常把唤起解释为饥饿信号，即使他们在现实生活中压力不大，也可能会出现过度肥胖。沙赫特研究发现，给肥胖的人（或者老鼠）提供的食物味道越好，被试会增加他们的饮食量；但是，在他们正餐之前，即使摄入了额外的食物也不能减少他们在正餐中的饮食量。这项研究发现表明，肥胖的原因可能是因为他们对"外部"食物线索反应更强，对"内部"饥饱线索反应更弱，这项研究报告发表在1968年的《科学》杂志上。

同年，沙赫特等人在同一期《人格与社会心理学杂志》连续发表了3篇对肥胖研究的成果。首先，他们考察了恐惧和食物剥夺（内部线索）是否会影响饮食量，发现正常个体在平静状态下比恐惧状态下吃得更多，在食物剥夺状态下比在吃饱状态下吃得更多。可是肥胖者在所有状态下的饮食量基本相同，即恐惧和食物剥夺对肥胖者的饮食量没有影响。沙赫特根据自己的情绪理论解释这一结果，他们认为，肥胖者不能把身体的生理症状标定为饥饿信号，他们饮食的动机不是自己的内部状态，而是食物线索。

其次，他们通过使用医用的钟表（外部线索："晚餐时间"）来操纵一部分被试进入一个就餐情景中，让他们相信已经过了常规的就餐时间；让另一部分被试认为还没有到常规就餐时间。结果发现，当肥胖者知道他们吃饭的时间比常规时间晚时（比他们知道吃饭时间比常规时间早）吃得更多。但是对于正常被试则没有这种效应。

最后，他们考察并证实了前两项研究成果可以使用到非实验情景下，他们选择了三个情景：宗教禁食、制度性食物的容忍度、时区变化对饮食行为的影响。结果发现，过度肥胖的犹太人更有可能在犹太人赎罪日禁食，过度肥胖的学生更不能容忍宿舍的食物，肥胖的飞行员更容易调整以适应时区变化。

1971年沙赫特在《美国心理学家》杂志提炼了关于肥胖方面的研究成果。他们通过比较来自肥胖人群和肥胖老鼠的结果，发现：1. 肥胖个体会吃更多味道比较好的食物、更少味道比较差的食物；2. 肥胖个体每天吃的餐数更少，每餐吃得更多，吃得更快；3. 肥胖个体的反应带有更多的情绪性，当食物比较容易获得时吃得更多，食物难以获得时吃得更少；4. 肥胖者如果预先吃了固体食物之后不会调节他们的食物摄入量，不过如果吃的是流体食物则会调节食物摄入量；5. 肥胖个体不够积极和活跃。他们通过实验研究还发现肥胖个体：1. 回忆测验的成绩会更好；2. 在复杂的反应时任务中反应更快，错误率更低；3. 更容易分心；4. 当食物线索比较明显时，他们为了获取食物会加倍努力。

总体来看，肥胖个体的饮食行为是外部线索控制的，是刺激驱动的。沙赫特认为刺激的凸显性和被试对刺激的反应性是理解饮食行为的关键变量，他们进一步猜测刺激凸显性对肥胖个体的反应性影响更大。另外，沙赫特对肥胖个体肥胖原因的脑生理机制比较感兴趣，由于当时条件的限制，没有特别有效的脑成像研究工具，没有进行相关的实验，但他们还是对肥胖的脑机制进行了推测。

（三）尼古丁成瘾

沙赫特等研究者在1977年，以一种超乎寻常的速度和效率一连在《实验心理学杂志》发表了5篇文章。这些研究主要考察了药理学和心理学因素在抽烟中的作用。

第一项研究考察了重度和轻度抽烟者的尼古丁调节，他们通过让被试抽尼古丁含量高低不同的香烟来考察抽烟者对尼古丁摄入的调节功能。结果发现，长期的重度抽烟者在抽低尼古丁含量的烟时抽的量更多。这一结果说明，重度抽烟者会调节他们的抽烟频率来保持尼古丁的摄入量。之后他们提出了抽烟频率依赖于新陈代谢和尼古丁的排泄率的假设。药理学的证据表明，尽管尼古丁新陈代谢的速度很快，但还是会有一小部分尼古丁逃脱了分解而通过尿液排出体外。尼古丁逃离新陈代谢的比例依赖于尿液的酸性。尿液的酸性越强，没有被代谢掉的尼古丁量越大。

为了考证抽烟频率和尿液酸性之间相关的假设，沙赫特等研究者在第二项研究中开展了两项实验。结果发现，当抽烟者的尿液呈酸性化时（比碱性化时）抽烟量更大。在接下来的研究中沙赫特想探查是否存在这种可能：尿液pH值可能是决定抽烟频率心理因素的生化调节器。为了确定这个推理的内在基础，他们考察了重度抽烟者中尿液pH值的影响因素。

因为在聚会或压力状态下抽烟量会增加，因此，他们在第三项和第四项研究中考察了这些事件对抽烟和尿样pH值的影响。第三项研究结果发现，聚会确实会增加抽烟量，也会导致尿样中的酸性增加；第四项研究结果发现，压力或应激会伴随抽烟量的增加，尿液酸性增加。考虑到这些鼓舞人心的一系列相关结果，沙赫特等研究者又开展了第五项研究，设计了一个实验，考察 pH 值变化是否为压力—抽烟关系中的有效中介器。他们对压力和尿样的 pH 值进行独立操纵，如果 pH 值变化是压力—抽烟关系中必须的中介器，在 pH 值没有得到控制的高压力条件下比低压力条件下抽烟量更大，在 pH 值控制在稳定水平时两种条件应该没有差别。另外，如果 pH 值变化不是压力—抽烟关系中必须的中介器，则不管尿液中 pH 值的状态如何，高压力条件下比低压力条件下抽样量都要大。结果他们发现，压力对抽烟的影响只有当尿样中的 pH 值没有有效控制时才会起作用，我们依此似乎可以得出结论，压力—抽烟关系是以 pH 值变化为中介的。

沙赫特除了对肥胖的原因进行了系列研究之外，还对烟瘾的治疗有过自己独特的见解。他在 1982 年《美国心理学家》杂志发表了关于烟瘾的复发和自我治愈的研究报告（详见前面的"经典名篇选译"部分），以往对烟瘾的治疗研究都一致发现烟瘾很难完全戒掉，沙赫特的研究成果却发现烟瘾的自我治愈是一个比较普遍的现象，出现这种不一致的结果可能是由于被试的自我选择和戒烟尝试次数不同造成的。

三、其他研究领域的成就

沙赫特的总体研究思想虽然跨越了多个研究领域，但是主要的研究成果基本上可以划分为三个部分：沟通、社会影响、合群动机的研究；情绪本质的基础研究；归因、肥胖、成瘾等应用方面的研究。

（一）合群动机的研究

沙赫特的早期研究主要是他 1951 年博士论文的研究成果以及之后的合群动机的研究。他的博士论文主要的关注对象为社会影响。他的主要发现是来自群体的压力会把偏离者排斥在群体之外，排斥的程度依赖于群体的凝聚力和问题的相关性。同时，如果偏离者回到群体，则先前的错误会得到完全的宽恕。沙赫特的这项工作之后成为了经典，主要是因为他把数学方法应用到了群体交流和拒绝过程研究中。他的工作为此研究领域的快速发展建立了理论基础。在获得博士学位之后，沙赫特将博士论文中使用的实验技术用于研究合群动机，并在 1959 年出版了他的专著《合群心理学》(*The Psychology of Affiliation*)。

（二）情绪的研究

沙赫特发现人们有时会追根溯源地寻找在某个情景下他们体验到的是什么情绪。当情景比较模糊，而且可能存在潜在危险时，人们似乎能从其他人的情绪状态中获取信息，以帮助他们理解自己的情绪。在合群研究中一个最有趣的结果是：情绪有时不是通过情景刺激直接产生，而是通过认知建构产生。

1. 沙赫特的情绪实验

沙赫特最有影响力的工作是他和自己的几个学生一起完成的，即解释性过程是情绪体验的基础（1962）。这一重要的研究成果刊登在当年的《心理学评论》（*Psychological Review*）杂志上。这项研究考察了决定情绪的三个因素：认知的、社会的和生理的。詹姆斯（William James）和兰格（Carl Lange）在1884年和1885年分别提出了内容类似的情绪理论，之后他们的理论被称为詹姆斯—兰格情绪理论，他们认为情绪的产生是植物性神经系统的作用，即情绪是一种身体状态的感觉，先有有机体的生理变化，之后才有情绪产生。坎农（Cannon）曾对詹姆斯—兰格的理论提出过质疑，首先，有机体的生理反应在不同情绪状态下是非常类似的，很难把情绪与生理反应一一进行对应；其次，有机体的生理变化（尤其是植物性神经系统支配的生理变化）反应缓慢，而有些情绪变化速度很快；再次，有机体的生理变化可以通过药物来诱发，但不能产生情绪。坎农认为情绪的中心不在外周神经系统，而在中枢神经系统——丘脑，遇到情绪的诱发情景时，情绪体验和生理变化同时发生，他们都受到丘脑的控制。

根据坎农的质疑，沙赫特结合自己的研究提出了双因素情绪理论，一个因素是个体体验到的生理唤醒，如心律和呼吸等；而另一个因素是个体对生理状态的认知性解释。情绪的产生需要两个因素的共同作用，两者缺一不可。

他们设计了实验来验证双因素理论。被试选取的是明尼苏达大学的男性大学生，实验共分为以下几个步骤：（1）把被试随机分为四组，给三组被试注射肾上腺素，但告诉被试注射的是一种维生素，另一组被试注射安慰剂（生理盐水，不会告诉被试产生的症状），三组注射肾上腺素的被试分别为知情组（被告知会产生症状，例如心悸、手颤抖、脸发烧等）、不知情组（不被告知产生的症状）和假知情组（被告知会产生症状，但为假症状，例如腿发麻、身体部分发痒、轻微头痛等）；（2）把三组注射肾上腺素的被试分成两部分，分别进入两种实验情景，一种是诱发愉快的情景（被试和实验助手做游戏和滑稽表演），一种是诱发愤怒的情景（让被试回答带有侮辱性的问题）；（3）主试观察被试的行为表现，记录被试的自我报告结果，发现不知情组和假知情组在愉快情景下表现出愉快的情绪，在愤怒的情景下表现出愤怒的情绪，知情组既没有愉快的情绪体验也没有愤怒的情绪体验；（4）最后解释实验中的欺骗行为，及其欺骗的原因，让被试发誓保守秘密，如果被试怀疑实验中的一些关键特征，则要删除该被试。

总体来看，如果情绪体验是由生理唤起决定的，则前三组被试注射的都是肾上腺激素，他们的生理反应应该是比较类似的，也应该有类似的情绪体验；如果情绪体验是由环境因素决定，则愉快情景下的被试都应该感受到愉快，愤怒情景下的被试都应该感受到愤怒。此实验结果表明，受到未知源的唤起（例如，注射了肾上腺素）的被试会根据他们所在的场景体验到生气、愉快和害怕。沙赫特认为，所有基本情绪的生理基础、非中枢神经系统的活动模式可能是相同的。情绪是一个情景解释过程，从其他人那里获得线索经常会对情景的解释有所帮助，这个过程决定了我们会体验什么情绪。情绪产生过程是生理唤起、环境因素和认知解释整合的结果,其中认知因素决定了最终的情绪体验。

2. 情绪理论的新发展

在沙赫特和辛格提出自己的情绪双因素理论模型之后,有研究者曾经对该理论提出过质疑,他们研究发现,肾上腺素的生理唤起缺乏"可塑性",更倾向于引起消极情绪(Marshall & Zimbardo, 1979)。沙赫特和辛格设计了实验考察这一问题,发现出现不一致的结果可能是两个实验中肾上腺素注射剂量不同造成的。如果他们把肾上腺素的注射剂量加大到马歇尔和津巴多实验中使用的剂量时,被试的反应和小剂量注射时差别较大,即肾上腺素和情绪诱发强度之间的关系可能不是简单的线性关系。同时,沙赫特和辛格以及其他研究者在后续的研究中也没有发现单纯的肾上腺素会引发消极情绪,除非他们是在一种消极的情景中。由此来看,马歇尔和津巴多的质疑对沙赫特和辛格的情绪理论冲击并不多。

不过,罗伯特·扎荣茨(Robert Zajonc, 1980, 1984)提出的"情感优先假设"(the affective primacy hypothesis)认为认知因素在情绪产生过程中并不是必不可少的,积极和消极情绪反应可以通过很少的刺激输入来诱发,甚至不经过认知加工。他们考察了短时(阈下)和长时(阈上)的情绪性、认知性启动效应。结果发现,阈下呈现的情绪性启动能够改变被试对新颖靶刺激的判断,这一结果表明当情绪诱发是在意识之外(无意识)时,这种情绪是弥散的、非特异性的,很难通达情绪产生的根源,认知参与的成分很少。而在阈上条件下,结果的模式是相反的,只有认知性启动影响了被试的判断。

随着电生理技术和脑成像技术在情绪研究领域的应用,研究者发现了情绪产生的关键脑区和生理机制。不管在动物身上还是在人身上,研究者(LeDoux et al, 2000, 2007)都发现杏仁核是情绪产生的关键脑区,最重要的是他们发现情绪产生可能不止一条神经通路。一条称为快速通路,是外部刺激信息直接通过初级视觉皮层经丘脑直接到达杏仁核的快速神经通路,这条通路不经过大脑皮层的详细加工,通常不会通达意识,即被试不会有意识的去进行认知评价等过程;另一条是慢速通路,即通过初级视觉皮层经丘脑到达大脑皮层,最后通达杏仁核,这条通路可以理解为常规通路,一般都会通达到意识水平,被试对这条通路的认知加工和评价更为细致。

扎荣茨的"情感优先假设"似乎是对沙赫特情绪理论的挑战,不过如果仔细分析不难发现,情感优先假设和双因素情绪理论似乎不存在根本的冲突。"情感优先假设"和双因素情绪理论的构建是在不同的实验范式下进行的,"情感优先假设"更强调情绪的自动化加工,无意识加工,倾向于把意识或认知排除在情绪产生之外;而双因素情绪理论更强调认知评价、认知解释等高水平的认知过程。即双因素情绪理论和"情感优先假设"在表面上看似乎相互矛盾,实际上两个理论可能解释了情绪的不同方面，是相互补充的关系。

(三) 肥胖和成瘾的研究

沙赫特对肥胖和成瘾方面的研究可以概括为两个方面，一个是他对成瘾原因的探索，另一个是他对治疗的观点（关于沙赫特在这两个方面的研究详见第二部分）。对肥胖和成瘾的原因他基本上从两个方面进行了分析：一个是内部的生理和心理原因，另一个是外部的环境、线索。他发现正常个体的进食量和自己的生理需求等内部原因有关，而肥胖个体的饮食量和食物的美味程度、易得程度、供给时间等外部线索有关。对于抽烟成瘾者而言，抽烟量会受到外部压力的影响，同时他还发现这种外部压力是通过调节尿样 pH 值的变化来影响抽烟量的，即 pH 值的变化是压力—抽烟关系的中介器。除此之外，他还发现肥胖者和抽烟成瘾者的自我治愈率比常识要高。

四、结语

沙赫特在情绪研究领域中提出了自己的双因素理论，之后把这一理论应用到了心理健康领域（例如社会病态、犯罪、肥胖和抽烟），这同时使他成了现代健康心理学的奠基人之一，在这一领域中很多早期的研究都和沙赫特的工作分不开。

目前心理健康的研究领域已经有了很多新的特征，但是，沙赫特所倡导的很多研究思路依然是这一领域的主流，尤其是他提倡的严格设计"控制条件"的思想，这一思想让我们可以非常细致地考证理论假设，对理论的发展大有裨益。随着心理健康领域的发展，这一思想还会得到长期的应用。沙赫特这种把巧妙研究设计与理论、现实问题（如心理健康问题）结合起来的研究非常值得我们深思和借鉴。

其次，沙赫特在心理健康理论方面的贡献也是非常突出的，他的理论不求大，不求能涵盖许多心理现象，只求在某一个范围内具备较强的解释力和预测力，比较容易修订和发展。社会学家罗伯特·莫顿（Robert Merton）把他的这种理论称之为"中观理论"（theories of the middle range）。这种构建理论的风格在目前心理学领域还是比较盛行，虽然我们不能武断地说这种构建理论的方式是最优的，但是我们不能否认它是一种比较重要和有效的理论构建方式。

最后，沙赫特还培养了超过 40 名的博士生，这些学生很多都成为了社会心理学领域、情绪和心理健康领域的中坚力量，其中有理查德·尼斯贝特（Richard Nisbett）、辛格、惠勒、拉坦纳、李·罗丝（Lee Ross），等等。

【建议参考资料】

1. 孟昭兰. 情绪心理学 [M]. 北京：北京大学出版社，2005.

2. 彭聃龄. 普通心理学［M］. 北京：北京师范大学出版社，2004.

3. 熊哲宏. 你不知晓的 20 世纪最杰出心理学家［M］. 北京：中国社会科学出版社，2008.

4. 俞国良. 社会心理学经典导读［M］. 北京：北京师范大学出版社，2008.

5. 张述祖，沈德立. 基础心理学［M］. 天津：天津教育出版社，2008.

6. GRUNBERG N E, NISBETT R E, RODIN J, et al. A distinctive approach to psychological research: the influence of stanley schachter［J］. Hillsdale NJ: Lawrence Erlbaum Associates, 1987.

7. LINDZEY G. A history of psychology in autobiography. Vol. VIII［M］. Stanford: Stanford University Press, 1989.

8. SCHACHTER S. Obesity and eating［J］. Science, 1968, 161: 751-756.

9. SCHACHTER S, LATANE B. Crime, cognition and the autonomic nervous system［C］// LEVINE D. Nebraska Symposium on Motivation. Lincoln: University of Nebraska Press, 1964: 221-273.

10. SCHACHTER S, SILVERSTEIN B, KOZLOWSKI L T, et al. Studies of the interaction of psychological and pharmacological determinants of smoking［J］. Journal of Experimental Psychology: General, 1977, 106（1）: 3-4.

【问题与思考】

1. 沙赫特的情绪双因素理论的核心内容是什么？
2. 请用沙赫特的情绪理论解释尼古丁成瘾的原因。
3. 请用沙赫特的情绪理论解释肥胖的成因。
4. 请归纳沙赫特的研究特点和研究思路。

第四章　亚伯拉罕·马斯洛①

【本章提要】

亚伯拉罕·马斯洛是一位具有广泛影响的美国心理学家，是人本主义心理学的主要创始人和代表人之一，他被认为是20世纪最著名的心理学家之一，排名第10。本章选译了马斯洛的《自我实现及其超越》一文，在该文中马斯洛提出了自我实现的八条途径并对治疗师在心理治疗过程中如何帮助来访者进行了探讨。本章最后对马斯洛的心理健康思想进行了介绍，包括需要层次理论、自我实现理论和高峰体验理论三个方面。马斯洛认为人类的需要按照优势出现的先后或力量强弱可以排列成为一个等级系统，依次分别为生理需要、安全需要、爱与归属的需要、尊重的需要和自我实现的需要；在此基础之上马斯洛将心理健康的人定义为自我实现的人，对自我实现的内涵、类型、自我实现者的特征以及达到自我实现的途径进行了详细的阐述；高峰体验不仅是自我实现的重要途径，也是自我实现者的重要特征。在马斯洛看来，心理健康就是人性的丰富实现即自我实现，心理疾病则是人的基本需要或自我实现的受挫与失败。本章最后对其理论作了简单的评价。

【学习重点】

1. 了解马斯洛创立人本主义心理健康理论的心路历程。
2. 掌握需要层次理论。
3. 掌握自我实现的概念。
4. 了解自我实现者的人格特征。
5. 了解自我实现的途径。
6. 掌握高峰体验的概念及特点。
7. 了解高峰体验的价值。
8. 掌握马斯洛的主要贡献。

【重要术语】

需要　基本需要　心理需要　自我实现　高峰体验

第一节　心理学家生平

亚伯拉罕·马斯洛（Abraham Maslow，1908—1970）是一位具有广泛影响的

---

① 本章作者为张登浩。

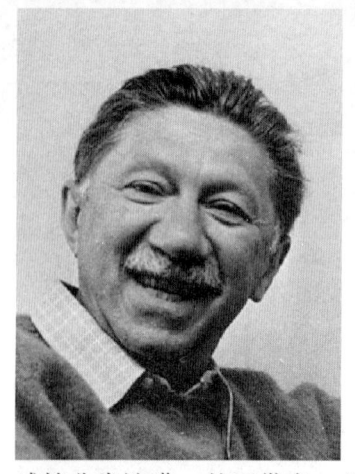

美国心理学家。他创立的人本主义心理学被称做是心理学中的"第三势力",与精神分析学派(第一势力)和行为主义(第二势力)并驾齐驱,成为心理学中非常重要的理论流派。

  马斯洛于1908年4月1日出生在美国纽约市布鲁克林的贫民区。马斯洛的父亲是一位俄罗斯的犹太人,很小的时候就从俄罗斯的基辅来到了美国,在经过多年打拼之后,逐渐在纽约站稳了脚跟,随后与自己远在基辅的表妹结婚并在纽约定居了下来。他们一共生育了七个孩子,马斯洛是他们的长子。虽然接连生育了七个子女,但马斯洛的母亲对孩子的兴趣并不是很高,马斯洛与母亲之间的感情非常淡漠,甚至带有一些憎恨的意味,以至于母亲去世的时候马斯洛都拒绝出席葬礼。马斯洛的父亲经常酗酒,脾气暴躁,可以说马斯洛没有得到多少来自父母的疼爱。在马斯洛9岁的时候,他们家搬离了原来所居住的贫民区,搬进了一所不是很好的中产阶级公寓。这次搬家带给马斯洛的并非愉快的经历,因为这个新的居住区并非犹太街区,因此,马斯洛经常遭受成群结伙的爱尔兰和意大利小孩的追打。马斯洛从小身体瘦弱,而且相貌平平,特别是那个很大的鼻子更使他不被老师和同学喜欢,在反犹太主义情绪日益浓厚的氛围中,马斯洛变得越来越害羞和沉默。

  马斯洛18岁的时候听从父亲的建议进入纽约市立大学学习法律,法律在当时是一个很不错的热门专业,但马斯洛对此却毫无兴趣,但他不敢反对父亲的意见,只好硬着头皮去学习,终于有一天实在无法忍受乏味枯燥的法律课程,向父亲坦白了他内心的真实想法。幸运的是,父亲虽然很无奈,但却依然支持他去学习自己喜欢的东西。他转学去了康乃尔大学,但他发现自己仍然要为一些不喜欢的必修课所累,再加上此时此刻他与自己的表妹贝莎(Bertha Goodman)陷入了热恋之中,因此在康乃尔仅仅待了一个学期之后马斯洛就匆匆返回了纽约市,回到了恋人的身边。但很快脆弱的自尊心使得马斯洛对自己与表妹之间的情感未来缺乏信心,他作出了一个特别的决定,离开表妹,离开纽约,想冷却一下他们之间的感情,这一次他选择了威斯康星州立大学。但事实上,马斯洛后来说"我一刻不停地想念着她,几个月后我给她发了一封电报,说明我们就要结婚。我并没有请求她嫁给我,而是宣布我们要结婚了"(杜新宇,2001)。1928年圣诞夜马斯洛和他心爱的表妹结婚了,婚后他们一起进入威斯康星州立大学读书。

  在威斯康星州立大学,马斯洛主修心理学并辅修生物学和哲学。威斯康星州立大学自由气氛非常浓厚,再加上心理学系规模很小,学生人数很少,这里的气氛让马斯洛感觉非常愉悦，他在这里很快成长为了一名非常优秀的学生，加上生性腼腆，马斯洛赢得了很多老师的喜爱。他们邀请他去家里共进晚餐，甚至亲自开车送他去参加学术会议，并非常正式地把他介绍给心理学界的一些著名人物。而这些大人物是年轻的马斯洛原来只在课本中看到过的，这些经历使得马斯洛从小以来的自卑感大大降低，获得了强烈的归属感。

马斯洛在威斯康星州立大学心理学系受到了严格的行为主义教育，他在本科期间一共发表了6篇论文，主要研究猴子的学习过程和狗的厌恶情绪。1934年马斯洛从威斯康星州立大学博士毕业，他的博士导师是著名的行为主义心理学家哈洛（Harry F. Harlow）。尽管马斯洛在学生期间表现非常优秀，但是毕业之后却很难找到工作。幸运的是，在哥伦比亚大学工作的桑代克（Edward Lee Thorndike）非常欣赏马斯洛，给了他第一份工作，让他做自己的研究助理。但不幸的是，马斯洛对于桑代克的研究主题并不感兴趣，他甚至认为桑代克布置给自己的任务"相当愚蠢"，当他把自己的真实想法告诉桑代克之后，桑代克并没有因此而责怪他，而且告诉他，他可以去做自己喜欢的研究，只要每个月过来领薪水就可以了。桑代克真的可以说是一位伟大的学者，具有博大的胸襟，虽然自己对于马斯洛的研究也不是很感兴趣，但他还是无私地帮助了他。马斯洛在与桑代克共事18个月之后，在布鲁克林学院（Brooklyn College）谋到了一个教职，随即离开了哥伦比亚大学。在布鲁克林学院的14年对于马斯洛来说非常重要，他在这一段时间内初步形成了自己的人本主义理论，在心理学领域之中已经占据了一席之地，其最重要的成果就是他在1943年发表的《人类动机论》，提出了"需要层次论"。这篇文章后来被多次转载，成为马斯洛人本主义理论中非常重要的一个部分。

1951年马斯洛被聘为布兰代斯大学（Brandeis University）心理学系的第一任系主任，布兰代斯大学是一所由犹太人创办的大学，马斯洛一直在此工作到1969年。马斯洛和萨迪奇（Sutich）1958年创办了《人本主义心理学杂志》，并于1961年正式公开发行，成为宣传人本主义心理学的一个重要阵地，1962年美国人本主义心理学会（American Association of Humanistic Psychology，简称AAHP）的建立标志着人本主义心理学正式诞生，而这一学会正是在马斯洛的一手操持下创建起来的。1969年他接受加利福尼亚罗帕克德劳林基金会（the Laughlin Institute in California）的邀请，担任常驻评议员。但不幸的是第二年，也就是1970年马斯洛因心脏病突发而去世，享年62岁。马斯洛曾经担任美国人格与社会心理学会主席，并于1967年当选为美国心理学会（American Psychological Association）主席。马斯洛被认为是20世纪最著名的心理学家之一，排名第10[①]。

[①] HAGGBLOOM S J, et al. The 100 Most eminent psychologists of the 20th century [J]. Review of General Psychology, 2002, 6 (2): 139-152.

马斯洛的童年可以说是不幸的，但成年以后的马斯洛似乎是很幸运的，他赢得了心上人的芳心并终结连理，事业上更是幸运非常，他得到了很多心理学大家的欣赏和帮助，这包括他的博士导师哈洛、桑代克等。在马斯洛进入布鲁克林学院之后，由于战争的原因很多欧洲的心理学家来到纽约，马斯洛因此又结识了众多著名人物，其中对其思想影响比较大的包括心理学家韦特海默（Max Wertheimer）、弗洛姆（Erick Fromm）、霍妮（Karen Horney）、阿德勒（Alfred Adler）、戈尔茨坦（Kurt Goldstein）以及人类学家本尼迪克特（Ruth Benedict）。他们无私的帮助和培养成就了心理学史和人类思想史上的一位伟大的人物。

第二节 经典名篇选译

自我实现及其超越[①]

在这一章，我计划讨论的思想还处于雏形之中，还不能作为一种定论。我发现，对于我的学生，对于其他和我持同样看法的人，自我实现的观念几乎已经变成类似罗夏墨迹那样的东西。它常常能使我对于利用它的人比对现实有更多的了解。现在我想做的是探索自我实现的某些性质，不作为一种广泛的抽象概念，而是就自我实现过程的操作意义来看。自我实现就某时某刻的情况意味着什么。例如，它在星期二下午四时意味着什么？

一、自我实现研究的发端

我对自我实现的调查不是作为研究工作设计的，也不是作为研究工作开始的。这些调查起初只是一个青年知识分子的努力，他试图理解他所敬爱和崇拜的两位老师，他认为他们是非常优秀的人物。这是一种高智商的活动。我不能满足于简单的崇拜，而是力求理解这两个人物为什么如此与众不同。他们是本尼迪克特和韦特海默。在我取得哲学博士学位从西方来到纽约市以后，他们是我的老师，是最卓越的人。我的心理学训练完全不足以理解他们。似乎他们不仅仅是人而且是某种超越人的存在。我自己的调查研究是作为一种前科学或非科学的活动开始的。我做了有关韦特海默的描述和杂记，也做了有关本尼迪克特的杂记。当我试着理解他们，思考有关他们的事，并在我的日记和记事中写下我的看法时，我忽然在一个奇妙的时刻认识到，从他们这两个范型能够归纳出某些共同的特

[①] 该文选自：Maslow A H. The farther reaches of human nature [M]. New York: Viking Press, 1972: 41-53. 见：林方. 人的潜能与价值 [M]. 北京: 华夏出版社, 1987: 255-267. 本文作者为各节标题添加了序号。

征。我是在谈论一种类型的人，而不是两个不可比较的个体。这件事使我极为兴奋。我试着观察这一范型能否在他处发现，后来我确实又在他处，在他人身上一一发现。

就实验室研究——严格的、有控制研究的常规标准来看，这简直不能算是什么研究。我的归纳是从我对一定类型的人的选择中作出的。很明显，需要有其他的裁判。尽管如此，一个人已选出也许是二三十位他非常喜爱或崇拜、认为是十分卓越的人物，试着描绘他们，并发现，他已能作出一种综合征说明——对于他们每一位都适合的范型说明。他们仅仅是来自西方文化的人，选出的人带有各种嵌入的倾向性。虽然这样的归纳并不可靠，它仍然是唯一使用的关于自我实现者的界说，如我在最初讨论这一主题的期刊文章中说明过的。

我发表了我的研究结果之后，又出现了六、八或十条印证路线支持我的发现，不是复制印证，而是从不同角度做出的研究。罗杰斯（Carl Rogers）的和他的学生的探究成果加起来成为对全面综合征的确证。某些实用LSD（一种麻醉药）的研究，某些对治疗效果（即有效治疗）的研究，某些测验结果——的确，我所知道的每一事实都构成印证的支持，虽然还不是复制的支持。我个人对于这项研究的主要结论非常自信。我不能设想有任何研究能在这一范型中作出主要的改变。但我的自信不是一个科学的论据。假如你对我从猴子或狗的研究中得出的论据提出疑问，你就是在怀疑我的资格或把我看成说谎者，我也就有权利反对你这样做。假如你怀疑我关于自我实现者的研究发现，你可能是有理由的，因为你对于研究这个问题的人并没有很深的了解，是他选出了一些人据以得出全部结论的。这些结论是处于前科学范围中的，但结论陈述是以一种能够经受检验的形式提出的。在这样的意义上，这些结论是科学的。

我选择研究的人是一些比较年长的人，他们已经度过了他们生命的一大段历程，并可以看得出是成功的。我们还不知道这些发现是否也适用于青年人。我们不知道自我实现在其他文化中的意义如何，虽然在中国和印度自我实现的研究现在也在进行中。我们不知道这些新的研究将有什么发现，但有一件事我确信无疑：如果你选择作为研究对象的是非常优秀而健康的人、坚强的人、有创造力的人、高尚的人、明智的人——实际上正是我选出的那种类型的人——那么你就会得出对人类的一种不同的看法。你是在问，人能成长得多么高大？人能变成什么样子？

还有一些别的事情我也确信无疑——那可以说是"我的嗅觉告诉我的"。但对于这些问题我甚至比对于以上讨论的问题更少反对的论据。自我实现很难界说。更困难的是回答这样的问题：什么是超越自我实现？或者，假如你愿意：超越真实性（authenticity）是什么？在所有这一类问题中，仅仅有诚实的态度是不够的。关于自我实现者我们还能有别的什么说法没有？

存在价值（being-values）。自我实现者无一例外都是献身于一项身外的事业，某种他们自身以外的东西。他们专心致志地从事某项工作，某项他们非常珍视的事业——按旧的说法或者宗教的说法即天命或天职。他们从事于命运以某种方式安排他们去做的事，他们做这件事也喜爱这件事，因此，工作与欢乐的分歧在他们身上已消失不见了。一个人献身于法律，另一个人献身于正义，又一个人献身于美或真理。所有这些人都以某种方式献身于寻求我称之为"存在价值"的东西（缩写为"B"），那种固有的终极的价值，不能再还原到任何更终极的东西。这些B价值大约有十四种，包括古人的真、善、美，还有圆满、单纯、全面，等等。他们是存在本身的价值。

超越性需要和超越性病症（metaneeds and metapathology）。这些B价值的存在给自我实现的结论增添了一整套的复杂性。这些B价值像需要一样在起作用。我称之为超越性需要。这一类需要的剥夺会酿成某些类型的病症，它们还没有得到适当的说明而我称之为超越性病症——即灵魂病，例如，总是生活在说谎者中间而不信赖任何人所形成的病态。正如我们需要咨询专家帮助人解决因为某些需要未能满足而产生的简单问题一样，我们也需要咨询超咨询家帮助治疗因为某些超越性需要未能满足而产生的灵魂病。就某种可以说明和实证的方式说，人需要在美中而不是在丑中生活，正如他肚子饿了需要食物或疲乏了需要休息一样。的确，我还要进一步说，这些B价值就是绝大多数人的生活的意义，但许多人甚至不能认识到他们有这些超越性需要。咨询家的部分任务可能就在于使他们意识到他们自身中的这些需要，正如传统的心理分析家使患者意识到他们那些类似本能的基本需要一样。最终，某些专家或许会认为自己是哲学的或宗教的咨询家。

我们有些人试着帮助来咨询的人向自我实现的方向运动或成长。这些人往往都有许多价值问题。许多是年轻人，他们本质上是非常好的人，尽管实际上他们往往像是调皮鬼。无论如何，我认为（纵然有时有各种行为证据），他们就第一流的意义说也是理想的。我认为，他们是在寻求价值，他们很想有什么东西作为献身的目标，作为热诚的追求，作为崇拜、仰慕和热爱的对象。这些年轻人时刻都在进行选择，是前进还是后退，是离开还是趋向自我实现。咨询家或超咨询家能告诉他们如何才能更充分地成为他们自己吗？

二、趋向自我实现的行为

当一个人趋向自我实现时，他在做些什么呢？他在咬牙切齿地压榨他人吗？就实际的行为、步骤看，自我实现意味着什么呢？下面我谈一谈一个人趋向自我实现的八条途径。

第一，自我实现意味着充分地、活跃地、无我地体验生活，全神贯注，忘怀一切。它意味着不带有青春期自我意识的那种体验。在这一体验的时刻，个人完完全全成为一个人。这就是自我实现的时刻。这就是自我在实现自身时的一刹那。作为个人,我们都偶尔体验过这样的时刻。作为咨询家,我们能帮助求诊者较经常地得到这样的体验,我们能鼓励他们全身心地专注于某一件事而忘记他们的伪装、拘谨和畏缩——彻底献身于这件事。站在局外,我们能看出这是一种非常美妙的时刻。在那些试图变成非常固执、世故和老练的青年人身上,我们能看到某些童年天真的恢复;当他们完全献身于某一时刻并充分体验着这一时刻时,他们的脸上能再现出纯洁无邪而又甜蜜的表情。代表这种体验的关键词是"无我"(selflessly),而我们的青年人的毛病正出在太少无我而太多自我意识和自我觉知。

第二,让我们把生活设想为一系列选择过程,一次接着一次的选择。每次选择都有前进与倒退之分。可能有趋向防御、趋向安全、趋向畏缩的运动;但在另一面,也有成长的选择。作出成长的选择而不是畏缩的选择就是趋向自我实现的运动,一天作出多少次这样的选择也就有多少次趋向自我实现的活动。自我实现是一个联系进行的过程。它意味着每一次都在说谎或诚实之间、在偷窃或不偷窃之间进行选择,意味着使每一次选择都成为成长选择。这就是趋向自我实现的运动。

第三,谈论自我实现的意思是说有一个自我要被实现出来。人不是一块白板,也不是一堆泥或代用粘土。人是某种已经存在的东西,至少是一种软骨的结构。人至少是他的素质,他的生物化学平衡,等等。这里有一个自我,我过去曾经说过"要倾听内在冲动的呼唤",意思就是让自我显现出来,我们大多数人大多数时候(这特别适用于儿童和青年)不是倾听我们自己的呼声,而是倾听妈妈的、爸爸的教训,或教会的、长老的、权威的、或传统的声音。

作为迈向自我实现的简单的一步,我有时建议我的学生,当有人递给他们一杯酒并问他们味道如何时,他们应该试着以一种不同的方式作答。首先,我们建议他们不要看酒瓶上的商标,不要想从商标上得到任何暗示再考虑应该说好或不好。然后,我要他们闭上眼睛,"定一定神"。这时,他们就可以面向自身内部,避开外界的嘈杂干扰,用自己的舌头品一品酒味,并诉诸自己身内的"最高法庭"。这时,只有这时,他们才可以说:"我喜欢它"或"我不喜欢它"。这和我们惯常得出的结论是不同的。最近在一次宴会上,我偶尔看到一瓶酒上的商标,并向女主人说她确实选到了一瓶非常好的苏格兰酒。接着我赶紧闭上了口。我说了些什么啊?我并不知道苏格兰酒如何。我所知道的都是广告上说的。我根本不知道这瓶酒是好还是不好;可往往我们都会做出这种愚蠢的事。拒绝做这种蠢事是实现一个人的自我的连续过程的一部分。

第四,当有怀疑时,要诚实地说出来而不要隐瞒。"有怀疑"这一短语在各种场合都能遇到,因此,我们在此没有必要讨论有关交际手腕的问题。往往,当我们有怀疑的时候，我们是不诚实的。来咨询的人往往是不诚实的。他们在做戏，装模作样。他们并不是很容易就听从"要诚实"的劝告。在许多问题上反躬自省都意味着承担责任。这本身就是迈向自我实现的一大步。这种责任问题很少有人研究过。在我们的教科书中没有这一问题的地位，谁能研究白鼠的责任呢？可是，在心理治疗中，这几乎是可以触摸到的一部分。在心理治疗中，你能看到它，感觉到它，能知道责任的分量。于是，对于责任是怎么一回事便有了清楚的理解。这是重要的步骤之一，每次承担责任就是一次自我的实现。

第五，我们迄今所说的都是不带自我意识的体验，是作出成长选择而不是畏惧选择，是倾听冲动的声音，是成为诚实的和承担责任的。所有这些都是迈向自我实现的步骤，都确保着美好生活的选择。当每次选择时刻到来时能一一做到这些小事的人，将会发现这些经验合起来就能达到更好的选择，在素质上对他/她是正确的选择。他/她开始懂得自己的命运是什么，谁将是他的妻子或她的丈夫，他/她一生的使命是什么。除非一个人敢于倾听他/她自己，他/她自己的自我，时时刻刻都能如此，并镇静自若地说："不，我喜欢如此这般"，他/她才能为一生作出聪明的抉择。

艺术世界在我看已被一小群舆论操纵者和风尚制造者所把持，对于这些人我是有疑虑的。这是我个人的判断，但它对于这样的一些人似乎是十分公平的，因为他们自认为有资格说："你们要喜欢我所喜欢的，不然你们就是傻瓜。"我们应该告诉人要倾听自己的志趣爱好。多数人不是这样的。当站在画廊里看一幅费解的彩画时，很少会听见有人说："这幅画很费解。"不久前在布兰代斯大学举行过一次舞会——一次怪诞的舞会，放电子音乐、录音带，人们做一些"超现实的"和"颓废派"的事情。灯亮了，人人目瞪口呆，不知说什么好。在这种场合，大多数人会说几句俏皮话而不说"我要想想这种事"。说老实话，这意味着敢于与众不同，宁愿不受欢迎，成为不随和的人。假如不能告诉来咨询的不论年长或年轻的人，要准备不受人欢迎，这样的咨询家最好马上关门。要有勇气而不要怕这怕那，这是同一件事的另一种说法。

第六，自我实现不只是一种结局状态，而且是在任何时刻、在任何程度上实现个人潜能的过程。例如，倘若你是一个聪明的人，自我实现就是通过学习变得更聪明。自我实现就是运用你的聪明才智。这并不是说要做一些遥远而不可企及的事，而是说要实现一个人的可能性往往需要经历勤奋的、付出精力的准备阶段。自我实现可以是钢琴键盘上的手指锻炼。自我实现可以是努力做好你想要做的事。只想成为一个二流的医生，那还不是一条通向自我实现的正确途径。你应该要求自己成为第一流的，或要求竭尽你自己的所能。

第七，高峰体验是自我实现的短暂时刻。这是一些心醉神迷的时刻。你只能像刘易斯所说的那样"喜出望外"。但你能设置条件，使高峰体验更有可能出现，或者逆设条件以致会使得它较少可能出现。破除一个错觉，摆脱一个虚假的想法，知道自己不善于做什么，知道自己的潜能不是什么——这些也是构成你实际上是什么的一部分。

几乎每一个人都确实有过高峰体验，但并不是人人都能够认识到这一点。有些人把这些小的神秘体验丢弃了。帮助人在这些微小入迷时刻到来时认识到它们，是咨询家或超咨询家的任务之一。然而，一个人的心灵怎么可能在外部没有任何东西可以指证——那里没有黑板——的情况下看到另一个人的隐秘心灵然后还要试着进行交流呢？我们不得不找出一种新的交流方式。我曾经试验过一种。在《宗教，价值和高峰体验》那本书的附录中以"狂喜的交流"为题作过说明。我认为这种类型的交流对于教育、咨询，对于帮助成年人竭尽所能地充分发展，也许要比我们看到教师利用黑板书写所进行的那种惯常的交流更为合适。假如我喜爱贝多芬并在倾听他的一曲四重奏中受到感动，而你却什么也听不出来，我如何使你去倾听呢？乐声是存在的，这很明显，但我听到非常美的旋律，而你却无动于衷。你听到的仅仅是声音而已。我怎么能使你听出美来呢？这是教育中更重要的问题，比教你学 ABC 或在黑板上证明数学题或指点一只蛙的解剖更重要。后面提到的这一类事情对于两个人都是外部的；你有教鞭，两个人能同时看到一个目的物。这种类型的教学比较容易；另一种教育要困难得多，但那是咨询家工作的一部分。这就是超咨询。

第八，弄清一个人的底细，他是哪种人，他喜欢什么，不喜欢什么，什么对于他是好的，什么是不好的，他正走向何处，以及他的使命是什么——向一个人自身展示他自己——这意味着心理病理的揭露。这意味着对防御心理的识别，和识别后找到勇气放弃这种防御。这样做是痛苦的，因为防御是针对某些不愉快的事树立的。但放弃防御是值得的。如果说心理分析文献没有教给我们任何别的东西，至少已使我们懂得压抑并非解决问题的上策。

去圣化（desacralizing）。让我说一说心理学教科书中没有提到过的一种防御机制，这对于今天的某些青年人来说是一种非常重要的防御机制。这就是"去圣化"的防御机制。这些青年人怀疑价值观念和美德的可能性。他们觉得自己在生活中是受骗了或受挫了。他们大多数人的父母就很糊涂，他们并不怎么尊敬他们的父母。这些父母自己的价值观念就是混乱的，他们看到自己的孩子的行为仅仅限于吃惊而已，从来也不惩罚他们或者组织他们做坏事。于是，你便看到一种情况，这些年轻人简直是鄙视他们的长辈——往往确有充分的理由。这样的年轻人已经由此得出一个泛化的结论：他们不愿意听从任何大人的劝告，假如这位长辈说的话和他们从伪善者的口中听到的一样就更不愿听从。他们曾听到他们的父母谈论要诚实或勇敢或大胆，而他们又看到他们父辈的行为恰恰相反。

这些年轻人已经学会把人还原为具体的物，不看人可能成为什么，或不从人的象征价值看人，或不从恒久的意义看他/她。例如，我们的青少年已经使性"去圣化"。性无所谓；它是一件自然的事情。他们已经把它弄得那么自然，使性已经在很多场合失去了它的诗意，这意味着它实际上已经失去了一切。自我实现意味着放弃这一防御机制并学会"再圣化"（resacralize）。"再圣化"的意思是，愿意再次从"永恒的方面"看一个人，像斯宾诺莎所说的那样，或在中世纪基督教的统一理解中看一个人，那就是说，能看到神圣的、永恒的、象征的意义。那就是以尊敬的态度看女性和以尊敬所包含的一切意义看待她，即使是看某一个别的妇女也一样。另一个例子：一个人到医科学校去并解剖脑。如果这位医科学生没有敬畏之心而是缺乏统一理解，把脑仅仅看成一个具体的东西，那么肯定会有某些损失。对再圣化开放，一个人就会把脑也看做一个神圣的东西，看到它的象征价值，把它看做一种修辞的用法，从它的诗意一面看它。

再圣化往往意味着一大套过时的谈论——"非常古板"，年轻的孩子们会这样说。然而，对于咨询家，特别是对老年人提供劝告的咨询家，由于人到老年这些关于宗教和生活意义的哲学问题开始出现，这就成为帮助人趋向自我实现的最重要的途径。年轻人可能说这是古板，逻辑实证论者可能说这是无意义的，但对于在这样的过程中寻求我们帮助的人，这显然是非常有意义而且非常重要的，我们最好是回应他，不然我们就不是在尽我们的职责。

综上所述，我们看到，自我实现不是某一伟大时刻的问题。并不是说，在形似下午四时，当号角吹响的时候，你就永远地、完完全全地步入万神殿了。自我实现是一个程度问题，是许多次微小进展一点一滴积累起来的。极常见的是，来咨询者倾向于等待某种灵感来临，使他们能够说，"在本星期四 3 时 23 分我成为自我实现的了！"能选为自我实现榜样的人，能符合自我实现标准的人，不过是从这些小路上走过来的；他们倾听自己的声音，他们承担责任，他们是忠诚的；而且，他们工作勤奋。他们深知他们是何许人，他们是什么，这不仅是依据他们一生的使命说的，而且也是依据他们日常的经验说的。例如，当他们穿一双如此这般的鞋子的时候，他们的脚就会受伤，以及他们是否喜欢吃茄子，或喝了太多的啤酒是否整夜不露面，等等。所有这一切都是真正的自我所含有的意思。他们发现了他们自己的生物学本性，他们的先天的本性，那是不可逆转的或是很难改变的。

三、治疗的态度

以上说的是人在趋向自我实现时的所作所为。那么咨询家是何许人呢？他如何帮助来求助的人朝着成长的方向运动呢？

探求一个合适的模型。我曾用过"疗法"、"心理疗法"和"患者"等词。实际上，我厌恶这些词，我嫌恶这些词所表达的医学模型，因为医学模型的意思是说,来找咨询家的人是一个有病的人,受不适和疾患的烦扰,是来寻求治疗的。实际上,当然,我们是希望咨询家是一位帮助促进人自我实现的人,而不是一位帮助治好一种疾患的人。

帮助的模型也必须放弃;它并不那么合适。它使我们把咨询家设想为那样的人或那样的专家,他懂得一切并从高高在上的特权地位走到下界可怜的蠢人丛中,这些蠢人什么也不懂而不得不以某种方式接受帮助。咨询家也不可能是一位教师,一位通常意义上的教师,因为教师的训练和擅长是"外在的学习"。而进入一个人可能达到的最佳境界的成长过程却是"内在的学习"。

存在主义治疗家曾力求解决这一模型问题,我愿推荐布根塔(James Bugental)的著作——《对真实的探求》,作为对这一问题的一种讨论。布根塔建议我们把咨询或治疗称为"ontology",意思是试着帮助人成长到竭尽他们所能的高度。或许这比我曾建议的词更好些,我建议的词来自一位德国作者,它是"psychology",意思是心灵教育。不论我们用哪一个词,我认为我们最终必然达到的概念都将是阿德勒很久很久以前就提出过的一个概念,即他所说的"哥哥"。哥哥是亲爱的承担责任的人,正如一位哥哥对他年轻的幼小弟弟所做的那样。自然,哥哥懂得多些;他比弟弟早出生几年,但他没有什么质的不同,也不是属于另一种推理的范畴。聪明而亲爱的哥哥试着促进弟弟进步,并试着使弟弟胜过自己,在弟弟自己的生活方式中得到更好的发展。看这和"教导无知者"的那种模型多么不同!

咨询关心的不是训练,也不是塑造或普通意义上的教导,不是告诉人应该做什么和如何做。它不从事宣传。它是一种"道"的启示和启示后的帮助。"道"意味着不干预,"任其自然"。道学不是一种放任哲学或疏忽哲学,不是拒绝给予帮助或关怀的哲学。作为这一过程的一种模型,我们可以设想这样一位医师,如果他是一位不错的医师并且也是一个不错的人,他绝不会梦想把自己的想法强加于患者或以任何方式进行宣传,或试图使一位患者模仿医师自己。

好的临床医师所做的是帮助求助者弄清并破除那些针对他自己的自我认识的防御机制,恢复他自己,理解他自己。理想的情况是,医师的那一相当抽象的参照系统,他曾读过的教科书,他曾上过的学校,他对世界的信念——这些都绝不要让患者觉察到。尊重这个"小弟弟"的内在本性、本质和精华所在,他会认识到,让他达到美好生活的最佳途径就是更充分地成为他自己。我们称为"有病"的人是那些尚未成为他们自己的人。是针对人性树立起各式各样神经质的防御机制的人。正如对于玫瑰丛来说,不论园丁是意大利人还是法国人或瑞典人都一样,对于那个小弟弟来说帮助他的人是如何学会帮助人的也无关紧要。帮助他的人必须给予的是某些和他的身份无关的服务,不论他是瑞典人,还是天主教徒,或伊斯兰教徒,或弗洛伊德的信徒,不论何许人都一样。

这些基本概念包容着、蕴含着，而且完全符合弗洛伊德的和其他心理动力论体系的基本概念，是弗洛伊德的一项原理的说明，自我的无意识方面受到压抑而真实自我的发现就在于揭露这些无意识的方面，隐含的意思是相信真理能治病。学会破除自身的压抑，理解自己，倾听冲动的声音，揭示胜利的本性，达到真知、灼见和真理——这些就是所需要的一切。

特别是对于成人，我们并不是无能为力的。我们已经有了一个开始；我们已经有了一些能力和才能，有了方向、使命和职业。现在的任务，假如我们认真看待这一模型，就在于帮助他们使他们已经具有的更完善，使他们处在潜势的东西成为在事实上更充分的、更真实的、更现实的。

第三节 心理健康思想评述

马斯洛的人本主义心理健康理论包括三个非常重要的部分，即需要层次理论、自我实现理论和高峰体验理论。下面我们分别加以介绍。

一、需要层次理论

（一）对需要的基本看法

需要是有机体内部的一种不平衡状态，反映了某种客观的要求和必要性，是个体活动积极性的源泉。这种不平衡状态既包括生理的也包括心理的，比如血糖成分下降，个体会产生饥饿求食的需要，而社会上暴力事件不断出现，会使得个体产生安全的需要。另外，需要也反映了某种客观的要求，这种要求有可能来自机体的内部，也有可能来自个体所处的环境。比方说，人渴了需要喝水，这主要来自机体内部的要求，而很多学生为了获得一个良好的学习成绩而努力学习，一个很重要的原因是因为父母和社会等对他们成材的要求所引起的，这就是外部环境所引起的需要。需要是个体活动的基本动力，是一种不平衡状态，个体需要不断地去努力以维护平衡状态，所以一旦出现不平衡就必然促使个体做出努力去改变这一现状以维护平衡。

另外，虽然人和动物都有各种各样的需要，而且很多需要存在着相似性，比如一些生理需要，像饥饿、渴等等，但人与动物的需要还是存在着本质的区别，这一方面体现在需要的内容上，人类除了一些生理性的需要之外，还存在着很多社会文化的需要，比如，实现个体的价值等等；另一方面人类和动物满足需要的手段也与动物不同，比如人类在满足性需要的时候主要通过建立爱情，与相爱的人来实现。此外，由于人具有意识，因此人类的需要及其满足会受到意识的调节和控制（彭聃龄，1988）。发展心理学中所讲的"延迟满足"就是意识调节和控制个体需要的一个很重要的例证，婴儿最初和动物一样，追求需要的即时满足，随着年龄的增长，他们会逐步学会控制和调节自己的需要，可以为了更大的满足而推迟需要满足的时间。

动机是在需要基础上产生的,指的是引起和维持个体的活动,并使活动朝向某一目标的内部心理过程或内部动力。需要的性质、强度决定着动机的性质和强度,但需要和动机之间的关系是比较复杂的,人的需要往往是多种多样的,人的行为中则常常只有一种或几种主要的动机。每个人都有自己的需求和愿望,有自己的能力和经验,有自己的快乐和痛苦,马斯洛认为,了解、研究人的心理和行为首先必须研究人的需要和动机,心理学离不开对人类需要或本性的探讨。需要问题是马斯洛理论中最受关注的内容,也是人本主义心理学的支柱性理论。

(二) 需要的种类

马斯洛认为人类的需要可以分为两类,一类是基本需要,这种需要是由于缺乏而产生,因此也被称做缺失性需要,比如因为体内缺水而产生渴的需要,缺乏稳定的生活保障而产生安全需要,因为缺乏友情、爱情和亲情而产生爱与归属的需要等等。马斯洛认为缺失性需要主要包括生理需要、安全需要、爱与归属的需要、尊重需要。另一类的需要是心理需要,这类需要主要包括认知需要、审美需要和自我实现需要,这类需要主要是因为个体成长所必需,因此又被称为成长需要。从整体来看,缺失性需要属于低层次的需要,而成长性需要属于高层次需要,低层次需要在没有得到满足的情况下很难产生高一层次的需要,但这类需要一旦得到满足就不再具有动机作用,比如一旦我们吃饱了饭,饥饿的需要就不再会促使我们去进一步的进食,从本质上讲,这类需要就像本能一样遗传于我们的体内,因此,马斯洛又称这些需要为本能性的需要。心理需要则属于高级需要,具有比较大的个体差异,这类需要主要由实现个体的潜能、超越自我所驱使,而自我的潜能是巨大的,超越自我也是不断发展的过程,因此,这类需要得到一定的满足之后并不会像基本需要那样丧失动机性质,相反会具有更强的动机性质,会促使个体不断去追求满足。

马斯洛认为人类的需要是按照优势出现的先后或力量强弱排列成的等级系统。各种需要的性质和特点是(林方,1987):

1. 生理需要,指的是维持个体生存和种族发展的需要,是人的各种需要中最原始、最基本、最需优先满足的一种,如饥、渴、性和休息等。马斯洛指出"无疑,在一切需要之中,生理需要是最优先的。这意味着,在某种极端的情况下,即一个人生活上的一切东西都没有的情况下,很可能主要的动机就是生理的需要,而不是别的。一个缺乏食物、安全、爱和尊重的人,很可能对食物的渴望比别的东西更强烈"。

2. 安全需要,指的是对稳定、安全、秩序、保障、免受恐吓、焦虑和混乱的折磨等的需要。安全需要是在生理需要相对满足之后出现的,它同样可以支配个体的行为。由于婴儿和儿童的行为较少抑制,因此安全需要在婴儿和儿童身上更容易被观察到，当婴儿受到威胁，受到扰乱或突然跌倒的时候，或者由于巨大的声响而受到惊吓的时候都会表现出对安全的需要。此外，儿童安全感的另一种表现体现在他们喜欢某种常规的生活节奏，当家庭出现矛盾、暴力、争吵时会让小孩感到特别恐惧。虽然成年人对自己的行为有更多的掩饰性，使得他们在面临威胁时也不容易流露出恐惧，但是安全需要在成年人身上也同样有所体现，一方面体现在人们对于那些比较稳定的职业、有保护的工作更加偏爱，更喜欢自己有一定的积蓄，也更喜欢给自己投更多的保险；另一方面也体现在人们更喜欢选择那些熟悉而不是陌生的，已知的而不是未知的事情。

3. 爱与归属的需要，"假如生理需要和安全需要都很好地满足了，就会产生爱、情感和归属的需要，并且以新的中心，重复着已经叙述过的整个环节。现在，个人强烈地感到缺乏朋友、情人或妻子或孩子，他渴望在团体中与同事之间有着深情的关系。他将为达到这个目标而做出努力。"所以爱与归属的需要是个体对于友情、家庭的需要，对受到组织、团体认同的需要。但马斯洛也指出，爱与性并不相同，性是一种纯粹的生理需要，而爱的需要既包括爱别人也包括接受别人的爱两个方面。马斯洛说："爱的需要涉及给予和接受爱……我们必须懂得爱，我们必须能教会爱、创造爱、预测爱。否则，整个世界就会陷于敌意和猜忌之中。"

4. 尊重的需要，指个人对自己尊严和价值的追求。包括两个方面，一方面是希望得到别人对自己的尊重，如别人对自己的关心、赏识、赞许、支持和拥护等，另一方面是个体自己对自己的尊重，比如自信等。"自尊需要的满足使人有自信的感情，觉得在这个世界上有价值、有实力、有能力、有用处。而这些需要一旦受挫，就会使人产生自卑感、软弱感、无能感，这些又会使人失去基本的信心，要不然就企求得到补偿或者趋向于神经病态。"

5. 自我实现的需要，"音乐家必须演奏音乐，画家必须绘画，诗人必须写诗，这样才会使他们感到最大的快乐。是什么样的角色就应该干什么样的事。我们把这种需要叫做自我实现。"因此，自我实现的需要指的就是个体实现自己的理想、抱负，充分发挥自己的潜能，成为所期望的人物的动机。

(三) 高级需要与低级需要之间的关系

马斯洛认为，不同的需要之间存在着不同的等级关系，低层次需要是高层次需要的基础，一般来说，只有当低层次需要获得一定的满足之后，高层次的需要才会出现，而且各层次需要的产生和个体发育密切相关。具体来说，高级需要和低级需要具有以下特点（林方，1987）：

1. 高级需要是一种在种系上或进化上发展较迟的产物；
2. 高级需要是较迟的个体发育的产物；
3. 越是高级的需要，对于维持纯粹的生存也就越不迫切；

4. 生活在高级需要的水平上，意味着更大的生物效能，更长的寿命，更少的疾病，更好的睡眠，胃口等；

5. 从主观上讲，高级需要不像其他需要一样迫切；

6. 高级需要的满足能引起更合意的主观效果，即更深刻的幸福感、宁静感，以及内心生活的丰富感；

7. 追求和满足高级需要代表了一种普遍的健康趋势，一种脱离心理病态的趋势；

8. 高级需要的满足有更多的前提条件；

9. 高级需要的实现要求有更好的外部条件；

10. 那些两种需要都满足过的人们通常认为高级需要比低级需要具有更大的价值；

11. 需要的层次越高，爱的趋同范围就越广，即受爱的趋同作用影响的人数就越多，爱的趋同的平均程度也就越高；

12. 高级需要的追求与满足具有有益于公众和社会的效果；

13. 高级需要的满足比低级需要的满足更接近自我实现；

14. 高级需要的追求与满足导致更伟大、更坚强、以及更真实的个性；

15. 需要的层次越高，心理治疗就越容易，并且越有效，而在最低的需要层级上，心理治疗几乎没有任何效用；

16. 低级需要比高级需要更部位化、更可触知，也更有限度。

二、自我实现理论

（一）自我实现理论的提出背景

在人本主义的观点之前，主要有两种关于心理健康的观点，一种是精神分析的观点，一种是行为主义的观点。

精神分析的观点是建立在对病人进行分析的基础之上，因此它更多强调的是异常和不适应的特点，而不是正常和适应的特点。在精神分析看来，心理健康的人就是没有严重异常症状的人。虽然弗洛伊德的精神分析理论受到了一些人的质疑，但不容置疑的是，他的理论使得我们对于人类的动机和行为有了一个新的认识，很多心理咨询师和心理健康的专业人士都受到该理论的影响。

弗洛伊德认为人类有两种本能，即生的本能和死的本能，人的所有行为都是在这两种本能的驱动下发生的，每一种本能都有不同的表现形式。弗洛伊德认为人的心理可以分为三个部分：意识、前意识和潜意识，其中潜意识指根本不能进入或很难进入意识中的经验，包括原始的本能冲动和欲望，特别是性的欲望。

弗洛伊德把人格结构也划分为三个部分，即本我、自我和超我。本我蕴藏着人性中最接近兽性的一些本能性冲动，它像一口本能和欲望沸腾的大锅，具有强大的非理性的心理能量，它按照快乐原则，急切寻求出路，一味追求满足；自我是来自本我经外部世界影响而形成的知觉系统，代表理性与机智，处于本我与超我之间，按照现实原则，充当仲裁者，监督本我，予以适当满足；超我是人格中最道德的部分，代表良心、自我理想，处于人格的最高层，遵循至善原则。指导自我，限制本我，以便达到自我典范或理想自我的实现，使人的行为符合社会道德规范。由于本我的欲望和超我的道德标准之间存在着严重的矛盾和冲突，因此个体经常会体验到焦虑的情绪，为了防止焦虑所带来的不安和忧虑，自我会采取各种方法阻止有危险的冲动表现，防范危险或焦虑的手段可能是意识中的或无意识中的，这些手段就称为心理防御机制。如果防御机制使用不当或走向极端，就可能会导致个体出现心理障碍或成为神经症患者。

行为主义理论模型的基本概念是学习，无论是通过经典条件反射还是操作条件反射，他们认为，人类的大多数行为都是后天习得的，因此，行为主义理论家主要关心的是行为的表现或矫正的过程。但我们很难保证我们所学到的所有行为都是正确的和有用的，有时候我们难免会学到一些实际上对我们有害的东西，比如一些不负责任、适应不良的行为，从而造成一些心理健康方面的问题。比如有些儿童会在愿望得不到满足的情况下通过哭闹来实现目的，如果父母迫于压力或者出于对孩子的溺爱而答应了他们的一些不合理的要求，则实际上是强化了儿童的这种适应不良的行为，当下一次他们提出一些不合理的要求时仍然会采用这种办法来达到目的。

对这两种关于心理健康的理论，马斯洛都曾提出了不同程度的批评。马斯洛认为行为主义在心理学中坚持非人化的倾向，通过研究动物的模式来研究人，而且采取绝对客观化的原则是不妥当的，这种做法不仅使得他们把可观察到的行为作为唯一的研究对象而抛弃了对人的内部心理过程比如意识、动机等的研究，而且导致了人类尊严、价值和地位的降低，使人的潜能和自主性彻底丧失。而精神分析理论把人类的所有行为都看做是由潜意识决定的，人类实际上并不像我们所想象的那样富有理性，而是处在潜意识的控制之下，对于这种潜意识的力量我们知之甚少，而且几乎无法加以控制，根本没有看到潜意识当中也有一些美好的东西，只看到了人性的阴暗面，对人性的看法过于悲观，严重打击了人类的集体自我。另外，让马斯洛最为难以接受的是行为主义主要通过研究动物，精神分析学家主要通过研究神经症患者来得出关于人类心理健康的理论的做法。马斯洛认为，"如果一个人只潜心研究精神错乱者、神经症患者、心理变态者、罪犯、越轨者和精神脆弱者，那么他们对人类的信心势必愈来愈小，他会变得愈来愈'现实'，尺度愈放愈低，对人的指望也愈来愈小……因此对畸形的、发育不全的、不成熟的以及不健康的人进行研究，就只能产生畸形的心理学和哲学"（吕明等译，1987）。因此，马斯洛明确提出，要以健康人的心理或健康人格作为心理学的研究对象。要了解心理不健康的人，我们应该先了解心理健康的人。

马斯洛从积极的角度定义心理健康，即自我实现的人。马斯洛对于自我实现的人的研究起初并不是作为一个科学研究计划而开始的，实际上是始于满足自己的好奇心，他非常希望去了解自己所崇拜的两位著名教授，即韦特海默和本尼迪克特，他的好奇心促使他开始研究究竟是什么原因促使这两位著名的人物如此出类拔萃。他收集了这两个人的大量资料并对其个性加以比较研究，结果他得出了非常令人振奋的结果，他发现这两位成功者并不是完全不具有可比性的，他们之间存在着很多的相同之处，随后马斯洛又收集了更多他认为属于自我实现的个体来对所得到的结果加以确认，最终提出了自我实现理论。

（二）自我实现的概念

究竟什么是自我实现呢？马斯洛认为，自我实现就是一个人力求变成他能变成的样子，"一位作曲家必须作曲，一位画家必须绘画，一位诗人必须写诗，否则他始终无法安静。一个人能够成为什么，他就必须成为什么，他必须忠实于他自己的本性"（许金声等译，1987）。具体来说，自我实现包含着两层含义，一是完美人性（full humanness）的实现，指的是作为人类共性的潜能的自我实现，包括个体的友爱、合作、求知、审美、创造等特性或潜能的充分展现；二是个人潜能的实现，指的是具有个体差异的每个个体的潜能的自我实现，"自我实现也许可以大致被描述为充分利用和开发天资、能力、潜能等等。这样的人似乎在竭尽所能，使自己趋于完美"（许金声等译，1987）。

（三）自我实现者的人格特征

马斯洛通过对历史上以及他所处年代的一些著名学者、文艺家和政治领袖进行的大量个案研究，并通过抽样调查对大学生进行了研究，概括出了自我实现者的15种人格特征（许金声等译，1987）：

1. 对现实更有效的洞察力和更适意的关系；
2. 对自我、他人和自然的接受；
3. 行为的自然流露；
4. 以问题为中心；
5. 超然独立的特性，离群独处的需要；
6. 意志自由，对于文化与环境的独立性；
7. 欣赏的时时尝新；
8. 神秘体验：海洋感情；
9. 社会感情；
10. 自我实现者的人际关系；
11. 民主的性格结构；
12. 区分手段与目的；

13. 富有哲理的、善意的幽默感；
14. 创造力；
15. 对文化适应的抵抗。

马斯洛认为，自我实现者并非都能做到上述各种特点。自我实现的人也有缺陷，并非十全十美。有时他们会显得顽固，也并未全然摆脱浅薄的虚荣心，有时又冷静地近于无情冷酷，他们也有罪恶感、焦虑、自责。"我们的研究对象会表现出人类的许多小缺点。他们也有愚蠢的、挥霍的或粗心的习惯。他们会显得顽固、令人厌烦或恼怒。他们并没有摆脱浅薄的虚荣心和骄傲感，特别是涉及到他们自己的作品、家庭或孩子时更是如此。他们发脾气也并不罕见"（许金声等译，1987）。但自我实现者是成熟和健康的范型，他们能够自觉地克服自己的弱点和不足之处，使自己更加接近完善的人性，更加充分地发挥自己的潜能。这些人虽然在人群中是少数，且都是年龄比较大的人，马斯洛曾指出，自我实现者多是中年人和老年人，因为年轻人还没有形成牢固的同一感和自主性，尚未获得持久的爱的关系，尚未找到他们自己要为之献身的职业，或者说尚未形成他们自己的价值观、耐心、勇气和才智。但是自我实现是人类和人性发展所能达到的状态，是人性发展的方向。

（四）自我实现的两种类型

马斯洛认为自我实现可以区分为两种不同的类型，更确切地说可以区分为两种不同的自我实现的程度（车文博，1998）。

1. 健康型自我实现，这一类的自我实现者更加实际、现实、世俗而且更加能干，他们除了具有一般自我实现者的共同特征之外，很少有超越性的体验。"这些人往往是'实干家'，而不是沉思者、冥想者；他们讲求效率、实用，而不讲究审美；他们审时度势、探本求源，却不体味周遭、多愁善感。"因此，他们更像是入世者，以非常实用的态度待人接物和处理问题。

2. 超越型自我实现，指更经常意识到内在价值、生活在存在水平或目的水平而具有更丰富超越体验的人。他们除了具有一般自我实现者的特征之外，还具有以下一些特点（许金声等译，1987）：

（1）更加在乎高峰体验和高原体验，把其看做是生命的最高境界、生命的证明和生命中最为宝贵的东西；

（2）能更好地理解比喻、修辞手段、反论、音乐、艺术、非语言的交流等；

（3）能够将任何事物神圣化，看到其永恒性，这一特点与禅宗中所说的"万法如一"一致；

（4）超越性动机，即真、善、美的统一是他们最重要的动机；

（5）超越者第一次见面就能互相赏识，相互理解，迅速建立起亲密的关系，并可以通过言语和非言语的方式进行交流；

（6）对美更加敏感，更容易发现美；

（7）对世界的看法更具有整体性；

（8）更强的协同作用的倾向；

（9）更容易超越自我；

（10）更加令人尊敬、更加超凡脱俗；

（11）更倾向于是革新者、新事物的发现者；

（12）更加关注人类的命运，他们希望建立一个良好的世界，他们很容易提出一个促进和平、博爱和幸福的方案，但又会因为这些方案无法实施而感到悲哀和愤怒；

（13）可以更加容易地生活在匮乏性世界又生活在存在性世界之中，能够非常轻易地将每个人神圣化，能够以"无条件积极关注"方式对待他人，就像对待兄弟、对待亲人的态度来对待确实低劣的人；

（14）"……他们了解得越多，就越容易心醉神迷，而在这心醉神迷中，又混杂着谦卑感、无知感、渺小感……敬畏感。"

（15）更珍视创造性，也更加容易发现创造型人才；

（16）超越者对人世间的罪恶有着最大的同情，同时对于罪恶又会坚决地进行斗争，甚至可以满怀怜悯地将恶人击倒；

（17）超越性带来一种"超出个人的"自我丧失，对自己的态度更加客观；

（18）往往是更深刻的"宗教信仰者"或"超越世俗的圣人"；

（19）健康者有很强的自我，妥善而真诚地根据自己的本性来使用自己，但超越者不仅具备这些特点而且会超越这些特点，更容易超越自我、超越自我实现；

（20）更容易感知存在领域；

（21）更具有道家精神，而仅仅是健康的人则更具有实用主义精神；

（22）更多体现了"后矛盾心理"（postambivalent）；

（23）更加积极主动地寻找使高峰体验和存在性认知更有可能实现的工作，更加重视精神生活；

（24）超越者更有可能是谢尔登所提出的气质类型中的外胚层型，而不常有超越体验的自我实现者更多是中胚层型。

（五）自我实现的途径

马斯洛共提出了八条通往自我实现的途径（林方，1987）：

1. 充分、忘我、集中全力、全神贯注地体验生活，全身心地献身于事业；在这种时刻，体验者完完全全地成为一个人，这种时刻就是自我实现它自己的时刻，表达这种体验的关键词是"忘我"，但年轻人由于被自我意识、自我觉知干扰的太多，很少能够进入这种忘我的境界；

2. 生命是一个连续不断的选择过程，每一次选择都有可能导致前进，也有可能导致倒退，为了自我实现我们应该作出成长的选择而不是畏缩的选择；

3. 承认自我存在，让自我显露出来，马斯洛认为，我们绝大多数人，特别是儿童和青年，他们不是倾听自己的声音，而是倾听父母、权力机构、年长的人、权威人物的声音，这样做会逐步丧失自我，更谈不上实现自我；

4. 在"拿不准"的时候，要诚实，不要隐瞒、不要装模作样，要有反省自问的责任心，每一次承担责任，都是自我的一次实现；

5. 上面提到的忘我的体验、作出成长性的选择、倾听自己内心的声音、诚实并勇于承担责任都是迈向自我实现的步骤，从这些细微的小事做起，就会对自己的生活作出更好的选择，要培养自己的志趣和爱好，要有勇气，要敢于与众不同，宁愿成为不受欢迎、不随和的人，也要倾听自己趣味的声音，不要怕这怕那；

6. 自我实现不仅是一种终极状态，而且也是随时随刻、点点滴滴地实现个人潜能的过程，自我实现虽然并不一定是要做大事情，但意味着要发挥自己的聪明才智，需要经历一个艰苦、勤奋的准备过程；

7. 高峰体验是自我实现的短暂时刻，这种时刻无法确保一定会出现，也不一定可以寻求，但可以创造条件使得高峰体验发生的可能性提高，也可以设置障碍，减少其出现的可能性；

8. 放弃去神圣化的防御机制，学会"再神圣化"，愿意重新从"永恒的方面"看待人，能看到神圣的、永恒的、象征的意义，发现自己的天性，这种天性是不可改变或很难改变的，应该使其不断地成长，促进自我实现。

三、高峰体验论

（一）高峰体验的概念

高峰体验（peak experience）是马斯洛1962年在《存在心理学探索》一书中提出来的一个重要的概念。通过对自我实现的个体的研究，马斯洛发现这些人常常说他们有过近似神秘的体验，"这种体验可能是瞬间产生的、压倒一切的敬畏情绪，也可能是转眼即逝的极度强烈的幸福感，甚至是欣喜若狂、如痴如醉、欢乐至极的感觉"，而且最重要的是"他们都声称在这类体验中感到自己窥见了终极的真理、事物的本质和生活的奥秘，仿佛遮掩知识的唯一帷幕一下子被拉开了……产生这种体验的人好像突然步入了天堂，实现了奇迹，达到了尽善尽美"（林方，1987）。因此，高峰体验是人在进入自我实现和超越自我状态时所感受到的一种非常豁达与极乐的瞬时体验。自我实现是对人的本性的实现，是人与自然的统一和融合，因此，高峰体验也是个体回归自然与自然彻底融合时的同一性感受和极度快乐的情绪体验。

马斯洛指出，虽然产生刺激的因素各不相同，但主观体验却彼此相似，也就是说我们可以通过不同的途径获得高峰体验，这些体验包括：神秘体验、宇宙意识、海洋体验、审美体验、创作体验、爱情体验、父母情感体验、性体验、顿悟体验等等。马斯洛认为，这些体验全都存在着交叉和重叠，具有相当程度的类似性，甚至具有同一性。

高峰体验也并不神秘，马斯洛曾经列举了很多高峰体验的例子，比如一位音乐家一次成功的谱曲和演出；或者也可以是一位家庭主妇在宴会顺利结束、最后一位客人道别离去之后，坐在椅子上，想到自己度过了一个非常愉快的夜晚，所体验到的兴奋和幸福。

大多数的高峰体验主要是一种情绪体验，但也有一少部分的高峰体验除了包含情绪体验之外，还包括存在认知（being cognition），前者被称为狭义的高峰体验，后者被称为广义的高峰体验，即情绪体验和存在认知的复合状态。

(二) 高峰体验的特点

马斯洛认为高峰体验具有以下特点（车文博，2003）：

1. 突然性：高峰体验的出现往往是突然的，无法预料的，所以经常会给个体一种"喜出望外"的感觉；

2. 强烈性：高峰体验的感受非常强烈，会使得个体有一种欣喜若狂、如痴如醉的感觉，几乎达到一种忘我的境界；

3. 完美性：高峰体验会使个体进入一种最佳的状态，感觉自己更聪明、更富有智慧、更富有魅力，犹如步入了天堂，达到了完美的状态；

4. 短暂性：高峰体验虽然完美，但时间却非常短暂，稍纵即逝，然而高峰体验给个体带来的影响却可以长期存在；

5. 普遍性：高峰体验不是自我实现者所独有的特征，马斯洛指出，"高峰体验比我所预料的要普遍得多，他们不仅在健康人中产生，而且在一般常人甚至在心理病态的人身上出现"。而且，"这种体验也不尽全为那些在特殊的优雅环境中深居简出的人所专有，如僧人、圣徒、瑜伽信徒、禅宗佛教徒、东方人等等。这种体验不只是发生在远方，或某个特定的地区，或某种经过特殊训练的人，或经过专门挑选的人。在任何行业中的任何常人都可能在生活中得到这种体验。"

(三) 高峰体验的价值

高峰体验对于自我实现具有重要的意义。首先，高峰体验是自我实现者的重要特征，"任何一个人在任何一种高峰体验中都暂时具有我在自我实现者身上所发现的许多特征。这就是说，此刻他们成了自我实现者"，一方面，自我实现者能更多地体验到高峰体验，另一方面，高峰体验更为具体地表现了自我实现的时刻。在高峰体验时刻，个体能够成为更真实的自己，能够更完全地实现自己的各种潜能，更加接近他们自己的存在状态，更加充分地表达他们真实的人性。

其次，高峰体验也是个体获得自我实现的重要途径。自我实现并不是一个终止的状态，而是一个连续不断的发展过程，在自我实现的过程中每一步都可能出现高峰体验，促使和激励人们不断地追求自我实现，超越自我，达到更多的自我实现。

高峰体验在一个人身上产生的后效也从另一个角度证明了高峰体验所具有的效果，马斯洛将高峰体验的后效总结为七个方面（许金声等译，1987）：

1. 高峰体验能够消除病状，具有心理治疗的作用；
2. 高峰体验可以朝着一个健康的方向改变一个人对自己的看法；
3. 高峰体验可以以许多方式改变一个人对他人的看法以及他与他们的关系；
4. 高峰体验可以改变一个人的世界观；
5. 高峰体验可以解放一个人，使其具有更大的创造性、自发性、表达力和独特性；
6. 个体会把高峰体验作为一种重要且称心如意的事情保持在记忆之中并且力图重复这一体验；
7. 高峰体验证明了生活本身的正确性，使个体觉得生活充满了意义。"即使生活是枯燥乏味的、痛苦的或不如人意的，一个人还是更容易感到生活总的来说是值得的，因为他已经看到，激动、诚实、嬉戏、真、善、美及生活的意义被证明是存在的。也就是说，生活本身的正确性已经得到证明，他不大可能想到自杀和死亡了。"

四、结语

马斯洛的心理治疗理论建立在其自我实现理论的基础之上，在马斯洛看来，心理健康就是人性的丰富实现，即自我实现，心理疾病则是人的基本需要或自我实现的受挫与失败。"完善的健康状况以及正常的有益的发展在于实现人类的这些基本性质，在于充分发挥这些潜力，在于遵循这个暗藏的模糊不清的基本性质所控制的轨道，逐渐发展成熟。""无论什么事情，只要有助于向着人的内在本质的实现有益地发展，就是好的；只要阻挠、阻挡或者否定这种基本性质，就是坏的或变态的；只要干扰、阻挠或改变自我实现进程，就是心理病态。"因此，心理治疗的过程就是帮助患者步入自我实现的轨道，马斯洛认为，心理治疗要取得疗效，必须符合以下条件（杨鑫辉，2000）：

1. 患者的基本需要得到满足，这是走向自我实现之路的第一步，是通向全部治疗的最终目标；
2. 患者自我认识的改善；
3. 良好社会的建立。马斯洛认为，是社会造成了心理疾病患者的病态或加剧了他们的症状，因此为了使其康复必须改善他们的生存条件，创建一个良好的社会。什么才是良好的社会呢？马斯洛认为："社会和社会中的每一个制度，只要能帮助人趋向更丰满的人性就可以说是较好的，只要有损于人性就可以说是不好的或心理病态的。"

马斯洛创立了心理学的"第三思潮"，影响深远。虽然很多研究者把马斯洛的理论大体分为需要层次理论、自我实现理论和高峰体验理论三个主要的部分，但从整体上来看，需要层次理论的出发点是自我实现，而且又为自我实现的地位、条件服务，而高峰体验论更是很明显地从属于自我实现理论，因此马斯洛的理论实际上就是自我实现理论（马俊峰，1990）。马斯洛的自我实现理论否定了行为主义心理学的研究方向和逻辑，认为行为主义是使人失去人性，并把人降低为"一只较大的白鼠和一架较慢的计算机"，而且也抛弃了弗洛伊德精神分析学说，反对其将人看做是完全受本能愿望支配的低等动物。马斯洛改变了心理学长期以来只重视对病人和病态的研究，而是以对健康人的研究为出发点，着眼于人性美好的一面，开创了以研究人本性、潜能、经验、价值、创造力及自我实现为主要内容的人本主义心理学。马斯洛等人本主义心理学家对人类的这些积极品质的关注不仅对现代心理学的发展产生了重要的影响，使得更多的研究开始关注人类的这些积极品质，而且对积极心理学的兴起产生了非常重要的影响，可以看做是积极心理学的一个非常重要的理论渊源。

对马斯洛自我实现理论批评的很重要一点就是认为他所采用的研究方法缺乏科学性。科学心理学自从诞生之日起就力求科学性，经常与物理学科进行比较和对照。但心理学长期以来用对所谓科学方法的追求代替了对科学的追求，这种趋势到行为主义学派达到了顶峰，为了追求心理学的科学性，他们主张把一切无法进行客观测量的东西都从心理学中排除出去，包括意识和思维等。如今，行为主义虽然已经成为历史，但它所产生的影响仍然在持续，追求所谓方法的科学性依然是很多心理学家根深蒂固的观念，过分强调数量关系，一切都为了 0.05 的显著性水平而努力，以此来评价一项研究或一个理论的价值和有效性。我们认为，追求科学性无可厚非，但我们不能把对科学的追求和对科学方法的追求完全等同起来，这一点，马斯洛在《动机与人格》一书中实际上已经有所提及。对不同的研究方法我们应该秉持更为开放的态度，这样有利于创造性的发挥和原创性成果的涌现。因此，我们不能因为马斯洛所使用的研究方法而质疑其理论的创造性和价值。

"马斯洛去世已有四分之一多世纪的时间了，他的名誉和声望至今都没有任何下降的迹象。在我看来，这意味着马斯洛时代还未到来，他的学说和理论的重要价值属于未来的时代，在即将到来的 21 世纪，他们的意义将淋漓尽致地展现。如果现在需要解释什么是马斯洛的主要贡献的话，我会说，这个贡献就是自弗洛伊德之后，马斯洛对人性做了最重要的描述。……当马斯洛强调指出，所有健康的人都会有高峰体验，这些体验并不高深和'神秘'，而是人们生活的普通组成部分，他就为洞察人性提供了一个新视角。"这是柯林·威尔森（Colin Wilson）对马斯洛人本主义理论的评价。柯林·威尔森是一位非常著名的英国作家，他与马斯洛从1959年开始通信，两个人一起探讨了马斯洛所提出的高峰体验、创造性等理论，结下了深厚的友谊，1968年柯林·威尔森开始为马斯洛撰写传记，并于马斯洛去世之后出版。他对马斯洛理论的这一评价得到了很多人的赞同，我们深信时间最终会证明马斯洛理论的伟大之处和对人类的巨大贡献。

【建议参考资料】

1. 马斯洛. 自我实现的人 [M]. 许金声, 译. 北京：三联书店, 1987.
2. 马斯洛. 动机与人格 [M]. 许金声, 程朝翔, 译. 北京：华夏出版社, 1987.
3. 马斯洛. 人的潜能与价值 [M]. 林方, 主编. 北京：华夏出版社, 1987.
4. 威尔森. 马斯洛和后弗洛伊德主义 [M]. 杜新宇, 译. 北京：华文出版社, 2001.
5. MASLOW A H. Self-actualizing people: a study of psychological health [J]. Personality Symposium, 1950, 1: 11-34.
6. MASLOW A H. Cognition of being in the peak experiences [J]. Journal of Genetic Psychology, 1959, 94: 43-66.

【问题与思考】

1. 马斯洛认为自我实现的人具有什么样的人格特征？
2. 马斯洛认为不同层次需要之间的关系如何？
3. 马斯洛认为如何达到自我实现？
4. 高峰体验具有什么特点？
5. 马斯洛人本主义理论的最大贡献是什么？

第五章　戈登·奥尔波特[①]

【本章提要】

戈登·奥尔波特是美国著名心理学家，人本主义心理学的五位创始人之一。奥尔波特是人格心理学之父，奠定了人格心理学在美国的地位。奥尔波特是特质理论的创始人，他关于特质的理论观点至今影响着人格心理学领域。奥尔波特是首位提出关注心理健康成年人的心理学家，他提出了自己的健康人格理论。奥尔波特一生获得了许多荣誉和奖励：1963 年，他获得美国心理学基金会的金质奖章；1964 年，获得美国心理学会的"杰出科学贡献奖"。本章选译了奥尔波特的《"自我统一体"概念及其发展过程》一文，反映了奥尔波特对于自我统一体概念的观点，以及自我统一体的八个发展阶段。本章最后对奥尔波特本人的人格、职业发展经历以及他的理论背景进行了介绍，评述了奥尔波特关于人格的定义、健康人格的观点、人格发展阶段、机能自主、研究方法等观点。

【学习重点】

1. 了解奥尔波特人格和理论的发展历程。
2. 领会奥尔波特的理论基础。
3. 领会奥尔波特关于自我统一体形成的阶段。
4. 掌握健康人格的含义。
5. 掌握健康人格的动机。
6. 了解奥尔波特为心理学作出的主要贡献。

【重要术语】

自我统一体　健康人格　机能自主　特质

第一节　心理学家生平

戈登·奥尔波特（Gordon Willard Allport），1897 年 11 月 11 日出生于美国印第安纳州蒙特苏马的一个小镇，是家里四个男孩中最小的一个。

他的父亲约翰·爱德华兹·奥尔波特（John Edwards Allport）的家族起源于英格兰，父亲曾从事过不少冒险投资生意，大约在奥尔波特出生时转行为内科医

[①] 本章作者为周莉。

生。在奥尔波特一家生活的那个地区，并没有医疗设施可言，由于缺乏在外面开诊所的条件，奥尔波特的父亲只得将家改成医院，因此许多年以来，奥尔波特家里一直就住着很多的病人和护士。而年幼的奥尔波特就一直分担着自己的那一部分工作——帮助父亲打扫门诊卫生、护理病人等。

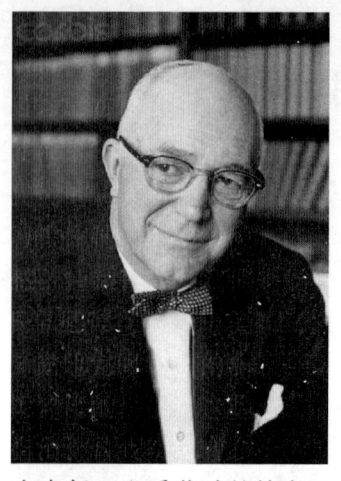

奥尔波特的母亲蕾丽·怀斯·奥尔波特（Nellie Wise Allport）是德国人和苏格兰人的后裔，她是一名小学教师。在奥尔波特的描述中，她是一位非常虔诚的女人，宗教在她心中有举足轻重的作用，受母亲的早期影响，奥尔波特在后来的心理学研究中相当重视宗教的作用。父母培养了他博爱、有责任心和爱劳动的特点，一家六口过着平淡、勤奋而虔诚的清教徒生活。奥尔波特认为正是上述经历使他终生不渝地关心人类福利事业，投身于富有浓厚人本主义色彩的心理学。

奥尔波特从小就表现出学术天赋，但在家庭之外与同伴们的相处并不好，他描述自己是一个社会的"孤独者"，只是生活在自己的小圈子里。奥尔波特六岁时，举家迁往克利夫兰，在那里，他接受了初中和高中教育。虽然在中学时，他在同年级的100个学生中排名第二，但他并不认为自己具有超出一般青少年的卓越创造力。

奥尔波特在哥哥弗雷德·亨利·奥尔波特（Floyd Henry Allport，1890—1978）的影响下，于1915年同样考入哈佛大学，获得哈佛大学的奖学金，主修哲学和经济学专业。在哥哥弗雷德的引导下，他选修了心理学和社会伦理学两门课程，这两门课程对他产生了深远的影响，这也标志着他在哈佛大学50年的学术生涯就此开始了。

奥尔波特的入学考试成绩刚刚合格，而且初入学时的各科不是C等就是D等。然而，他通过刻苦的学习，竟然在第一学期结束时各门功课都相继得到A等的优秀成绩。1919年，奥尔波特以优异的成绩获得文学学士学位，毕业后在土耳其伊斯坦布尔的罗伯特大学教授英语和社会学。1920年回到哈佛，1921年获得文学硕士学位。

奥尔波特从土耳其伊斯坦布尔返美途中，22岁的他在维也纳逗留过一段时间，与弗洛伊德有过一次短暂的会面，此次拜访对他后来理论的创立有着深刻的影响。奥尔波特走进弗洛伊德的办公室，见到弗洛伊德只是静静地注视着自己，一时不知从何谈起。为了打破沉默，奥尔波特谈起了在来弗洛伊德家的电车上遇见的一个小男孩的故事。

这个小男孩大约4岁，有明显的洁癖症，感到周围都很脏，不停地向穿戴整齐、气宇非凡的妈妈抱怨车上的卫生条件很差，要求调换座位，尽管妈妈在不停地劝说他。奥尔波特认为，这个小男孩对脏的恐惧也许来源于妈妈——一个整洁的、明显很强势的妈妈，两人身上应该存在一种显而易见的因果关系。奥尔波特说自己选择这样一个特别偶然的事件是想看弗洛伊德对这样小的孩子的洁癖症的反应。但是，在奥尔波特讲完这个故事后，弗洛伊德却用那双仁慈的眼睛看着他说："你就是那个男孩吧？"奥尔波特大吃一惊，感到有些难堪，很快转移了话题。

奥尔波特觉得自己叙述的那个小插曲并没有特别的意思，但弗洛伊德却试图从潜意识中获得更深度的事实。奥尔波特从两人的对话中认识到自己与弗洛伊德在心理学研究上的分歧，他说，"这种经验使我懂得了深层心理学从实质上看可能陷得太深了，心理学家在探究无意识之前应该对人们所表现的动机有一个全面充分的认识"（Allport，1961）。奥尔波特在此后的学术生涯中都对弗洛伊德的精神分析表示反感，而这件事情也促使奥尔波特后来走上了从事人格心理学的研究道路，并对意识动机格外重视。

回到哈佛后，奥尔波特很快就完成了他的研究生学业，1922年获得心理学博士学位，他撰写的博士论文是《适用于社会诊断问题的人格特质实验研究》。从论文中可以看出，奥尔波特逐渐远离了当时占主流地位的精神分析，而是讨论了尚处于萌芽阶段的特质理论，这也许是美国大学第一篇关于此主题的论文。

此后一次受邀参加克拉克大学召开的实验心理学会议时，奥尔波特经历了一个对他今后事业有重大影响的事件。当时会议上，著名的心理学家铁钦纳（E. B. Titchener）给在场的每个研究生3分钟时间阐述自己感兴趣的研究课题，在奥尔波特报告完他对特质的研究后，全场静寂。后来铁钦纳问奥尔波特的导师，为什么让他研究这个选题。这使奥尔波特感到非常郁闷，但他的导师却安慰他说不必在乎别人的想法，奥尔波特因此坚定了即使外界有再多的非难，也不会停止自己开创新领域的决心。

从1924年起，奥尔波特开始在哈佛大学任教，开设了美国最早的人格心理学课程。此后，除了1926年到1930年在达特茅斯大学作为助理教授以外，他的整个学术生涯都是在哈佛大学度过的，其学术资历发展脉络为1930—1936年任助理教授，1936—1942年任副教授，1942—1967年任教授。

1925年6月30日，奥尔波特与亚达·鲁弗金·古尔德（Ada Lufkin Gould）结为夫妇。妻子亚达是他在哈佛大学的同学，她临床心理学硕士学位的背景弥补了丈夫在这方面经验的欠缺，对奥尔波特的研究工作作出了很大贡献。他们的儿子罗伯特·布兰特里是一名儿科医生，对于祖孙两代的职业都是医生，奥尔波特感到很满意。

奥尔波特一生都致力于改进关于"人是什么"的概念。他于1937年出版的《人格：一种心理学的解释》（*Personality：A Psychological Interpretation*）成为人格心理学独立的标志，对人格观点形成最初的解释；又于1961年出版了关于他人格最重要的著作《人格的类型和成长》（*Pattern and Growth in Personality*），这本著作对他1937年在人格上的解释进行了彻底的修订。他的其他作品还包括《个人与信仰》（*The Individual and His Religion*，1950）、《偏见的本质》（*The Nature of Prejudice*，1954）等。1937—1948年任《变态与社会心理学》（*Journal of Abnormal and Social Psychology*）杂志主编。

1946年，奥尔波特协助建立了哈佛大学的社会关系学系，人格和社会交互作用成为奥尔波特学术生涯的中心。此外，作为第二次世界大战期间国家研究理事会（National Research Council）紧急事件委员会心理学方面的成员，奥尔波特专攻国民士气与谣言问题，并担任《波士顿周日先驱报》谣言诊所（处理战争期间在波士顿传播的危险谣言）的顾问，他对谣言的研究最后集结成《谣言心理学》（*Psychology of Rumor*，1948）一书。

在他的有生之年，奥尔波特曾获得过许多荣誉。1939年，他当选为美国心理学会主席；1963年，荣获美国心理学会金质奖；1964年，荣获美国心理学会"杰出科学贡献奖"；1966年，荣获哈佛大学首届"查德·克拉克·凯伯特社会伦理学教授"称号。1967年10月9日，奥尔波特因肺癌去世，距他70岁的生日还差1个月。

第二节 经典名篇选译

"自我统一体"概念及其发展过程①

人格包括习惯与技能、参照框架、现实问题与文化价值观。但是，这些问题似乎很少或几乎未被考虑，因而，也就并未获得研究者的关注与重视。然而，人格是一种"动力组织"，我一直以来将其称为"自我统一体"（proprium）。自我统一体是人格统一的根源，是人格特质的统帅。自我统一体是包括人格中有利于内心统一的所有方面。自我统一体的概念有别于其他研究者所提出的称之谓"灵魂"和"自我"的晦涩用语，其功能与性质还要进行进一步的区分。

一、躯体自我感

我们遇到的第一个方面就是躯体的自我。它就像是由产生于机体的感觉流组成的——来自于内脏、肌肉、肌腱、关节、前庭管以及身体的其他部位。躯体自

---

① 该文译自：ALLPORT G W. Becoming：basic considerations for a psychology of personality [M].New Haven：Yale University Press，1955.

我感觉（bodily sense）的专业术语是存在感觉或叫普通感觉。通常，这种感觉流只能被隐约地体验到，我们经常会完全意识不到它的存在。可有时，它又能有意识地很好地形成，比如，我们在体育运动时会伴随有兴奋，或我们会感受到感官上的愉快或痛苦。显而易见，婴儿并不知道这样的经历是"他的"，但他们一定会为其正在出现的自我感创造一种必要的基础。在成长的过程中，当一个婴儿因为身处陌生环境而产生不适感，继而发出第一声啼哭时，他就展示了能够识别自己焦虑的较为高级的能力。

尽管躯体自我感觉并不能单独用来解释全部的自我觉知，可能也甚至并不存在于年幼儿童的记忆、社会线索、对自我认同的努力方面，但它仍然是我们自我觉知的焦点。可是，心理学家已经在自我觉知的这一要素上给予了相当多的关注，要远多于其他同等重要的部分。令人惊讶的是，一个调查研究的取向已经十分流行，那就是努力找出自我与特定身体感觉的关系。当一些人被问起时，他们会说，他们感觉到的自我在手中或者在五脏六腑中。然而，大多数人看起来还是同意克拉帕雷德（Claparede）的看法，即认为自我位于两眼之间的中点，脑内稍靠后一些的位置，那里才是焦点所在。通过这个中央眼，我们才能判断出是什么事物位于我们的上下左右前后的位置上。从现象学的意义上来讲，这儿才是"自我"的所在之处①。这类工作也许很有意思，它除了阐明一个发现——来自于感官经验的各种存在感觉流或各种推论，对于某些时候的某些人群来说可能是尤为显著的——之外，别无他物。我们可以利用你的想象来做一个小实验，便可以看出躯体自我感觉与我们的关系有多么密切。首先，想象一下或者你可以直接这样做：在口中储存一些唾液。然后，想象将唾液吐到一个玻璃杯里，然后全部喝掉！但是，本来很自然的属于"我的"东西突然间就变得恶心而陌生。或者你也可以在脑中描绘另一张图片：你的手指划破了并且出血了，而你正在吸吮自己手指上的鲜血。然后再想象从缠在手指上的绷带上吸吮鲜血！我感知到与我身体密切联系的东西是温暖且受欢迎的；而我感知从我身体分离出去的东西转瞬间则变得冷酷而陌生。

当然，各种机体感觉，包括它们的位置与识别，组成了躯体的自我，它们是生成的核心。但如果像一些作者那样，认为仅仅依靠机体感觉就能解释我们所感觉到的独有的自我，那将会是一个很严重的错误。

二、自我认同

今天我记得昨天有过的一些想法；明天，我应该同时记得昨天和今天的一些想法；我主观上很确定这些想法都属于同一个人。毫无疑问，在这种情况下，神

---

① CLAPAREDE E. Note sur la localisation du moi [J]. Archives de psychologie, 1924, 19: 172-182.

经肌肉系统的机体组织连续性是主导因素。不过，这一过程涉及到的不只是使我们的回忆成为可能的记忆神经。幼小的婴儿在他们刚出生的头几个月就拥有了记忆能力，但他们却很可能并没有自我认同感（self-identity）。这种感觉似乎是逐渐增长的，父母为婴儿穿上衣服、为他们取一个独特的名字，使婴儿与外界环境区分开来，这都促进了婴儿的自我认同的发展。在这个发展过程中，社会互动是一个很重要的因素：一个孩子要有区别地适应其他人的行为，这迫使他意识到他不是别人，而是一个作为自身个体的存在。一个孩子在玩耍或在言谈中会很容易使自己失去个性，这展现出孩童时期发展自我认同的一大困难①。我们有充分理由相信孩子直到四五岁的年龄，他们所感知到的自我认同仍然是不稳定的。不过，大概从这个年龄起，儿童就开始对他自己的存在变得非常确信了。

三、自我增强

现在我们讲到了自我统一体最臭名昭著的一个特性，它是一种毫不害臊的自私自利的特征。许多作者已经对人格中这个极尽吵闹的特性作出过专门的描绘。它与生存需要紧密地联系在一起：因为通过自我增强（ego-enhancement），我们很容易看到我们被自然赋予的冲动的本能与自满骄傲的欲望。自我最常见的内涵就是自私和利己主义。当我们谈及自我时，通常会想到骄傲、耻辱、自尊、自恋这几个自我的主要因素，而这几个因素也是我们谈及人格时经常考虑到的方面。然而，自爱可能是我们人类本性中最重要的内涵，但却没有得到我们应有的关注，这就导致自爱没有成为自我的主要方面的原因之一。自我统一体，正如我们看见的那样，具有其他的方面与功能。

四、自我延伸

之前我们所论述的存在感、自我认同、自我增强，都出现在人格发展相对早期的阶段，包含了儿童阶段自我统一体的主要内容与特征。这几个阶段的发展、形成对生物或是机体的成熟有较高的要求，而这三个阶段的形成似乎是在器官内部、生物水平上发生的。然而，很快之后，儿童通过学习获得了成就感及回报感，并且有了自己喜爱的物品，形成了合理的信念和信仰。我们在这里要论述的是，当一个人称某种物品为"我的"时，这就说明，与此同时，这种物品一定具有某种重要性，但我们的拥有感却并没有感情的意味，也就没有在自我统一体中获得其应有的位置。然而，对一个儿童来说，他（她）对其父母的认同感显然延伸到了其自我的感觉上来。进而，他（她）可以利用这种延伸了的自我感觉（ego-extension）将自己的爱传递给他/她的宠物、玩具或是其他所有物，甚至

---

① ALLPORT G W. Personality: a psychological interpretation [M]. New York: Henry Holt and Company, 1937: 159-165.

是哺乳动物或非哺乳动物。

随着年龄的增长，我们会努力获得组织认同感、邻里认同感以及国家认同感。与此同时，我们也学会了如何确认我们的所有物、服装以及家庭。这样，家庭、服装、组织、邻里以及国家这些客体对我们来说，便具有了重要性，但当我们谈及其他人的这些客体时，却不会产生这样的重要性的感觉。随后，自我延伸的过程便会扩展至人生的其他领域：主要是通过个人信仰的形成，对抽象概念的兴趣和关注，道德观、宗教价值观的发展。诚然，以抽象角度的理解来看，成熟的标志之一是个体的自我卷入感的范围与强度。

五、理性运用者

根据弗洛伊德的观点，自我的主要任务之一便是保持机体的整体统一性，以与外界现实环境相接触，并不断调节机体内部的无意识冲动与外界现实环境的冲突。通常情况下，理性自我可以调动防御机制来阻止或是减少焦虑的产生，但其功能不仅仅如此，这种保护性机制的发展促使六岁以前的儿童的人格形成。感谢弗洛伊德的自我防御机制的论述，使得我们可以比我们之前的研究者更清晰地理解了否认、压抑、合理化、移置、投射、反向形成、过度补偿等机制的细节。

我们对自我防御机制的效用是如此深信不疑，对其使用频率如此印象深刻。然而，这就导致我们忽视了一个重要的问题：自我统一体所具有的理性功能同样有能力为我们提供解决方案、适当调整、准确规划，解决实际生活中出现的问题。

许多哲学家，甚至追溯至6世纪的波伊提乌（Boethius）的观点，发现了人格特点中的理性成分，而这却与之前所论述的人格特征具有很大不同。这似乎与弗洛伊德的观点并不一致，而弗洛伊德的理论观点已然成为我们这一时代学者中的权威观点。至于自我是否理性，或是仅仅有理由的，它都具有调节机体内部需要与外部现实的功能。无论弗洛伊德还是托马斯神学都提醒我们这样一个事实：自我具有理性特征。这也为现代认知理论的研究者来解决自我统一体的中心功能问题提出了很好的借鉴。

六、自我映像

关于自我统一体的功能的主要研究兴趣点在于自我映像，也有一些学者把自我映像（self-image）称为现象自我。目前的心理治疗主要是引导患者去检查、修正或扩张自我映像。自我映像包含两方面内容：一是患者对自己现有的能力、地位、角色的评价方式；二是对自己的期望，希望自己成为什么样的人。后者也被凯伦·霍妮（Karen Horney）称为"理想化的自我映像"①，这在治疗中极其重

---

① HORNEY K. Neurosis and human growth：the struggle toward self-realization［M］. New York：Norton，1950.

要：一方面，这种理想化的自我映像具有强制性、补偿性、不切实际的特点，这种理想化可能会导致个体对自己的实际情况认识不清。另一方面，这种理想化的自我映像可能是一种具有深刻洞察力的认知地图，它通过与现实的紧密联系，来确定出符合社会规范的未来的努力方向。理想的自我映像是自我统一体中虚构出来或是想象出来的内容，其本身是否精确，是否被歪曲，是否可以实现，仍然是个问题。但是，自我统一体的发展以及治疗过程的实施都有助于对自我映像的理解。

当然，许多形式的生成并不依赖于自我映像，比如文化的自动学习和自动调节以适应周围环境。然而，由于自我映像的作用，这种生成得到了一定程度的增长，自我映像可以帮助我们由对自己当下的认识转移到对未来的期望上来。幸运的是，目前心理界对自我映像重要性的认识较之前已经有了很大的进步。

七、追求自我统一体

现在我们开始谈自我统一体的动机属性。然而不幸的是，我们常常难以区分开自我统一体动机与外部动机。原因是本能和驱力是行为的决定因素，而本能和驱力则是为了获得立即的满足感并降低紧张感，这不仅是形成的最根本层次，也是目前研究主要进行的层次。因此，对心理学的机会主义倾向的调整，看起来似乎是基本的也是足够的，尤其是对于已经习惯于与动物们一起工作的心理学家们来说则是十分必要的。驱力的一些较为相似的准则与使用这些准则时所处的条件状态，在行为的较低水平上，看起来似乎是完全足够的。但是，直到人格因素参与进入自我延伸阶段、发展了以自我知觉为视角的自我映像阶段之后，我认为，我们正被迫地承认动机的另一个完全不同的准则，即动机可以反映出追求自我统一体的形成。就目前来说，在实验心理学领域，已经有许多证据支持"自我卷入"（ego involved）（或叫追求自我统一体，propriate striving）是受表现影响的，而这与外显行为有着显著的差异①。

然而，以上观点并未能引起许多心理学家的足够重视。因为，他们希望找到动机的唯一理论，即与他们的预期假设相一致的唯一理论。他们所喜欢的准则是以驱力或是条件性驱力的形式存在的。驱力被视为是一种外在的激励行为，相应的结果反应也十分简单，这种反应会一直持续下去，直到撤去激励源或是由驱力产生的紧张感降低时，个体才能恢复到平衡状态。

有一种理论认为，动机需要一种，并且是仅仅一种有机体与生俱来的属性，即通过本能或是通过学习而获得的行动的倾向。依靠这种行动的倾向，有机体将尽可能有效地减低不适感和紧张感。动机也被认为是一种紧张状态，依靠这种紧张状态，可以帮助我们寻求平衡、休息、调整、满足以及最终的机体的内部平衡

---

① ALLPORT G W. The ego in contemporary psychology [J]. Psychological Review, 1943, 50: 451-478.

感。从这种理论观点来看,人格不过是我们为了减少紧张感而采取的、已经习以为常的模式罢了。当然,以这种理论的角度来看,则是与之前的经验主义者的初始假设完全一致:经验主义者认为,人的本质是被动地接收外界的刺激,并且对外界刺激的反应也是消极被动的。

对立的观点认为,当适用于部分机会主义的调整时,这种准则便会出现缺陷:无法代表追求自我统一体的本质。这种观点指出,追求自我统一体中的"追求"的本质属性是对机体平衡感的阻抗,即紧张感不但没有降低,反而得到了一定程度的保持。

罗尔德·亚孟森(Raold Amundsen)的自传中,告诉了我们他如何从十五岁开始便确立了自己兴趣的激情所在——成为一名极地探险家。其中所受到的阻力十分之大,大到他本身难以克服和超越。在他整个生命历程中,他不断提醒自己要降低紧张感,并且这种需求十分强烈。然而,追求自我统一体却得到了永久的存留。当然,我们欢迎每一次成功,因为,成功可以帮助我们提升士气、提高抱负水平,时刻提醒自己曾经作出的一切承诺。在航行过西北航道之后,罗尔德·亚孟森又开始着手新的航行:这是一次令人痛苦的计划,但却帮助他发现了南极点。发现了南极点之后,他为下一次航行准备了许多年,而这次航行的目标是飞越北极点。尽管遭到了大家极大的打击与反对,但是,最终他依旧成功了。罗尔德·亚孟森一直实现着自己儿时的承诺,直到他在北极为了救助一名新手探险家而意外身亡时才停止。他从没有停止过对其向往的生活方式的追求,他的承诺一直促使他与各种诱惑物作抗争。这其中就包括不断反抗诱惑,来降低由疲劳、饥饿、嘲笑、危险带来的紧张感①。

现在,我们进行简要的总结。将动机视为驱力或条件性驱力的心理学理论,当面对人格方面的问题时,则显得理屈辞穷、毫无还击之力。而这些理论对人格问题的解释,比如对罗尔德·亚孟森的追求自我统一体的解释,也不像之前那样理直气壮,而是变得结结巴巴、含糊不清了。我们当中的大多数人在我们各自的成就方面,与罗尔德·亚孟森并没有相差很多,因为,我们也有许多甚至是贪得无厌的兴趣。而只是在非常肤浅的层面上,这些兴趣才可以通过降低紧张感的形式予以解决。过去和现在的许多研究者都已经发现了这种现象,并且假定出了一些准则,这些准则却是一种完全相反的顺序。一种观点认为,这可能与斯宾诺莎(Spinoza)提出的自然倾向的概念存在一定的联系,或是个体具有固执坚持并与阻碍物抗争的倾向,这是个体的风格。一种观点则持有戈德斯坦(Goldstein)的学说观点,这也就是被马斯洛等人使用的"达到自我实现",或是使用麦独孤提出的"自重情操"。另一种观点则持有现代弗洛伊德主义的观点,认为需要不仅

---

① AMUNDSEN R. Roald Amundsen:my life as an explorer [M]. Garden City, N.Y.:Doubleday & Doran, 1928.

赋予自我以理性和理性化的能力，同时也可以使自我在面对外界诱惑和环境影响时，保持其内在系统完整和稳定的倾向。诚然，正如新弗洛伊德主义者所阐述的那样，相较于机会主义、减少紧张感和适应，得到加强的自我是具有作出反应的能力的。

追求自我统一体将其自身与其他形式的动机很好地区分开来，但是却无法与冲突区分开，而是与人格统一在一起。以精神病人为对象的研究发现，精神病人的生活是以无关子系统的增多、而动机的同质系统的丢失为标志的①。当个体被部分驱力、被逼迫、或被环境压力所驱使时，他已经失去整合自身人格的能力，也无法保持自身追求自我统一体的主要方向。例如，长期目标的拥有、将人类与动物区分开来、成人由幼儿长大、还有许多时候我们从生病后虚弱的身体状态中恢复过来。

显然，追求自我统一体具有未来参照的性质。事实上，对于未来的描述，许多的心理状态的词汇已然足够了。除了"追求"之外，我们也会用兴趣、趋势、倾向、预期、计划、问题解决和意图等词汇来描述与未来有关的事件。然而，并非所有的指向未来或是以未来定向的客体都是现象意义角度的自我统一体。但是，这些客体却都迫切需要一种可以超越以往的心理学，仅从发生在个体身上的早期经历的角度来加以解释，而并非从未来行为倾向性的角度来加以论述。看起来，人们似乎一直在忙于将自己的生命引向未来，然而，与之相对的是，大多数的心理学却一直在追溯人们的过去。

八、理解者自我

我们已经将自我统一体的以上各种功能区分开来，并且这些功能被认定是我们自己特有的功能。但是，问题出现了：我们是否已经发展到了终点，没有再进一步发展的可能了呢？我们是否能够最终达到认识自我的顶峰呢？我们是否可以成为自我的理解者（the knower）呢？而这种理解者不仅是自我统一体发展的最高阶段，也是作为自我统一体其他发展水平的总结和概括。在"美国心理学之父"威廉·詹姆斯（William James）发表的著作中，有这样一章十分著名，其中的内容便是詹姆斯在努力地探讨以期解决这个问题。但是，他最终总结道，我们已经发展到了终点，无法达到自我的理解者这样一个更高的层次。他认为，自我作为一种独立而实质性的存在，因为个体经验的流动性，是无法与个体整体区分开的。他说，意识经验的每一分钟每一秒钟，都是与上一分钟、上一秒钟连接在一起的，是一个连续不断的过程。因此，理解者也只是在某种程度上，意识到了他本身已经意识到的内容，按他的原话来说是："思想本身就是思想者。"

---

① MCQUITTY L L. A measure of personality integration in relation to the concept of self [J]. Journal of Personality, 1950, 18（4）: 461-482.

詹姆斯的反对者则认为，即使是一小部分的系列经验也无法成功地将其自身转变为一个意识的独立单元；也不可能将自身评价为重要的抑或是有趣的，更无法将思想沿着意识流传递下去。评价为重要还是有趣如果不是针对我来说的，那是相对于谁来说的呢？我才是最终的操控者。作为理解者的自我，它的产生是不可避免的，是终极的理所当然，会必定出现的。

有趣的是，我们很想知道，为什么詹姆斯在广泛承认了心理学的物质自我、社会自我和精神自我之后，却会极力回避承认自我理解者的存在。原因可能是（以今天的角度来看，似乎是合理的），当一个心理学家在经验的水平上，努力而费力地描述自我统一体功能的本质时，他希望能够找到一种与众不同的方法来分析自我，并以此来促进心理科学的发展。因此，在这种原因的驱使下，他便不愿意回到心理学研究的初始状态，也不愿意将自我视为一个综合体、一个集大成的综合。所以，詹姆斯极力反对自我理解者的说法，他甚至将这种理论的提出视为心理学的倒退，并将之称为"侏儒理论"。

诚然，误用或是滥用概念的危险无疑是极大的。但是，在逻辑上需要的情况下，我们也应该先给自我理解者以进入心理科学的机会，再来讨论是否会出现误用或是滥用概念的危险，而不是先阻止了对自我理解者的理论研究。包括康德在内的一些哲学家也坚持认为，纯净的自我或者先验的自我是与经验的自我截然不同的。但是，正如詹姆斯所说的无法理解自我，和康德所说的先验的自我，与自我理解者在本质上是存在极大差异的。我们对于理解自我的认知通常是间接的，是按照假定前提的顺序进行的。另一方面，经验自我的所有特征都是直接获得的，是按照时间和空间的分类而获得的认知。

但是，他们形而上学的立场导致他们直接进行反对和抨击。康德和詹姆斯都同意伟大的哲学先驱笛卡尔的观点，即知道是自我的重要属性。

我们不仅知道事物，还知道（或者说掌握）我们自身自我统一体的经验特征。表现为：我具有躯体自我感觉；通过日复一日的认同，我具有自我认同；我具有自尊的感觉、自我增强的感觉和自我映像的感觉；基于兴趣和追求，我还具有理性，是理性运用者。因此，当我考虑到我自身具有的自我统一体功能时，我可以感知到这些功能的结合，并且可以感受到它们以某种熟悉和亲切的方式来知道它们自身。

正是知道了这些，飞越过怀疑的阴影。我们承认了自我统一体的第八种功能，也是我们自身所特有的一种状态。换言之，这是自我的第八个重要的内涵。但是，就目前阶段而言，科学的观点应该是难以理解的，也应该是哲学家们争论的焦点。但是，许多哲学家，例如康德，将这种功能（即纯净的自我）放置一边而不谈，也就并未出现热烈争论的景象。而像詹姆斯等其他人则持有另一种观点。其他倾向于人格观点的研究者认为，应将自我视为独立的了解者、思考者、感受者、执行者。

第三节 心理健康思想评述

一、人格和生涯发展的脉络

从奥尔波特的生平中我们可以看到，奥尔波特的人格和生涯发展受到了父母亲、哥哥和弗洛伊德等人的影响。这些人在奥尔波特人生的不同阶段，给予了各自不同的影响。奥尔波特正是在这些影响之下，从一个勤劳地护理病人的幼小孩子，逐渐成长为一名哈佛大学心理学系的高材生。在职业方向的迷茫之中，他最终提出了与当时盛行的心理学思想不同的理论观点。正是基于奥尔波特与众不同的理论观点，奥尔波特成为了美国人格心理学的创始人，他对人格的定义至今还为学者们所引用。

在论述奥尔波特心理健康思想之前，我们有必要认真回顾一下影响奥尔波特的四个人和他的生涯发展阶段，我们相信儿童的成长经历对人的影响非常深远的心理学观点，这也是一种从奥尔波特这位心理学家的成长经历中，梳理其人格发展及心理学理论思想发展的脉络，以期更好地理解奥尔波特理论观点的重要途径。这是我们采用传记法对个案进行分析研究的一种尝试，事实上，这也是奥尔波特本人所崇尚的研究法，即从个案的书信、日记、自传中，分析出个案具有代表性的人格特点。换句话说就是，我们利用奥尔波特推崇的形态发生法来研究奥尔波特，同时我们还对奥尔波特本人的潜意识动机进行分析，这是他生前非常反对的。

（一）家庭对奥尔波特的影响

1. 父母对年幼奥尔波特的影响

关于奥尔波特本人的早期成长经历，从传记资料中可以看到奥尔波特本人对于自己的家庭生活的回忆。在奥尔波特的眼里，家庭生活是"只有朴素的、新教式的诚实和勤奋"，是一种"艰苦劳动的家庭环境"，他早期常常做的事情是照料诊所、刷洗瓶子、护理病人。这种关于生命早期经历的回忆，显示出一种宗教式的生活以及简单奉献的工作场景，似乎并不是一个孩子们围绕在父母膝下，其乐融融的温馨场面。

以分析的视角来看，可以推测出：奥尔波特的父亲关心病人，不信奉休假制，对待孩子强调利他、奉献和忘我；母亲关心宗教信仰，对待孩子强调严谨、崇尚信仰。这样的家庭养育方式，不禁令人联想到了一个充满了道德感、不食人间烟火、圣洁高尚的画面，每个人都极度追求奉献忘我、高尚圣洁的行为，却好像忽视了个人的基本需求，如放松、自由和享乐，孩子的被宠爱、被关注的需求似乎也无人关心。

"种瓜得瓜，种豆得豆"，奥尔波特的家庭培养出了整洁、规律、守时的奥尔波特，具有这种人格特点的个体，其本我和超我之间的矛盾冲突比较大。这种剧烈的矛盾冲突，在奥尔波特发明的人格测试法中找到了蛛丝马迹：实验材料所提供的恰恰是一个容易引起愤怒和攻击的场景,所提供的备选项也恰恰是一个人的自我在协调本我和超我之后,可能出现的顺从或者支配型的行为,所测量的恰恰是与本我和超我冲突结果有关的反应倾向。

奥尔波特后来和心理学家哥哥发明了一种测试法,测量他们称为"优势压制"的东西,他们不问受试者感到如何的有优势或者如何的感到压抑,而是问他们在涉及那种特征尺度时如何在具体的情境下作出行为反应。

例如:有人在排队时企图插到你前面去。你已经等了好一阵子了,再也不能再等。假设这位插队的人是同一个性别的人,你经常会:

——规劝这位插队者;

——对插队者"怒目而视"或者与旁边的人用清晰可闻的声音议论这位插队者;

——决定不再等待,径直走开;

——什么也不干。

对一批自愿受试者试过这种测试后,奥尔波特得出结论说,对任何一个具有挑战性的情境作出优越或者压抑反应的人,他们在其他类似情境里多半会作出同样的反应。"大多数人,"他写道,"在高位的优越感和低位的压抑感的给定的连续尺度上,都倾向于占据一个给定的位置。"对他们来说,这好像确立了特征的真实情况,也说明一个人在类似的情境当中会作出类似的反应①。

在心理学界中有一种很有意思的现象,即心理学家所感兴趣的研究领域,往往是个人内心需要、冲突的外在表现,奥尔波特的传记资料和他的研究领域,均证实了这一点。奥尔波特的人格特点还反映在他 1924 年开设的人格心理学课程中,他将社会伦理学和对善良、道德的研究与心理学原理结合起来,反映出他强烈的洁身自好、追求道德的人格倾向。奥尔波特一生都恪守着重要的道德原则,他认为心理学理论建设应该是慎重的、中立的、谦卑的,事实上,这三个词也恰恰体现了奥尔波特的生活和工作宗旨。

奥尔波特后来对宗教浓厚的研究兴趣,也与母亲虔诚的信仰教育分不开。不仅他本人是个虔诚的教徒,在哈佛大学的阿普尔顿小教堂连续坐禅几乎达到 30 年之久,而且他一生都对宗教研究孜孜不倦,编制了《宗教倾向量表》(Religious Orientation Scale,ROS)。

---

① 亨特. 心理学的故事 [M]. 李斯, 译. 海口: 海南出版社, 1999: 410.

奥尔波特吸收了父亲的人道主义世界观和价值观，在以后的岁月里还经常喜欢引用他父亲的座右铭"如果每个人都尽其最大努力去工作，而只取家中所需的最低量的经济回报，那么，一定就有足够的财富可以对付下去"。他在研究之余，还抽出时间从事了大量的社会志愿服务工作，满足自己帮助有困难的人的深层需要，这一点受到父亲的影响也许更多一点。就像他在自传中写的那样，"给了我一种有能力的感觉"，他回避使用了普通意义上的自卑一词，也许这正是奥尔波特后来特别强调人的尊严和价值感的原因吧。

2. 哥哥的研究领域对青年奥尔波特的影响

奥尔波特的哥哥弗雷德，比奥尔波特大7岁，毕业于哈佛大学，是美国的著名心理学家，实验社会心理学之父，曾获得美国心理学会杰出科学贡献奖和美国心理学基金会金质奖章。

奥尔波特中学毕业后，父母迁居，他就跟着哥哥弗雷德生活，在青春期建立自我认同的关键时刻，哥哥成为了奥尔波特最重要的人物。受到哥哥的影响，奥尔波特不仅跟随哥哥在哈佛大学读完了本科和研究生，而且还选择了弗雷德的研究领域：心理学。这是奥尔波特学术和职业生涯的开始，他成年早期的许多时光都是在哈佛大学度过的。

哥哥弗雷德是社会心理学家，奥尔波特则与哥哥不同，他认为应该以个体为研究对象，注重个案研究法，通过分析书信、传记等对个案的人格进行分析，这是奥尔波特逐渐走上人格研究领域的开始。可以说，哥哥引领奥尔波特走入了心理学的殿堂。1921年，奥尔波特和哥哥一起出版了著作《人格特质：分类和测量》(*Personality Traits*：*Their Classification and Measurement*)。

(二) 弗洛伊德对成年奥尔波特的影响

从前面的介绍可以知道，奥尔波特曾经与弗洛伊德有过一次见面，他无意识谈到了一个对抗权威妈妈的小男孩。弗洛伊德的回应表明，弗洛伊德坚信，人们无论说什么和做什么都不过是他们自己内心冲突和恐惧的潜意识泄露[1]。

我们无法明白弗洛伊德作那样处理的意图和目的，但是可以确定的是，这次会面对奥尔波特来说意义非常。奥尔波特觉察到弗洛伊德正试图分析自己早期的无意识记忆，这令他感到不自在和窘迫。弗洛伊德如此快速的连接，如此迅速的反问，使奥尔波特产生了巨大的阻抗，引起了他的防御。事实上，这一轶事尤为有趣的印证是，奥尔波特本人确实具有弗洛伊德所谓的强迫性人格特点——守时、规律、整洁。

在这段对话之后，奥尔波特"谈到我这个年龄的年轻男性常见的性问题"，

---

[1] ALLPORT G W. The person in psychology：selected essays [M]. Boston：Beacon Press，1968：383-384.

最后，奥尔波特请弗洛伊德为自己推荐了一位美国的精神分析家。奥尔波特说："即使我们短暂谈话的目标一开始就有分歧，但我还是怀着对弗洛伊德强烈的憧憬和喜爱的心情离开了。"（Allport，1961）

正如何甘所说的，弗洛伊德对奥尔波特的反问其实是一种击中要害的真知灼见（李文湉，1988）。我们可以相信，奥尔波特就是那个小男孩，带有强迫性的人格特点，内心充满着道德与欲望的矛盾对抗，正因为如此，他走向了与精神分析潜意识对抗的道路，走向了对意识进行研究、对健康人格进行研究、对机能自主动机进行研究的道路。换句话说，他后来提出的很多理论观点，都证明着同样的东西：证明弗洛伊德对自己的分析是错误的，证明自己成年的动机与儿时动机不同，证明自己能够拥有机能自主，证明自己是一个心理健康的成年人。

二、奥尔波特人格理论的理论背景

奥尔波特的人格理论具有鲜明的特点，他不仅奋起批判他认为存在糟粕的精神分析理论和行为主义理论，从中汲取自己理论应该重视的教训，而且他还善于荟萃各种丰富的人格理论之长，汲取理论成形所需的养料。

（一）奥尔波特对精神分析理论的批判

1. 奥尔波特反对精神分析过于强调无意识

奥尔波特相信一个健康人具有理性和意识功能，他们活动的力量完全是能意识到的、可以控制的，而潜意识只有对偏态的人才会发生作用。

2. 奥尔波特反对精神分析以病态的人格作为主要的研究对象

在奥尔波特眼里正常与不正常并非是连续的序列，而是截然不同的类型。"某些理论的形成主要是基于对疾病患者、焦虑者的行为的研究，基于对被控制者和绝望的老鼠的古怪动作的研究。很少有理论是建立在对健康人的研究之上的，这些人奋力寻求的与其说是生命的维持，不如说是生活的价值"（Allport，1955）。因此，奥尔波特选择健康成人作为主要研究对象，很少涉及精神病人，他的理论体系是面向健康人的。

3. 奥尔波特反对精神分析对童年经验的夸大

正如奥尔波特与弗洛伊德的会面所揭示的那样，奥尔波特强调的是当下，是此时此刻的影响，他不认同弗洛伊德的观点，认为人类目前的行为并没有受制于童年时的经验。尽管他同意弗洛伊德的本能对幼年期的行为动机有相当的解释力，但也不相信本能论可以解释变化的、即时性的大多数成人的动机。

（二）奥尔波特对行为主义理论的批判

奥尔波特的人格理论得以形成，还源于他对早期行为主义的批判。行为主义作为一种刺激—反应心理学，将人格视为一切动作的总和，是各种习惯的最后产物，这种观点为奥尔波特极力反对。他拒绝将人看做一个纯粹的"反应"机器，相反，他认为人类可以更为积极，在很大的程度上是主动的，是受到自己的意图和价值观所驱使的。

身处行为主义关于机械、被动和回归驱力的观点盛行的年代，奥尔波特仍坚持认为意识是心理学研究的主要目标，特质是人格的元素。行为主义认为个体行为仅产生于很少几种基本的内驱力或需求，而奥尔波特提出的动机的"机能自主"则打破了这样的信念，他重视自我的功能，并提出自我发展的阶段。奥尔波特认为尽管我们所有动机都有其原始的起源，如对某种东西的爱好，因为它与某种基本的或原始的东西有联系，但是这一动机一旦产生，就可能会变得独立于自身的起源，并继续自主地发生作用，而不论该动机是否会象征性或实实在在地满足任何一种更基本的内驱力。

（三）奥尔波特从其他理论中汲取营养

奥尔波特深受"美国心理学之父"威廉·詹姆斯（William James）的影响，他从詹姆斯那里继承了人文主义和折衷主义，不但关注自我、关注意识，在解释不同层面的心理状态时，还应用各种心理学理论，博采众长，甚至能应用哲学和文学的材料。

奥尔波特还得益于早期形成的人本主义、存在主义的影响，强调人的潜能发展，人的独特性、尊严与价值，强调此时此地对人的影响。

不仅如此，奥尔波特的理论还受到格式塔心理学的影响。格式塔心理学强调整体和意识经验，关注现象场，重视对现象场的直接描述，反对任何将整体拆分成部分的还原主义研究趋向，完全否认无意识心理。奥尔波特说格式塔心理学是"那种我一直寻找而又不知其存在的心理学"（Allport，1961）。

三、奥尔波特健康人格的理论观点

（一）对人格的界定

很少有心理学家能够像奥尔波特那样，在界定人格的定义方面付出了那么多的努力。他不遗余力地研究了关于人格的众多资料。他考证了人格这个词的词源，认为"人格"一词与希腊语 persona 相联，即面具的意思，指的是在公元前一二世纪，古罗马演员在扮演角色时所戴的化妆脸谱。

奥尔波特在追溯人格术语历史之后，又诠释了在神学、哲学、心理学、法律、社会学等领域的 49 个人格定义。然后提出了自己的第 50 个定义。他在 1937 年出版的《人格：心理学的解释》一书中，给出了后来得到多数心理学家推崇的定义："人格是个体内部决定个人独特的顺应环境的心身系统中的动力结构。"后来在其 1961 年出版的《人格的模式与成长》一书中，又把上述定义中的"决定个人独特的顺应环境"改为"决定具有个人特质的行为和思想"，旨在强调人的行为不仅仅是适应环境，而且还能影响环境，使之适应人们的需要。

奥尔波特的人格定义反对了当时心理学中的两种倾向，一种倾向认为人格不存在，另一种倾向认为人格在个人所不知道的心理阴暗的隐蔽之处。奥尔波特认为人格的确存在，人格具有独特性和整合性，是一个心身系统，具有推动和引领个体行为的动力。

奥尔波特人格定义的两种陈述都强调了人格的独立性。注重研究个体而不注重研究制约人类的规律，是贯穿于奥尔波特研究活动始终的主题。他三番五次地重申，绝不会存在两个完全相同的人，了解某个特殊个体的唯一途径就是研究这个特殊的人。

奥尔波特对每个词语的仔细推敲，也反映出其严谨、自律的人格特点，当然，这样确保了每个词都准确地表达奥尔波特的意思。

（二）人格的发展阶段

奥尔波特的人格发展阶段观点就是他所提出的关于自我统一体的形成过程。他把人格定义为一种"动力组织"，并把它命名为"自我统一体"，即人们认为生活中那些温暖的、核心的和重要的行为和特征。自我统一体是人格统一的根源，是人格特质的统帅，包括个体认为对自我认同和自我提高至关重要的那些生活组成部分，包括一个人的价值观以及与个人信念一致的、属于个人所有的良知，而概括化的良知不属于这个部分。完善的自我统一体机能从出生到成年，需要经历八个阶段的发展才能实现：

1. 躯体自我感（1岁）
2. 自我认同（2岁）
3. 自我增强（3岁）
4. 自我延伸（4岁）
5. 自我映像（4—6岁）
6. 理性运用者（6—12岁）
7. 追求自我统一体（12岁至青春期）
8. 理解者自我（成年）

（三）健康人格的理论观点

奥尔波特反对精神分析，认为精神分析挖得太深了，太过关注于个体深层的内心动机，忽视了当前的动机和意图。同时，他也反对行为主义，认为行为主义挖得太浅了。奥尔波特提出了自己独特的人格理论，实现着个人的"自我统一体"。

奥尔波特对心理健康个体的关注先于马斯洛，由于缺乏在数学、生物学、医学、实验操作方面的特殊才能，奥尔波特不得不在人本主义草原上寻找自己的出路，这片草原给他提供了研究心理成熟人格的场地。

奥尔波特认为低等动物或精神疾病患者的行为与健康成人的行为是有差异

的，他反对弗洛伊德主义所持的精神病患者和健康人之间只有量的区别，没有质的不同的观点，认为精神病患者与健康人之间根本没有机能上的类似性。精神病患者的动机存在于过去，健康人的动机存在于未来。

健康人的人格是不受无意识力量的支配，也不为童年的心灵创伤和冲突所左右，比起不健康的人，健康的人表现得更加灵活与自主，其行为是在理性和意志的水平上进行的。因为不健康的人仍然受制于童年经验的无意识动机的驱使，而成熟的健康人则表现出活跃、安全感和自由选择的特点。通常这些成熟的人童年没有什么创伤经验，虽然他们可能会经受挫折和痛苦的磨难，但是健康的人随着年龄的增长而日趋成熟，而年龄并不是成熟的必要条件。

他强烈主张健康成人的人格原则，不能由动物园、儿童、过去或精神病患者的研究引申而来，所以他研究了大量机能成熟的健康成年人，提出了健康人格的六个标准，其观点与人本主义自我实现的观点十分相似。事实上，奥尔波特也在用另一种方式表达着自己就是一个心理健康的成年人。

1. 自我扩展的能力

健康的成人有很多朋友和爱好，积极参加各种社会活动，范围极广。他们不以自我为中心，积极参与解决一些与自己无关的问题和活动。他们对工作、游戏与交往有非自我中心的兴趣，并且家庭、社会和精神生活对他们很重要。

2. 与他人关系融洽

健康的成人有能力与他人建立亲密的关系，富有同情心和友爱，没有占有欲和嫉妒心，能宽容自己与别人在价值观上的差异。尊重别人，有健康的性态度，不会为了自己的满足而侵犯他人的权利。他们能够对他人都能表现出温暖、理解和亲近，可以容忍别人的不足与缺陷。

3. 情绪上有安全感或自我认可

健康的成人能忍受生活中不可避免的冲突和挫折，经得起各种不幸的遭遇。能耐受恐惧和不安全的情绪冲击。并且，健康的成年人具有一个积极的自我映像，可以接纳自己的各个方面，不受消极情绪的支配，能保持乐观的态度。

4. 具有现实的知觉

健康的成人能够准确、客观地理解现实、接受现实，并不是根据自己的期望去看事物。如果知觉现实时予以歪曲，那么，这就是心理变态的一种表现。

5. 良好的自我意识

健康的成人对自己的优缺点十分清楚，能准确把握自己的现实自我与理想自我，知道自己有什么、缺什么，能调整其相互关系。他们无须将自己的过失或弱点归咎于他人，知道自己心中的自己与别人眼中的自己之间的差异。并且，健康的人还有幽默感，能自嘲，很少靠攻击或性方面的话题引人发笑。他们能觉察生活中不和谐的事情，无须伪装或者故作姿态。

6. 统一的人生哲学

健康的成人有明确的人生目的，人生哲学可以是宗教，也可以不是。他们着眼于未来，对工作有使命感，而且全身心地投入工作。奥尔波特十分重视宗教，认为具有成熟的宗教态度和统一的人生哲学会使人们的良知达到完善的境界，并且有着为他人服务的强烈欲望。

（四）研究方法

1. 个案研究：形态发生法

奥尔波特对弗洛伊德过于强调潜意识表示怀疑和不满，对根据数学和统计学的结构来表现人格的模型也不感兴趣。他非常强调对个体特质进行研究的方法，他把这种专门用于个案特殊规律的研究法称为形态发生法（morphogenic procedures）。

形态发生法指的是整个有机体的模式特点，是个人倾向的模式或结构。奥尔波特认为有些方法属于全部形态发生法，例如逐字记录第一人称叙述法、谈话、梦、表白；日记、信件、自传；以及用来表达和投射测验的工具，如文学作品、美术作品、信手涂鸦，以及握手、语言表情、身体表情、笔迹、步态等等。部分形态发生法包括一些量表，如自评量表、标准化测验、Q 分类法等等。

在妻子的大力协助下，奥尔波特和他的学生使用这种形态发生法，对来自一位化名为珍妮的人长达 11 年的 301 封信进行了深入研究，并以《珍妮的信》为名出版，详细诠释了形态发生法。这些信件揭示了一个名叫珍妮的老女人对儿子爱恨交织的复杂情感，珍妮将自己的感受、生活事件等，写信告诉了一对夫妇，这对夫妇应该就是奥尔波特夫妇。

1868 年，珍妮出生于爱尔兰，父母是新教徒，她是家中的老大，她有 5 个妹妹和 1 个弟弟。5 岁时，全家迁往加拿大。18 岁，父亲去世，珍妮被迫中断学业，不得不出去工作以承担全家的生活。27 岁，她嫁给了一个铁路警察，婚后与原生家庭渐渐疏远。29 岁，丈夫去世，不久儿子罗斯出生。母子亲密无间，珍妮全心全意地爱着儿子，供养着儿子读书，她告诉罗斯，为了他，牺牲自己是理所应当的，她要对他的生存负责。

后来当罗斯上大学后，开始对女性感兴趣时，珍妮与儿子吵得不可开交。她挑剔罗斯身边任何一个女性，认为她们都是妓女、淫妇，包括与儿子结婚的儿媳妇也是。这段时间珍妮心情非常糟糕，认为儿子忘恩负义。直到儿子离婚，珍妮搬进了罗斯的公寓，她才获得了短暂的快乐时光。之后，罗斯去世，珍妮的信表达出了一些不同的情感，她对罗斯的态度有了好转，认为不会再有其他女人来骚扰罗斯了，安全了，没有人再来和自己分享罗斯了。之后的通信，显示出珍妮对死亡、金钱的关注，她表现出很多疑心、不信任、敌意，把自己的不幸归罪于他人。

正是有了这 301 封信，有了妻子临床心理学知识的帮助，奥尔波特和他的学生花了几年的时间，对这些信进行了深入的研究。他请 36 个人列举出能描述珍妮性格的词汇，将它们分成 8 组，即爱争吵—多疑、攻击性、自我中心（占有欲）、独立自主、夸张—紧张、审美—艺术、嘲讽—病态、多愁善感。另外一位学者佩奇用计算机的因素分析法进行统计分析，也分离了 8 个因素，即攻击性、多疑、占有欲、审美、多愁善感、病态、夸张和自我中心。有趣的是，这两种方法所得到的研究结果几乎一致。

奥尔波特于是得出结论：计算机的运用并没有得到什么新的东西，而鉴定者的主观印象也许能提供更为丰富的信息。正因为奥尔波特的这种研究方法，他被指责为更像一个艺术家，而不是科学家；但同时，这种方法也被一些心理学家所接受和使用。

2. 宗教倾向的研究

没有哪个人格心理学家像奥尔波特一样，一生都对宗教研究孜孜不倦。他认为深厚的宗教责任感是成熟个体的标志，然而并不是所有去教堂做礼拜的人都有成熟的宗教倾向，有些人对宗教有严重的偏见。

为了了解做礼拜和偏见的关系，他和同事编制了《宗教倾向量表》（ROS），这个量表适用于经常去礼拜的人。ROS 假设宗教倾向有内在和外在之分。内在倾向是指人们靠宗教支撑自己的生活，主导动机来源于其宗教信仰，他们不利用宗教来达到自己的目的，而是调整自己，使自己的需要符合宗教的价值观，并且不折不扣地遵守内在的宗教信念。外在倾向是指人们把宗教看做是一种寻求自我安慰、遵从社会习俗的宗教，视宗教为自己达到目的的手段，这些人很容易建立宗教信念，也很容易改变这些信念。

后来，奥尔波特不断修正自己的 ROS 观点，也有其他心理学家继续对 ROS 进行修订和大量研究。然而，我们想再次重申的是，我们可以从奥尔波特的成长经历的角度，去理解他的研究兴趣。他对宗教倾向的关注，从某种程度上也显示出他对于人们的宗教信仰、宗教行为的好奇和怀疑，甚至可以猜测，这也许是奥尔波特想探究母亲宗教态度的内在兴趣，因为在他的眼里，母亲更像是一个宗教信徒，而不是孩子的母亲。

（五）动机和机能自主

1. 动机的理论

奥尔波特认为，精神分析和各种学习理论是一种反应性（reactive）理论，认为人们主要受到缓解紧张和恢复平衡状态的需要所驱动。而一个有用的动机理论应该意识到，人们不仅对环境作出反应，而且还能塑造环境并使环境对他们作出反应。人格是一个不断成长的系统，新的成分会不断涌入。

他认为一个有用的动机理论必须具备四个特征：

（1）动机的现实性。奥尔波特反对弗洛伊德认为儿童时期的动机决定人一生行为的观点,他主张动机是现在的动机,过去的动机只有现在还存在才能解释行为。

(2) 动机的多元性。奥尔波特反对把动机归纳为一种类型,如"性"、"自我实现"、"自卑"等等。他指出:"动机的种类是如此的广泛,以致难于发现普遍的共同特性。"(Allport,1961)他认为,成人的动机基本上不同于儿童的动机;神经症患者的动机也与正常成年人的动机不同;有些动机是有意识的,有些是无意识的;有些是转瞬即逝的,有些是不断复发的;有些是边缘的,有些是核心的;有些是降低紧张的,有些是维持紧张的。

(3) 认知过程是动机产生的重要原因。与前人不同,奥尔波特强调动机与认知过程的密切联系,他认为不了解一个人的计划、意愿,就不可能真正了解人的动机。所以他强调必须了解一个人自己当前的想法。

(4) 每一个人具有独特的动机模式。正如两个人不会具有相同的特质结构一样,两个人也不会具有相同的动机结构。每一个人都有自己独特的动机模式,一个具体的、特殊的动机不同于一个抽象、概括化的动机。例如,某人喜欢打球,有的理论认为这是因为个体具有攻击的需要,也有的理论认为这是一种被压抑的性驱力,还有的理论把它归因于在初级驱力上习得的次级驱力。奥尔波特认为,其实想提高打球技能就是个体特有的、具体的动机。

由此可以看出,奥尔波特依然无意识地强调:自己的动机是不同于其他人的。换句话说,他认为弗洛伊德把其他人的动机规律应用于自己是不合适的。

2. 意识和无意识动机

奥尔波特也许是最强调意识动机重要性的人格心理学家,他对意识动机的重视可以追溯到他与弗洛伊德的那次见面。奥尔波特认为他对自己的动机十分清楚,只是想知道弗洛伊德怎样看待这样小的孩子的肮脏恐怖症。

不过,奥尔波特并没有否认无意识动机的存在,也没有否认无意识的重要性。他同意有些动机受到了隐蔽的冲动和阈下动机的驱使。例如,他认为多数的冲动性行为是无意识的,是重复的,起源于童年,只是成年后还保持着孩子般幼稚的特点。

3. 机能自主

奥尔波特认为"机能自主"(functional autonomy)是一个人现在进行这一行为的原因,与原来进行这种行为的原因是不相同的,即过去的动机与目前的动机在机能上没有联系。一个人今天的动机机能是自主的,它独立于过去。

例如,一个学生刚刚学习某门课程时,很可能是因为这门课程是学校开设的,或因为家长逼迫,或由于很多人都在学。但是,也许到了后来会完全被吸引,甚至迷恋这门学科。这里原发性动机也许丧失殆尽,达到目的的手段本身却变成了目的。

他认为，当动机成为自我统一体的一部分时，对动机的追求是因为它们本身，而不是为着外部的奖励或奖赏。他区分了两类机能自主：

（1）持续的机能自主（perseverative functional autonomy）。它是指个人盲目从事的重复性活动，并且这些活动曾一度为实现某个目的起过作用，但现在已不再发生作用了。这种活动的发生独立于奖赏和过境经验之外，是一些没有太大意义的低水平的活动。例如一个人在退休后仍然每天早晨六时起床就是一个例子。

（2）自我统一的机能自主（propriate functional autonomy）。这是使人格形成统一体的主导动机系统。它包括个人的兴趣、价值观、目标、态度和情操等引起，由机能自主的动机控制的行为，机能自主的动机应该是人格心理学家研究的中心问题。

奥尔波特的机能自主理论具有积极的意义，具体表现在：

（1）提高了人的自主地位。奥尔波特强调人具有自主的能力，可以支配自己的行为，能够为自己负责。很明显，这种观点是对当时主流心理学的精神分析和行为主义的对抗，也是他对自我的价值和尊严的一种捍卫和弘扬。

（2）指出了人的社会化价值。奥尔波特认为人的动机可以转化和形成，并且能够说明一个儿童如何能够转变为社会成人的道理。他强调人的社会化价值，与当时主流的精神分析和行为主义观点不同。

四、奥尔波特理论思想的贡献与局限

奥尔波特对心理学中任何掩盖人类个性或尊严的观点进行了不懈的斗争。如果要区分出贯穿整个奥尔波特著作中的重要主题，那么个体的重要性将排在第一位。当然，这个主题把奥尔波特的理论置于"科学"心理学的对立面，因为一般人认为科学的职能是发现支配所有行为的普遍规律，科学关心的是普遍真理，而奥尔波特关心的却是特殊的真理。

（一）主要的贡献

1. 对人本主义心理学的贡献

奥尔波特是人本主义联盟的五位创建者之一，是人本主义的先驱。他重视生活目标和意义的追求，强调促进个人价值观的建立。反对美国主流心理学中非人化和生物主义的情绪，为构建人本主义心理学理论奠定了基础。人本主义心理学能发展成为脱离精神分析传统，又与行为主义对立的心理学的第三势力，在许多方面都与奥尔波特的贡献分不开（林方，1989）。

奥尔波特为人本主义自我心理学奠定了基础，他指出自我是个体人格一致性、动机、记忆连续性的基础，这种自我心理学与弗洛伊德以患者和病人为研究对象，以探索潜意识为主的观点不同，他强调以健康成年人为研究对象，强调研究意识动机。由于奥尔波特强调自我、机能自主，他的理论已为注重临床方法的心理学家所接受（林方，1984）。

2. 对人格心理学的贡献

很少有心理学家能够像奥尔波特那样对人格定义的表述字斟句酌，对以前人格定义的分类进行深入研究，竭尽全力地全面透视人格理论。在他的著作中，所表现出来的清晰的思维、精炼的语言，成为未来理论家效仿的典范。

奥尔波特奠定了人格心理学在美国的学术地位，他认为人格是心理学理所应当研究的主题。奥尔波特是美国第一个开设人格心理学课程的心理学家，也是美国第一部人格心理学教科书的作者，他以研究人格心理学而著称于世。他使德国人格心理学在美国得到发展，是人文科学心理学与自然科学实验传统分离的第一个关键人物（车文博，2005）。

3. 人格特质论的奠基人

奥尔波特是人格特质论（trait theory）的奠基人。在1929年的第九届国际心理学大会上，他发表了《什么是人格特质》的论文，提出将特质作为人格的基本单位。他的理论观点对于后来的人格心理学研究，如卡特尔的16PF、大五人格等等，都有着重要的影响。

奥尔波特以个案研究法，从书信、日记、自传中分析具有代表性的人格特质。奥尔波特认为特质是人格的基础，认为特质是每个人以其生理为基础的一些持久不变的性格特征。特质可以分为三大类：

（1）首要特质

首要特质（cardinal trait）是一个人最典型、最具概括性的特质。小说或戏剧的中心人物，往往被作者以夸张的笔法，特别突显其首要特质。如林黛玉的多愁善感。

（2）中心特质

中心特质（central trait）是构成个体独特性的几个重要特质，每个人身上大概有5—10个中心特质。如林黛玉的清高、聪明、孤僻、抑郁、敏感等。

（3）次要特质

次要特质（secondary trait）是个体不太重要的特质，往往只有在特殊情境下才表现出来。如有些人喜欢高谈阔论，但在陌生人面前则显得比较沉默寡言。

（二）主要的局限

1. 不是真正的人格理论，缺乏系统性和完整性

奥尔波特的理论观点的确涉及到了人格，他对人格的定义进行了大量研究，这是任何其他心理学家所不及的。但他对人格的理解只是一个狭窄的角度，即仅仅对几种动机作出了解释。正如美国心理学家所言："奥尔波特的著作以生动第一，结构第二，可读性固然高，颇受欢迎；但是缺乏完整的理论体系，显出了漏洞"（Hall & Lindzey，1978）。

奥尔波特的理论没有将许多已知的有关人格的知识整合进来，他没有对无意识动机驱动的行为、次级驱力所激发的行为作出足够的解释，似乎他满足于精神分析和行为主义的解释，并不想作出自己的阐释，他只是致力于鉴别他承认和否认的那些心理学理论的基本要素。这一点似乎正好可以验证前面对奥尔波特潜意识的分析，他只是想证明弗洛伊德的观点是错误的，证明自己不是那个小男孩。

2. 机能自主理论有很多局限

（1）难以进行经验的证明

当大多数人都同意早期成长经验与成年人格之间的联系时，奥尔波特却坚持认为这种联系根本不存在，认为现在行为的动机并不存在于过去，而仅仅是存在于现在。这种观点受到了很多指责，原因是它缺乏可证性，没有科学价值。

就像前面对奥尔波特的分析一样，他的观点与弗洛伊德完全是两极，弗洛伊德坚持过去决定现在，童年决定成年，而奥尔波特坚持否定过去对现在的影响，坚持现在决定现在。这种观点实在太武断了。

（2）仅描述了心理健康成年人的动机

虽然他充分描述了心理健康成人的机能自主动机，但是他并没有对儿童的动机、神经症和精神病患者的动机作出解释，也没有对普通成年人的动机作出分析。他没有分析神经症和精神病患者的动机是如何形成的，也没有讨论什么会妨碍一个人成为心理健康的人，没有提出如何能够成为机能自主的人。

3. 有些观点过于武断

虽然奥尔波特勇敢地反对精神分析和行为主义是值得肯定的，但是他有些观点确实过于偏颇。

（1）把人和动物、常态和变态、儿童和成人完全对立起来，对于他们之间的连续性和同一性则缺乏研究。可以说，他割裂了他们的关系。

（2）过于强调人格的独特性，忽视了人的共同性和普遍性。有人批评他不是一个科学家，因为科学家通常会用共同规律的研究方法去发现普遍的规律，而奥尔波特过于强调个案法，过于强调探寻特殊性。

（3）过于强调意识和人格健康，忽视了潜意识和病理性人格，过分强调内在因素对行为的影响，忽视外在环境对行为的作用，忽视了人格的社会根源。

尽管奥尔波特的理论观点有其瑕疵，我们依然对他敢于对抗心理学中第一势力的行为主义和第二势力的精神分析，表达深深的敬意。他与马斯洛、罗杰斯、罗洛梅、布根塔尔一道建构了心理学的第三势力——人本主义心理学，创立了健康人格心理学，这是他为弘扬人类尊严和价值方面作出的重要贡献。

【建议参考资料】

1. 车文博. 人本主义心理学［M］. 杭州：浙江教育出版社，2003.

2. 许燕. 人格心理学 [M]. 北京：北京师范大学出版社，2009.

3. ALLPORT G W. Personality：a psychological interpretation [M]. New York：Herry Holt and Company，1937.

4. ALLPORT G W. Becoming：basic considerations for a psychology of personality [M]. New Haven：Yale University Press，1955.

5. ALLPORT G W. Pattern and growth in personality [M]. Harcourt College Pub，1961.

【问题与思考】

1. 奥尔波特认为人格的含义是什么？
2. 奥尔波特健康人格的观点是什么？
3. 奥尔波特认为自我统一体形成的阶段有哪些？
4. 奥尔波特的理论发展历程是什么？
5. 奥尔波特对动机的理论观点是什么？

第六章　埃里克·埃里克森[①]

【本章提要】

埃里克·埃里克森祖籍丹麦,生于德国,后成为美国心理学家,他是新精神分析学派的代表人物之一。埃里克森最主要的贡献是提出了"自我认同"的概念,创造了"自我认同危机"的术语。他发展了弗洛伊德的人格理论,提出了心理社会性发展八个阶段的理论,认为每个阶段都有其特殊的社会心理任务,危机的顺利解决是人格健康发展的前提。埃里克森被认为是20世纪最著名的心理学家之一,排名第12。本章选译了埃里克森《心理社会性发展的主要阶段》(1982)一文,该文是继埃里克森早年提出的心理社会性发展阶段理论(1950)多年后的完善性回顾。文中埃里克森对早年使用过的术语和图表进行了回顾,并从人生发展的最后阶段向前追溯,重新梳理了贯穿人一生的心理社会性发展阶段,为这一理论画上了圆满的句号。本章还对埃里克森的心理健康思想进行了介绍,评述了埃里克森心理社会性发展理论的主要观点和基本原则,比较了他与弗洛伊德理论的不同,并对其理论在学校心理健康教育中的运用提出了一些看法。

【学习重点】

1. 了解埃里克森个人成长历程与自我认同理论提出的关系。
2. 领会埃里克森心理社会性发展的八个阶段理论的基础。
3. 掌握心理社会性发展的八个阶段应解决的主要危机。
4. 掌握心理社会性发展的八个阶段需要发展的积极品质。
5. 了解埃里克森理论与弗洛伊德理论的不同。
6. 领会心理社会性发展的八个阶段理论对学校心理健康教育的启示。
7. 了解埃里克森为心理学作出的主要贡献。

【重要术语】

自我认同危机　心理社会延缓期　自我　心理社会性发展理论　心理社会性发展的八个阶段

第一节　心理学家生平

埃里克·洪伯格尔·埃里克森(Erik Homburger Erikson,1902—1994)是美

[①] 本章作者为乔红霞。

第六章 埃里克·埃里克森

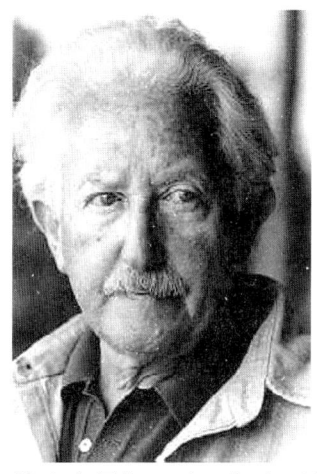

国人格发展心理学家，儿童精神分析医生，新精神分析学派代表人物。埃里克森祖籍丹麦，1902年生于德国法兰克福，1939年加入美国籍。他的主要贡献是首创"自我认同"（identity）（也译作"自我同一性"）概念，开创了自我认同在心理学领域研究的先河，因此，埃里克森被称为"自我认同研究之父"。埃里克森以自我心理学和心理社会性发展的模式闻名于世，尤其是针对"自我认同对角色混乱阶段"的系列研究影响深远。他的代表性著作有《童年与社会》（Childhood and Society）、《同一性：青少年危机》（Identity：Youth and Crisis）等。虽然埃里克森谦虚地称自己是在弗洛伊德理论的"磐石"上创建了以自我认同概念为核心的生命周期理论，但毫无疑问他发展了弗洛伊德的理论，当之无愧为现代心理学界最有成就的精神分析学家之一。与弗洛伊德不同，埃里克森注重文化和社会因素对人发展的作用，将弗洛伊德的理论从潜意识上升到意识，从心理内部扩展到外部客观世界，从五阶段论扩展到人一生的发展，体现了毕生发展的观念。因此，心理学史学家墨菲借用柯尔斯的话说："如果要问谁代表今日世界精神分析自我心理学的锋芒，那似乎就没有多少理由不认为是埃里克·埃里克森。"

埃里克森的身世、成长经历、人格特质、所处的社会环境以及学术背景等因素对其观念、学说、思想的形成影响深远。埃里克森是个私生子，1902年出生于德国，父亲是丹麦人，在他出生前就抛弃了他的母亲。在埃里克森3岁时，母亲与当地的犹太儿科医生西塞多·洪伯格尔（Hongburger）结婚，埃里克森一直把继父当做亲生父亲，并幻想能成为"更好的父母"的儿子。他微妙的不属于这个家庭的感觉，随着青春期生理特征的变化而不断加剧，并成为现实。埃里克森身材高大，金发碧眼，白皮肤，外形很像丹麦人，但埃里克森的母亲和继父都是犹太人。在学校里他被认为是犹太人，在继父所在的教堂里，他又被视为异类。

在埃里克森的成长时期，反犹浪潮席卷整个德国，他既无法在德国人中找到自己的位置，又因为自己的丹麦长相，不被德国的犹太人所认同。他的青春期正值"一战"爆发，作为德国人的埃里克森深为自己究竟该忠于德国还是丹麦感到困惑。出生、种族、宗教文化等问题困扰着这一时期的埃里克森，使他经历了人生第一次角色混乱，也促使他格外关注"我是谁"，"我从哪里来"，"我将往何处去"这类自我认同问题。

埃里克森在1968年至1975年先后发表了三个版本的自传体小说，称自己生命的前25年里经历着信任对不信任、自我认同对角色混乱的危机。可以说，埃里克森的一生充满了角色混乱问题。后来埃里克森提出并一直关注"青少年自我认同危机"可能与这段经历有关。18岁高中毕业后,埃里克森违背继父要他成为一名医生的愿望,选择游学欧洲并"寻找自我"。他学过绘画,曾先后两度进入艺术学校学习,但都没毕业就放弃了。

与很多心理学家不同,埃里克森早年没有受过正规院校教育,只进过文科中学和文科预科大学,后又在游学欧洲期间学习艺术、历史和地理。总体上看,埃里克森在校期间不是一个优等生,但却很有艺术天赋。埃里克森多年来一直沿用继父的姓,甚至在第一次写论文时还使用埃里克·洪伯格尔的名字,直到1939年他加入美国籍时,才改姓埃里克森。

1927年,25岁的埃里克森应同学之邀到维也纳的一所小学担任美术教师,那个小学的学生都是弗洛伊德的病人和朋友的孩子,他也因此结识了弗洛伊德的女儿安娜·弗洛伊德。在安娜的邀请下,他到维也纳一家新式学校进行儿童教学工作,并以每月支付7美元的培训费接受安娜的精神分析训练。这一时期对埃里克森非常重要:第一,他系统地学习了弗洛伊德的理论,并有机会了解新精神分析代表人物如哈特曼(Hartman)、沙利文(Sullivan)等有关自我心理学的主要理论;第二,安娜的精神分析理论与他父亲的理论不同,在诸多方面都有独特建树,对埃里克森产生了深刻影响。为表达对她的感激之情,1964年埃里克森把自己的著作《洞察力与责任感》一书献给了安娜。

1927年至1933年在维也纳的六年,是埃里克森重要的人生转折期。这期间埃里克森除了获得精神分析的训练,建立系统的弗洛伊德思想体系外,还谋到了一个心理分析师的职业,找到了在今后生活中坚定支持自己的人生伴侣,同校任教的加拿大籍教师琼·谢尔逊(Joan Serson)——一位舞蹈家和人类学家,并有了自己的两个孩子。这一时期是埃里克森的转折期和确定未来发展方向的关键时期,曾是艺术家的他成为了一个精神分析师,被吸纳为国际精神分析协会的常规会员,从此迈入精神分析这扇玄妙而深奥的大门。埃里克森获得的维也纳精神分析研究所的毕业证书,也是他受的唯一正规高级学校教育。因为埃里克森从没获得过高级学位,所以他成为弗洛伊德所认为的精神分析学家不必攻读医科专业观点的范例。

1933年至1950年是埃里克森人生的第三个阶段,也正是在这个阶段,他逐渐形成了心理社会性发展阶段理论。1933年为躲避纳粹的迫害,埃里克森全家迁居丹麦,后又迁往波士顿,并以精神分析家的身份私人开业,成为该地第一个儿童分析家。

1936年至1939年,埃里克森在亨利·墨里(Henry Murray)主持的哈佛医学院神经精神病学系任研究员,并被哈佛医学院录取为心理学哲学博士候选人,但几个月后他就放弃了。期间,埃里克森研究了正常儿童和情绪紊乱儿童,结识了一批有名望的人类学家,如露丝·本尼迪克特(Ruth Benedict)和玛格丽特·米德(Margaret Mead)。1938年,在两位文化人类学家的帮助下,他前往南达科苏语印第安人的松脊居住地（pine ridge reservation）进行实地考察，观察了苏语印第安人抚育子女的情况，并对当地儿童首次进行了文化对心理发展影响的研究。

1939年至1944年，埃里克森参加了加利福尼亚大学伯克利分校儿童福利研究所有关"儿童指导"的纵向研究，这项研究涉及人生各发展阶段冲突的解决以及儿童游戏的性别差异等。从1942年起，他一直担任该校的心理学教授，同时抽空到上游的加利福尼亚海滨调查另一个印地安族尤洛克（yurok）渔民。对苏人和尤洛克人的人类学研究使埃里克森进一步认识到社会文化因素在人格形成中的重要性，这种认识渗透在他的整个理论之中，促使其人格发展阶段理论的逐渐形成。1949年，在反动的麦卡锡时代阴影的笼罩下，加利福尼亚大学要求教职员工进行反共忠诚宣誓，埃里克森因拒绝签名被免职。后来，加利福尼亚大学发现他"政治可靠"，准备重新授予他心理学教授职位，但遭到埃里克森的拒绝，因为其他教授也因同样的"罪名"被免职了。

整个20世纪50年代是埃里克森生命的第四个阶段。1950年，埃里克森离开加利福尼亚州，同年出版著作《童年与社会》，该书描绘了他的人生发展八个阶段理论，1963年再版时又进一步对这些阶段在不同文化中如何各有不同表现方式进行了阐述；该书高度强调了社会和文化因素对人类发展的重要性，对自我认同、自我认同危机、心理社会延缓期等概念进行了初步探讨，并详尽论述了自我的功能。该书及其后的一些著作，创立了关于儿童发展的新学说，形成了"自我心理学"的新学科。1951年至1960年，埃里克森居住于马萨诸塞州的斯多克桥，在奥斯汀—里格斯中心（Austin Riggs Center）（情绪紊乱青少年治疗中心）任高级教员，专门从事情绪障碍青少年的治疗工作，并在匹兹堡大学医学院讲授精神病学课程。

1960年至1970年是埃里克森人生发展的第五个阶段，这期间埃里克森被聘为哈佛大学人类发展学和精神病学教授，讲授"人类生命周期"课程，深受研究生欢迎，他的研究和著作主要以他的新学说为基础并着重研究自我认同问题，直至1970年退休。

第二节　经典名篇选译

心理社会性发展的主要阶段①

一、关于使用过的术语和图表

重提整个生命周期的心理社会性阶段的顺序，是想对我和琼·埃里克森早年

---

① 该文译自：ERIKSON E H. The life cycle completed: a review [M]. New York: W. W. Northon, 1997: 55-82. 译者为各节标题添加了序号。

提出的术语有所交待，这些术语包括希望（hope）、忠诚（fidelity）以及关爱（care）等。我们认为，它们产生自三个重要人生阶段的心理社会性力量和谐（syntonic）与不和谐（dystonic）趋势的对抗：希望来自婴儿期信任对不信任（basic trust vs. mistrust）的对立；忠诚来自青春期自我认同对角色混乱（identity vs. role confusion）的对立；关爱来自成年期繁衍对停滞（generativity vs. stagnation）的对立（"vs."代表"对应"，但根据补充，也类似"相反"）。长期来看，大部分术语并非毫无关联地宣称它们代表基本品质。实际上，它们对青年人是否有资格进入世代循环以及成年人是否已合格地结束它作了判断。

总之，我准备援引大卫·拉帕波特（David Rapaport, 1959）① 最近对这些术语的理论"仲裁"。他竭力想把我牢牢地置于自我心理学的位置，并警告读者道："埃里克森的理论（像弗洛伊德的多数理论一样）涉及现象学的、特殊的临床心理分析的心理学命题，缺乏系统的区分。因而，该理论术语的概念地位仍很不清晰"。此处读者可能知道他在说什么。但如果我们承认仪式联结了发展中的自我和它们共同的精神气质，那么现存语言就是仪式的最佳形式，因为它们表达了普遍人性以及通过仪式化互动所传递的价值标准的文化特殊性。因此，当我们走近人性力量的各种表象时，在同代人之间被熟练使用的现存语言中的日常用语，就成了最好的交谈基础。

更具体一些，如果从心理发展的角度看，我们把希望、忠诚以及关爱看做是婴儿期、青春期以及成年期等重要阶段产生的人性力量或自我品质，那么，我们就不该为希望、信心（faith）和仁慈（charity）具备如此巨大的信念价值而惊讶不已（虽然当我们意识到它时的确如此）。诚然，多疑的维也纳式的读者将受到提醒，当奥地利皇帝应邀视察新建成的、浮夸的巴洛克风格的纪念碑模型时，曾以权威的口气宣称："你们要对较低的左角有更多信心、希望以及仁慈！"实际上，当指向最高的精神抱负时，这些业已证明的传统价值必须从它们模糊的原点出发，寻找与最初人性力量发展的某种联系，它将成为不同传统和语言所追求的类似事物中最有教益的东西。

实际上，当我谈到世代循环时，我请教过萨迪尔·卡卡（Sudhir Kakar）② 印度语中对"关爱"的说法。他回答说，还找不到一个确切的词，但据说成年人通过练习 Dama（节制），Dana（宽容）以及 Daya（怜悯）来完成任务。我要说的是，这三个词较好地翻译了日常英语中"谨慎"（to be careful）、"照顾"（to take care of）以及"牵挂"（to care for）（Erikson, 1980）。

---

① David Rapaport 是心理分析心理学家，他尝试将心理分析与主流心理学合并——译者按。

② Sudhir Kakar 是印度知名心理学家，也是《印度人物志》（*The Indians: Portrait of a People*）一书的作者——译者按。

正如我们在第二章中所指出的那样，重提这些处在发展阶梯上的被渐成性（epigenetic）观点所暗示的阶段的顺序可能会有所帮助。尤其当我打算直接从成人期的最高水平讨论心理社会性阶段，而并不总是"从开始处再来一遍"时，快速而又能消除疑虑地审视通往心理社会性阶段的整个阶梯十分重要。为列出希望和忠诚之间以及忠诚和关爱之间的人性力量名单，我们假定（和主要发展阶段有紧密联系）前者通往意志（will）、目的（purpose）和能力（competence），后者通往爱。不仅是关爱，甚至是智慧（wisdom）。图表在它的纵轴上解释了每个阶段（即使是智慧）是建立在所有前面阶段的基础之上的；而在水平方向，每个美德的发展成熟（以及心理危机）对所有"较低水平"和已经发展的阶段，与较高水平和仍在发展的阶段具有同样的内涵意义。关于这一点怎么说也不为过。

另一方面，我们可能要问：如何发现渐成性原则在描绘心理社会现象全貌时是如此实用的？这是不是意味着提供的是不包括组织力量对社会个体影响的生理成熟过程呢？答案必定是，人生阶段自始至终和生理成熟过程联系在一起，甚至当它们仍要依赖人格发展的心理进程和社会进程的道德力量时也是如此。

那么，人生阶段的渐成性本质就可能在所有术语的语言一致性上得到反映。实际上，希望、忠诚和关爱这些词里都包含着证实发展含义的内在逻辑。希望是"可期待的愿望"，它与唤醒某种强烈期待体验的模糊本能冲动一致。这也和我们的假定吻合，即第一个出现的基本力量和自我发展的根源，来自信任对不信任的冲突。作为能引起联想的一种语言含义，希望甚至和意味着猛然行动的"跳跃"联系在一起。我们总是尽可能地提到这一事实，即柏拉图认为所有游戏模型都是年轻动物的跳跃。不管怎样，期望总是在有准备的想象，或微不足道的初步行动中，赋予将来预期以一种吸引人的、预计会发生跳跃的飞跃感。这种无畏必须依靠信任，这是一种相信一定会，真正地却是象征性地受到母亲般关爱的滋养，当遭受一切重大烦恼威胁时，必定会在有能力的安慰中获得重建的感觉，德意志的安慰（the German Trost①）。相应地，关爱体现的是一种"爱护"和"关心"那些在无助中发出绝望讯息的人的本能念头。青春期作为童年期和成年期的中间时期，出现的品质是忠诚（fidelite，fedelta），它不仅是较高水平的信任（以及信任自己）能力的重建，而且是可被信赖的宣言，以及承诺无论意识形态上属于何种派别都忠心（德意志的忠诚——the German Treue）于某种事业。而如果缺乏根深蒂固的忠诚，就可能导致出现这样一种弥漫性的缺乏自信或者公然挑衅的典型态度，甚至会忠实地依附于缺乏自信或者公然挑衅的小集团和事业。因此，信任和忠诚不仅在语言上而且在渐成性上联系在一起，当面对处于青春期最令人恼火的年轻人时，我们会特意退回到早期发展阶段，为的是重获（除非他们

---

① Trost 为德语"安慰"——译者按。

已经完全失去）某些再次向前跳跃的早期希望的基础。

为了指出信心、希望和仁慈这些普世价值的心理发展逻辑，并不意味着要依次还原至婴儿期的根源。在一定程度上，它让我们思考显现的人性优点是如何逐步地、本能地被人性的脆弱和原始的罪恶围攻，前者不断地需要我们有治愈的洞察力，后者则要求建立普遍的信念体系或意识形态等弥补性价值观。

因此，某种程度上受到了鼓励，我们准备介绍心理社会性阶段。而且如我所说，这次将从最后阶段开始，即我们图表的大字标题——这不仅出于教学法的技巧，也是为了图表的进一步逻辑化。阅读图表所需要的任何水平线或垂直线，无论它是以较早状态的形式或者是以被随后结果证明是必不可少的形式出现的，都必须是心理发展上和任何其他的有联系的，而且是在意识到需要时代新的注意力和兴趣的阶段有可能实施的。

表 6-1　心理社会性发展危机

		1	2	3	4	5	6	7	8
老年期	VIII								完善对 失望 **智慧**
成年期	VII							繁衍对 停滞 **关爱**	
成年 早期	VI						亲密对 孤立 **爱**		
青春期	V					自我认同对 角色混乱 **忠诚**			
学龄期	IV				勤奋对 自卑 **能力**				
游戏期	III			主动对 内疚 **目的**					
童年 早期	II		自主性对 羞愧怀疑 **意志**						
婴儿期	I	信任对 不信任 **希望**							

二、最后的阶段

老年期的主要冲突和最后危机的主题我们称之为完善对失望。大标题已标明这是整个生命阶段的结束（在时间和形式上都无法预测），不和谐的成分似乎有更直接的说服力。然而，完善表达的是一种特殊需要，我们假定它是从最后的对立，即智慧中成熟起来的特殊力量。它是古老谚语中所表达的、潜移默化地存在于最简单的具体事物以及日常生活中的某种"面对死亡时，对生活本身了然于胸以及超然的看法"。但另一方面，几乎公开的蔑视（disdain）是智慧的对立面——一种感到（以及看到其他人）处于逐渐增强的结束、困扰和无助状态的情感反应。

在弄清楚最后的矛盾前，我们要再次认真考虑一下所有发展，尤其是心理发展理论的历史相关性。以最后阶段为例：它出现在"中年期"，是一个我们肯定不会故意（或有能力）想象老年的时期。但这是几十年前，现在关于老年的主流观念已大不相同。人们可能还在考虑"老年"，少数明智的老人平静地履行着适合他们阶段的任务，知道如何在一种认为长寿是天赐给少数人的礼物以及特殊责任的文化中体面地告别人世。但当情况发生变化，老年人越来越多，增长越来越快，保养得又相当好，他们仅仅是一群"上了年纪的人"，那么这种措词是否还站得住脚呢？另一方面，历史性的变化是否已经改变我们过去一度认为的以及按照留传下来的民间智慧而产生的对老年人的认识呢？

无疑，老年人的作用需要被重新观察和思考。我们这里能做的仅是重新考虑计划。再回到那张图表：老年期位于图表的长和宽的什么位置？按时间先后顺序它排列在右上角，最后的不和谐术语，我们称之为失望（despair）；当我们快速扫视左下角，我们记得在那儿第一个和谐成分是希望。在西班牙语中，它联结了埃斯佩兰萨（esperanza）和绝望（desesperanza）。确实如此，无论在何种语言中，希望都意味着"我"（I）的最基本的品质，没有它生活不可能开始，也不可能充满意义地结束。当向上到左上角空置的正方形，我们意识到从那儿向上需要一个词来代表随着成熟首次竖直向上攀升的"希望"的最后形式。因为无疑地，信心代表了它本身。

如果从生命周期的结尾回到开始，解剖学上存在某种和成人希望对等的东西及各种信念（"除非你变得像孩子一样……"），它们证明希望是人类所有品质中最年幼的。的确如此，生命的最后阶段似乎一开始就蕴含着巨大的潜在重要性。孩子在现实文化中与老人相遇，并以特定的方式进行思考。我们要好好考虑一下：当成熟的老年期成为"普遍期望"的经验，被有计划地期待着，那么以后还会有什么将会以及必然会发展成这种关系呢？因而，像平均寿命延长这种历史性变化，要求有符合实际的仪式出现，这种仪式必须能在开始和结束之间提供富有意义的互动，某种概括性的有限感，以及，如果可能的话，对死亡更积极的预期。基于以上原因，我们认为智慧仍将是一个恰当的词，失望同样也是。

再返回到右上角，沿着对角线回顾，重新进入老年期之前的繁衍阶段。在渐成性计划中，"后来"意味着前面术语的后一种说法，而不是丧失。的确，老年人能够而且需要维持体面的繁衍功能（grand-generative）。因为缺乏对老年人保持活力所必须的参与行为的正确定位，导致其家庭生活中断。而缺乏必要的参与常常是隐藏在接受心理治疗的老年人公开病态之后的怀旧主题。实际上，他们大部分的失望是一种持续的停滞感。据说，这使一些老人试图延长他们的治疗（King, 1980）。新症状很容易被误解为退行到早期阶段，尤其当老年人不仅因为时间的流逝、空间的废弃，而且（沿着我们图表的大标题从左至右）因为自主性降低、主动权丧失、亲密感疏离、繁衍性被忽视等原因而感到悲痛。更不用说自我认同的可能性实际上已经错过，现存的自我认同也极其有限。正如我们所说，所有这些是"发展中的衰退"（Blos, 1967）——即寻找（真正地）特定年龄冲突的解决。

最后一章将继续讨论这些问题。这里我们希望表达一个观点，即赋予过去认为的老年人具有的一切品质以新的价值，我们要从他们自身的权利而不仅是他们后代的权利出发进行研究——无论他们是健康的还是病态的。在现存的许多术语中，最后阶段相对不会出现神经质焦虑，这并不是说他们已摆脱了对生命和死亡的恐惧。正如对婴儿内疚最深刻的理解不能消除个体生命以各自方式体验到的罪恶感一样，对心理社会性自我认同最准确的定义也不能取代存在的"我"。总之，一个具有更好功能的自我并不能综合掉意识到的"我"。况且社会思潮也绝不会放弃它对历史上已经被宗教和意识形态预言的基本观点的责任。

为了完成对心理社会性最后部分的回顾：如果智慧的对立面是蔑视，那么它（像所有对立面一样）必须是对人性弱点作出自然而然的反应，并且极端地重复恶行和欺诈行为。实际上，只有当面临不直接的破坏和非常隐蔽的自我蔑视时，蔑视才完全被拒绝。

形成老年期风格的最后仪式是什么？我认为是哲学，它在身体和心灵的分离中维护着某种秩序和意义，提倡智慧中有持久的希望。然而，相应的仪式化危险是教条主义，它是一种和权力滥用联系在一起的强制性虚假统一，可能发展成强迫性的正统观念。

那么代表老年（未老先衰）期的最后性心理状态是什么呢？我认为是一种渐成性的享乐模型（generalization of sensual modes），它能促使身体强健并增进心理体验，甚至当部分功能衰退和繁衍能力减弱时也是如此。

让我们回到称之为重要和谐特征的最后阶段——完善。它最简单的含义是一种一致和完整的感觉。当在下列三个组织程序联结丧失的极端情况下，它无疑处于最危险的境地。即身体方面，联结组织、输送血液的血管以及肌肉系统间的兴奋性互动普遍减弱；心理方面，过去和现在记忆体验的一致性正在逐渐丧失；精神气质方面，突然并且几乎完全丧失繁衍的反应功能的危险。这里所需要的可简单称之为"完整性"，它是一种使事物团结在一起的倾向。事实上，我们必须承认老年期回顾性的虚构故事能抵御可能产生的失望，实现虚假的整合。（当然，这种防御的作用，是由图表对角线上起主导作用的和谐品质形成的）。自始至终，我们都必须允许人类的潜能，在有利条件下积极地让较早阶段的整体经验发挥作用。因此，在图表纵轴的右上方，完善逐渐变得成熟起来。

再来看一下最初规划完善时放置它们的方式：假使老人在某些方面又一次变得像小孩，那么问题是，这种转变可能是添加了智慧的孩子气或有限的天真（老人可能变得，或希望变得老而敏捷，或保持年轻且长寿）。这时，只有某种完善感能把事物粘合到一起。完善不仅是一种罕见的个性品质，更首先是一种愿意理解或倾听的分享倾向，一种人类生活的整合方式。正如最朴素的作品和谚语中所表达的一样，它是不同时代和不同嗜好间调整方式的和平共处。同时也出现了一种对少数"其他人"与众不同的、永恒的热爱，这些人在最重大的生活环境中成了主要反击者。因为个体生命除了与人生阶段和历史片断一致性外，所有人类的完善都是随着个体参与其中的完善方式而保持一成不变或逐步走向衰退。

三、世代联结：成年期

只要条件允许，我就尽可能多地回顾一下生命周期的最后阶段，我迫切感到需要放大斡旋在两个生命阶段以及它自身的世代循环之间的"真实"阶段。这种急迫感在行将就木的老人的故事里最大程度地得到体现。当他闭着眼躺在那里，老伴低声对他耳语，念叨着站在那儿希望他好起来的每个家庭成员的名字。他却猛地坐起来，突然问道："谁呢，谁在照看储藏室？"这反映了印度人称之为"维持世界"的成年期精神。

成年期和青春期这两个成人阶段，并不意味着要取代青春期和老年期之间所有的次级阶段。虽然我们很高兴像其他研究者所提议的那样不作取舍的细分，但在这里我们还是要重复最初的结论——主要是为了表达任何一个此类方案的整体逻辑。当重新审视今日之努力，这意味着我们进入的阶段首先应被证明是已经描绘好的下一个阶段的心理发展所必不可少的。至于适合所有这些阶段的年龄范围，它划分的理由在早期就被界定了。考虑到一切必要条件，所有发展的品质都会发展成重要而有意义的危机，而且基于全面发展的考虑，它必须在最近时刻对下一个品质产生决定性的支配。接着，宽泛的临时范围可能接二连三地产生，但阶段的顺序却是预先决定的。

成年期（我们的第七个阶段）的主要冲突是繁衍对自我关注和停滞。繁衍包括繁衍性、生产性以及创造性。因而新生代和新产品、新观念一样，包括与进一步自我认同发展有关的自我生成。渐渐地，停滞感甚至对那些极富生产性和创造性的人也不是毫无关系了。同时，它也完全淹没了那些发现自己在生成物质方面已不活跃的人。新品质来自它的对立面——关爱，它是一种照顾他人和他物的延展性承诺，以及学会关心他人的观念。最近的研究发现，所有力量都来自从婴儿到成人早期递升顺序中较早阶段的发展（希望和意志，目的和技能，忠诚和爱），早期阶段在培养下一代力量的生成性任务中是必不可少的，它确实是人类生命能量的"储备"。

那么（我们可能要问）生产是不是要更进一步，而不仅是繁衍的副产品（Erikson，1980）？既然每次生殖器的交配都可能导致怀孕，那么生产的心理生物需求就不应被忽视。无论如何，青年人为寻找一个能与他们在身体和思想上碰撞的另一半而损失自己的能力（从前一阶段亲密对孤立中获得），倾向于使双方利益和性欲投资最大化，因为它是共同产生和彼此喜欢的。以不同方式密集的繁衍之处已经完全败下阵来，它以一种萦绕于心的虚假亲密或者沉迷于关注自我映像的形式退回到早期阶段——它们都伴随着一种弥漫的停滞感。

像所有阶段的冲突一样，停滞标志着这个阶段潜在的核心病理，当然也涉及以前冲突的某种退化。每个阶段都有其特殊的重要性。这在性交挫败被认为是一种病，而繁衍挫败却仍不被主流生育控制技术思潮承认的今天尤为重要。升华或更广泛的应用是对挫败的本能力量更好地利用。因此，新思潮呼吁普遍关注一切孩子生命质量的提升，这种新的博爱使成熟人群主动为正在成熟的个体提供帮助，除了避孕工具和食品包装外，还为每个新出生的孩子提供充满生机的发展以及生存的重要保障。

这里我必须继续描述每个生命阶段现象特征的其他部分，它是群体生活以及人类自身生存的必然结果。如果关爱（和所有其他提到的力量一样）是带有强烈本能的重要同情倾向的任意表达，那么，它相应也有一个对立面。在老年期，我们把这种趋势称为轻蔑（disdain）；在繁衍阶段，它被称为拒绝。即在普遍关注中不愿意包括特定个体或者群体——他不愿意去关爱他们。诚然，人类（直觉的）照看的（本能的）精妙之处在于对喜欢什么或什么可能变成最熟悉的挑选，这一事实有某种逻辑。实际上，如果个体没有在某种明显的拒绝中被挑选，他就不会总是具有繁衍性或充满关爱。正因为这个原因，即使宗教和意识形态信念体系仍继续提倡广大共同团体的普世价值，但在任何给定的群体中，伦理、法律以及深刻见解都要限定拒绝的可容忍程度。博爱极大地支持了心理发展上关爱的延展性应用。在家庭内部和公众生活中，拒绝对一些不适合生存和完善目的的事物进行彻底地合理化或残忍地抑制，因此，博爱很大程度上是中断的。这可能意味着身体上和道德上残忍地反对某个时代的产物，进而转变成道德家的偏见，反对家庭或者公众的其他部分。当然它也能集合到一起，成为更大的不同民族群体的

"另一面"（无论如何，弄清一些年轻的父母如何被划为某种类型，即他们不仅被称为"不合格的父母"，而且成为同时代抛弃的焦点，这是每个个案研究的任务）。

而且，拒绝能偶尔在集体展现中找到更大空间。例如在集体对抗中（多数情况下是相邻的集体），个体可能受到所属种群的威胁，不仅是领土或市场的冲突，还是看起来是异类的危险，他们当然也会对这种态度作出相应反应。因此，我们把生成和拒绝之间的冲突称为"假种"（pseudospeciation），它是普遍人性倾向中最强烈的渐成性。康拉德·劳伦兹（Konrad Lorenz）① 把它恰当地翻译成类似—准（Quasi-Artenbildung，1973），即确信（以及基于它的驱力和行为）另一类个体或群体，无论出于历史或神的意志，本质上都与他们自身有差异同时又会对他们的种类带来危险。这是一个基本的人性两难："假种"呈现出最真实和最好的忠诚、英雄主义、合作以及创造性，同时又敌视和毁灭与他们不同的种别。那么人性的排斥，对物种生存和个体心理社会性发展就具有深远意义。拒绝被压抑的地方，也会有自我拒绝。

与承诺一致，我们必须允许每个阶段都有特定的仪式化形式。成人必须准备变成下一代眼中令人敬畏而又向往的典范，担当起审判邪恶，传递理想价值标准的责任。因此，作为仪式主持者的成人也必须按礼仪去做，而且传统需要和风俗要求他们参加一些礼仪上认可，并增强这一功能的仪式。整个成人仪式化的要素我们可简单称之为生产性元素。它包括这样一些辅助性的仪式：父母般的、教导的、生产性的、治愈性的仪式。

我认为，成年期可能猖獗的仪式主义是权威主义——吝啬并且不具生产性地过度使用经济及家庭生活的组织权力。当然真正的创造性包括真正权威的评判。

成熟的成年从年轻的成人发展而来，从性心理的角度看，它依赖后青春期以真实性行为的性欲模式进行的繁衍关系。经过危险而漫长的成人前期，此次的身心碰撞充满着强烈的想要证明的力量。

从寻求自我认同感的青春期走过来的年轻成人，渴望并愿意把他们的自我认同融合到共同的亲密行为中去，与在工作、性兴趣以及友谊承诺上证明是互补的个别人进行分享。在大多数情况下，一个人能够坠入爱河或者产生亲密行为，但现在亲密行为遇到的危险是，要把自己交托给需要有重大牺牲以及妥协的具体亲密关系中去。

亲密的心理社会性对立面是疏离——一种对持续分离以及"不被承认"的恐惧，它为进入繁衍成熟期的仪式化行为提供深层动力，"我"—"你"的体验在一个人存在之初就烙下了印记。因此，疏离感是成年早期潜在的核心病理。实际上，亲密关系也意味着疏离，使配偶双方不必面对下一个发展危机——繁衍。

---

① Konrad Lorenz，奥地利动物行为与心理学家，动物行为学的开创者——译者按。

但最危险的疏离是退化以及怀有敌意地重新经历自我认同冲突，愿意退缩和固着在与他人发生冲突的早期阶段里。它表现为病理的"临界线"。亲密和隔离对立的成功解决是产生了爱，两人之间成熟的爱解决了内在分离功能的对抗。

年轻成人亲密和爱的反作用力是排他性。它在形式和功能上，和后来出现在成人期的拒绝有紧密联系。此外，正如拒绝对繁衍是必要的一样，某些排他性对亲密性也是必要的。但它们都可能形成巨大的破坏以及自我破坏，因为根本不能拒绝或者排除任何东西，就像过去一样，而只会导致（或者作为结果）过分的自我拒绝和自我排除。

亲密和繁衍显然是紧密联系在一起的，但亲密首先必须提供一种从属性质的仪式，它通过把经常性的特定言行集合到一起，培育小团体内部的行为方式。亲密充当了难以捉摸却又无处不在的心理社会演化力量的监护人。社会及个人行为方式的力量，提供共享的生活模式并需要得到认可，保证个人的自我认同与亲密性联系在一起，并遵守共同承诺某种生产模式的生活方式。从原则上说，它们至少是新阶段调整的最高目标。但另一方面，这也是背景极不相同的人融合习惯方式，形成自身和后代新环境的阶段，它反映了风俗的演变（逐渐地或根本地）以及因历史变迁而产生的主导性自我认同类型的转换。

倾向于对年轻成人进行不具生产性的夸张的仪式模仿的仪式主义是精英主义（elitism），它培植了各种打着恃才傲物烙印而不是活生生风格的派系和宗族。

四、青春期和学龄期

再往后进一个阶段：年轻成人承诺的可靠性很大程度上依赖青春期自我认同斗争的结果。当然，从渐成性的角度看，没人能确实知道他或她是谁，直到与有希望的配偶相遇并经过考验。然而，基本的自我认同方式必然来自：1. 有选择地确认和否认个体童年期的自我认同；2. 时代的社会进程认同年轻人的方式是可信赖的——充其量把他们看做是一群不得不变成他们现在的方式以及正在成为他们现在方式的一群人。愿意寻求这种认可的个体渐渐地形成了公众的认可。基于同样的原因，社会也遭到了那些不愿意被接受的个体无情的拒绝。在这种情况下，社会粗暴地审判着那些以不被理解或接纳的方式聚集（如，小团伙的忠心）在一起的一群人。

自我认同的对立面是角色混乱，显而易见，规范而必然的体验形成了使病理性衰退恶化或者因为这种衰退而恶化的核心困扰。

自我认同的社会心理概念怎样和自我—个体心理的核心概念联系在一起呢？正如所言，无处不在的自我认同感逐渐和童年期（并且在青春期得到戏剧性的总结）体验到的各种自我映像的改变，以及把自己展现给年轻人供其挑选和给予承诺的角色机会一致。另一方面，如果没有连续地对自觉"本我"（I）的体验，持久的自我感就不能存在，它处于存在的神秘中心：一种存在性的自我认同，接着它（就像我们在讨论老年期所指出的那样）在"最后界线"必然逐渐地超越心理社会个体。青春期怀着某种敏感的虽然是易逝的存在感以及偶尔热烈的对各种宗教、政治、文化等价值观念的兴趣——包括跟上时代，适应时代调节模式和成功方式的思想意识。此时，渴望自己的青春期发生与其他时代人不同的巨大变化的想法突然不可思议地蛰伏了。然后再一次，青春期出现了只有老年期才有的"到了成年"的对种群的存在性关注。

青春期出现的特殊力量忠诚，与婴儿期的信任和成人期的信心紧密相连。当指导的需要从父母的形象传递到有经验并可信赖的顾问和领导，忠诚渴望接受思想体系的调节——思想体系是否是一种含蓄的"生活方式"或是激进的露骨表达呢？忠诚的对立面是角色否认，它是一种活跃的、有选择的本能力量，它将在自我认同形成中起作用的职责和价值与那些与自我不同，必须反抗或与之斗争的职责和价值区分开来。角色否认可能以一种与任何可利用的自我认同潜能有关，包括某种缓慢或虚弱的不自信表现，或以一种彻底违抗的形式出现。最后，是对消极自我认同的一种固执的偏爱（也总是存在的），它是一种虽然不被社会所接受却顽固地证实了自我认同要素的组合。如果社会背景不能提供任何切实可行的供选方案，所有这些可能导致一种突然的，有时在退回到"自我"感最初体验冲突的"边界附近的"，几乎是一种不顾一切的自我重生。

但另一方面，如果没有角色否认，自我认同就不可能形成，尤其是当那些可利用的角色危及年轻个体可能的自我认同整合时。角色否认有助于限定个体的自我认同，至少唤起体验到的忠诚，它们通过恰当的仪式化或仪式得到确认并转变成持久的隶属关系。社会进程中的某些角色否认也是无足轻重的，因为多数情况下继续重新适应变化的环境，只有在拒绝适应"环境"以及服务于仪式化整体更新中累积愤慨的忠心反叛者的帮助下，心理社会的演变才能顺利进行。

总之，自我认同形成是一个逐步发展的定形过程——一种逐渐整合与生俱来的特殊本能需求、天赋能力、重要自我认同、有效防御、成功升华以及角色一致性的定形。但这些只能产生自个体潜能，技术化的世界观以及宗教或者政治意识形态之间的彼此适应。

青少年首次尝试着使同龄伙伴间的互动仪式化以及创建小团体仪式，这种转变中自发的仪式是惊人的、难以理解甚至是恼人的。他们同时也促进了运动场所、音乐会场所以及政治和宗教活动场所公共事件的分享。在所有这些场所中，我们可以看到年轻人正在寻求一种意识形态上的认可，以及自发典礼和正式仪式的整合。这种寻找也导致了打着极权主义标签的、狂热的、参与的激进仪式主义。也就是说，世界万象是如此虚幻以致缺乏自我更新的力量，从而变成具有破坏性的狂热者。

正如我们所看到的那样，青春期以及后来在中学和大学得到延长的学徒期可被看做是正式心理社会的延缓：在性和认知上都已成熟，但却允许延缓作出决定性的承诺。它提供的是相对灵活的角色体验，包括性别角色和所有重要的适应社会的自我更新。按照顺序，较早的学龄期是性心理的正式延缓，它的起始和精神分析的"潜伏期"一致，并以若干隐匿的幼稚的性欲和延期的生殖成熟为标志。将来的配偶和家长首先要经历学校教育为他们正式步入社会所作的准备，学习未来工作职位的技能和交际技巧。我们把这个阶段称做勤奋对自卑的心理危机——它是最早产生的有能力胜任任务的感觉，以适应技术世界的规律和有计划地设定好的程序的合作规则。另一方面，这个阶段的孩子学会了像热爱游戏一样热爱学习，热切地学会了符合物质思潮的主要技巧。工作角色的等级制度已经通过历史或者小说中教导成年的人物，以及传奇英雄人物等真实或者虚构的典型进入到游戏和学习中孩子的想象空间中去。

我们假定勤奋的对立面是自卑，它是必不可少的错位感，有助于促进最好的，同时（暂时地）麻痹次等的工作者。作为这个阶段的核心病理，自卑被大量有重大影响的冲突包围着，它驱使孩子过度竞争或者诱使退化——它仅仅意味着婴儿繁衍冲突以及恋母情结的重新开始，因而全神贯注地迷恋冲突性人物而不是与附近的能提供帮助的实际事物进行碰撞。这个阶段发展的最早力量是能力，它是成长中必须逐步整合所有证明和掌控实际的成熟方法，以及分享在同等生产环境下合作的人的现实性的一种感觉。

现在我们想指出的是心理社会性阶段顺序和世代继承背景下的本能力量与组织模型之间的联系。我们主要强调一些发展性原则，它们是对规划时看来必不可少的内在规律的认可。虽然实际上，在所有使用过的术语中，我们还不能给出所有阶段的精确数目。但很显然对方案的任何整体确认，我们都依赖这些论述中被回避的一些原则。

在心理方面，有一种正在被证实的认知发展力量，它精炼和扩大每个阶段的精确能力以及和现实世界进行观念互动的能力。这无疑是一种非常必要的"自我—组织"的哈特曼①（Hartmann, 1939）感觉。它证明了皮亚杰智力方面的"感觉发动机"与婴儿信任之间的关系；"直觉的—象征性的"与游戏和主动性的关系；"具体的—操作的"与勤奋的关系；以及"形式运算"和"逻辑运算"与自我认同发展的关系。皮亚杰耐心地听了我们提纲中提到的早期学科间的碰撞，后来证实至少他认为在他的阶段和我们的阶段之间没有冲突。格林斯潘在报告中说，"皮亚杰对埃里克森把弗洛伊德理论发展成心理社会模型非常支持"

---

① 哈特曼继承了弗洛伊德和安娜的自我心理学思想，创建了自我心理学理论体系，同时他的理论又孕育了大批后继的自我心理学家，如斯皮茨、雅各布森、玛勒和埃里克森等人——译者按。

(Greenspan，1979)。而且他援引皮亚杰的话，"埃里克森阶段论最大的优点是，他试图精确地使弗洛伊德的机制处于一个更普遍的行为类型之中，假定在随后水平上不间断地整合以前的习得"(Piaget，1960)。

勤奋的对立面，是一种在学龄期经历的有能力掌控的感觉，是时常威胁个体富有成效的生命，使之不能正常活动的惰性，并和前一时期，即游戏时期的抑制产生重大关联。

五、学龄前期

童年阶段已经在与渐成性、性前期以及仪式化有关的论述中得到了讨论。在这里我们只是附加地简要陈述一下它们的对立面和反面。

那么，让我们返回到游戏时期，这一时期是主动对内疚的危机期。正如我们重复说的，游戏是所有接下来阶段的一个基本成分。当恋母情结强烈限制儿童与父母形象关系的主动性时，成熟的游戏以微观上想象出来的大量自我认同以及戏剧表演的方式解放了幼小的个体。游戏期"发生"在限制性的学龄期、真实的工作角色和体验潜在自我认同的青春期到来之前。无一例外地，这一阶段被看做是俄狄浦斯戏剧的最早源头。它通过戏剧上完美的舞台展现，成为所有艺术中人类游戏终生力量的典范。在所有这些游戏中，幽默感是人类特有的嘲笑自己和他人的礼物。

所有这些可能使游戏期的抑制发展成主动性的对立面——游戏的和富有想象力的生物体必然的对立面。而且抑制已经被证明是后来神经症困扰（从癔症开始）的核心病理，它们深植于冲突的俄狄浦斯情结时期。

游戏期的前一阶段是"肛门"期，此阶段的冲突首先表现在婴儿期的"固着"，指向强迫的神经官能症混乱。从社会心理上看，它被看做是自主对羞愧和怀疑（autonomy vs. shame and doubt）的危机，来自对最初意志的解决。当我们再一次看之前和随后的位置，它在发展上是合理的，即如果没有一个从口头感官依赖到某种肛门—肌肉固着，再到某种确认的自我控制，我们刚刚定义的主动性就不可能发展。较早时我们已指出儿童如何在任性的冲突和没有独创性的上瘾之间转换。伴随着对反叛冲动的理解，或者通过把他人的意志变成自身需求而成为可依赖的人，儿童不时尝试着完全独立的行动。在平衡这两种趋势中，基本的意志力量支持自由选择和自我克制走向成熟。人类早早地尝试决定做什么，放弃（不值得去做）做什么，而且愿意做符合自然规律和法律的事情。无论如何，强迫和冲动是意志的对立面，它们与这个时期占主导的双重模型（保持的和消除的）相一致，当被加剧或联结起来，就不能正常工作。

甚至在递减顺序中，这一点也相当清楚。即阶段的发展是一个渐成的整体，任何一个阶段或者力量都是后一发展阶段的早期的雏形、"天然"危机以及潜在的复原力。婴儿期的希望已经存在意志的成分，当意志的危机出现在童年早期，它必然会受到挑战。另一方面，回头看"最后一条线"，婴儿期的希望可能已经具备某些逐步发展成信心的成分——尽管婴儿除了最强烈的依恋外，很难抵御其他任何东西。此外，是不是"老子"（Laotse）的名字意味着"老小孩"，指的是长着细小白胡须的重生呢？

正如所言，希望来自信任对不信任的冲突。从某种观点看，希望是纯粹的将来。早期不信任占主导，期望在认知和情感上都是减少的。当期望占优势时，它通过不同形式实现处在中间阶段的早期其他神秘图景的功能。面对最后事物以及暗淡的重回承诺的一切方式，无论以何种崇高的形式，伊甸园都已经永远地失去了。和勤奋与目的原因一样，自主与意志也是指向将来的，它们在游戏和预备性的工作中对个人的经济、文化以及历史时期的选择保持开放。相应地，自我认同和忠诚，必须开始对包括行为和价值观有限结合的选择作出承诺。与可利用的思想体系保持一致，青年人能设想出"拯救"和"遭天谴"更广泛的可能；同时青春期的爱又被能够做什么和彼此关照的梦想鼓舞着。成年的爱与关爱渐渐地产生了非常重要的中年因素，即因为命运和个人在各种条件下作出的狭窄选择已经被证明是不可更改了。如今条件、环境以及交往已经变成了个人曾经的生命往昔。成年人的关爱因此必须集中于如何谨慎地作出一生都不后悔的选择上。或者，事实上已经迫于命运，在历史时期的技术性需求中开始喜欢它了。

随着每一个新生力量的出现，新的时代感也伴随着已不可改变的自我认同感一道出现：他逐渐成为他引起的样子，最终被他的生活阅历所塑造。利夫顿①（Lifton，1970）对幸存者意味着什么作了大量阐述，但是成年人必须意识到（像俄狄浦斯所做过的那样）创造事物的人也会因他的创造物而存活。并不是任何一个阶段都很清晰，相反，只要停滞的威胁感持续存在，繁衍阶段就被普遍看做是对死亡的极度蔑视。青年人以他自己的方式，比成年人越来越多地意识到死亡。成年人忙于"维护世界"，参与重大的宗教、艺术和政治仪式。我们创造关于死亡的所有神话并将其仪式化，赋予其仪式化的含义，然后它变成了有影响力的社会存在。青年人和老年人处于梦想重生的年龄，成年人非常忙碌地处理着实际的出生，并以一种独特的喧闹感和永恒的历史现实感作为补偿——一种对青年人和老年人都不真实的感觉，因为它否认了生物体的虚幻部分。

读者现在可能希望回顾表 6-1 的分类。对每一个心理社会性阶段，"位于"心理性欲（A）和扩大的社会半径（C）之间，我们都列出了一个核心危机

---

① 利夫顿是国际著名的精神病理学家和政治心理学家，他的著作《革命的永生》开拓了毛泽东及其思想研究的一个新视角。他认为，毛泽东的语言中透露出一种直面死亡的绝对化倾向和一种一往无前的挑战精神——译者按。

(B)，在这个危机中，特定的和谐潜能（从基本信任［Ⅰ］到完善［Ⅷ］）与它不和谐的对立面（从基本不信任到衰老的失望）之间失去了平衡。每次危机的解决都会产生基本力量或自我品质（从希望到智慧）(D)。而且这种一致力量也存在对立面（从回避到蔑视）(E)。和谐的与不和谐的，以及一致的和对立的潜能是人类适应环境所必须的，因为人类与动物按照本能适应有限的自然环境，对积极和消极反应作出清晰划定以及内在区分的发展命运不同。人类必须通过漫长童年期的指导，发展出爱和攻击的直觉反应模式，它集中了在技术、行为方式以及世界观上有很大不同的多种文化环境，虽然每一个都支持了哈特曼（Hartmann，1939）称之为某种"一般期望"的情况。不和谐和对立趋势在重要性上超过了和谐和一致趋势之处，发展出特定的核心病理（从精神性退缩到对衰老的沮丧）。

自我综合以及共同的精神气质共同支持和谐和一致趋势的特殊较量，与此同时，它们也试图去适应人类力学重大变化中的一些不和谐和对抗。这些不和谐和对抗趋势对个体和社会秩序存在持续的威胁。因此，在历史进程中，包括一切信念体系（宗教、思想意识、宇宙理论），都试图通过与值得尊敬的"内部人"广泛合作而使一致的人类倾向普遍化。这种信念体系渐渐地变成个体发展中所必不可少的部分，因为它们的精神特质（它"促使规矩、风俗、道德态度以及理想产生"）通过特定年龄和恰当阶段的仪式化行为（G）在日常生活中表达出来。它们在某种无所不包的原则（从超自然的到哲学的）的重建中获得成长的力量。然而，在自我和精神气质失去联系的地方，这些仪式化行为将分裂成抑制性的仪式主义（从过分尊崇到教条主义）(H)。因为它们共同的心理发展基础，在个体的核心困扰和社会仪式主义之间有着强烈共鸣（E和H）。

因而，每个新出生的人接受并内化社会秩序规范的逻辑性和力量（从遍及法律和技术的宇宙到意识形态以及超乎其外的）(F)，以及为适宜条件下把它们传递到下一代作好准备。无论如何，所有这一切都必须被看做是发展和复原的根本性的内在潜能，甚至当日常的临床经验和总体观察使我们面对个体没有解决的危机和仪式解体的社会病理学时。

这一切都带领我们来到此处忽视的另一个互补性研究的边缘区域：它包括有利于集体政治活动的体制结构和机制。我们试图真正地解释在个体发展和社会结构间建立联系的日常仪式化行为的原因，它们的"政治活动"很容易在社会密切互动的任何记载或者个案研究中被识别。然后，我们暂时将信任和希望的特定力量与宗教联系在一起，自主和意志的特定力量与法规联系在一起，创造性和决心的特定力量与艺术联系在一起，勤奋和技能的特定力量与应用科学联系在一起，自我认同和忠诚的特定力量与意识形态规范联系在一起。我们必须依靠社会科学，以特定的体系和周期记录重要个体，如何同精英分子以及力量团体一道在生产和政治生活中努力维护、更新或者取代无所不包的精神特质，以及他们如何倾向于支持成年人的繁衍潜能，并为成长中个体的生长和发展作好准备。在我的工作中，我只能建议接近两个宗教政治领导人，即马丁·路德和莫罕达斯·甘地的生活以及他们生活中的决定性阶段，他们能够把个人的冲突转化成众多同时代人精神和宗教上的生命重生方式。

这将我们带到心理历史学的工作中去。但在这篇文章的最后，似乎最好以一种简短评注的方式询问以何种方式心理分析的方法可能获得社会心理的深刻见解，以及产生有助于它的观察资料。这又把我们带回到这篇评论的起点。

第三节 心理健康思想评述

埃里克森是美国著名的发展心理学家和精神分析学家，他提出的心理社会性发展理论，蕴含着丰富的心理健康教育思想。埃里克森在心理历史结构下描述心理发展阶段，强调独特的文化环境（包括政治、经济、文化以及语言）形成了个体的发展。他认为健康人的一生是一个自我意识持续发展的生命周期，从婴儿期到老年期，分为八个发展阶段。这八个阶段的顺序是由遗传决定的，但每个阶段能否顺利度过却由环境决定，因此他的理论又被称为"心理社会性发展理论"。同时他强调自我在各个发展阶段的重要作用，又被看做是"自我心理学"的创始人，著名的"自我心理学家"。埃里克森认为，每个阶段都有特定的危机解决任务，危机的积极解决能够增强自我力量，形成积极品质，使心理健康发展，有利于个体对环境的适应；反之，危机得不到解决，就会削弱自我力量，导致心理不健全，阻碍个体对环境的适应。同时，每个阶段都是建立在上一阶段危机解决的基础之上，前一阶段危机的成功解决会扩大后一阶段危机解决的可能性，反之则会缩小其可能性。因此，危机的顺利解决是心理健康发展的前提，心理健康教育的任务就是在每个阶段发展该阶段的积极品质，避免消极品质。埃里克森的心理社会性发展八个阶段理论为各个阶段的心理健康教育提供了理论依据和实施方向。

一、心理社会性发展理论的要点和原则

（一）心理社会性发展理论的主要观点

埃里克森认为生命是由出生到死亡八个阶段组成，划分的依据是机体成熟、自我成长和社会关系三个不可分割过程的演化，这些阶段是以不变的顺序展开，将生物的、心理的与社会的因素结合起来，形成既分阶段又有连续性的心理社会性发展过程。从这八个阶段中既可看出自我的形成与社会文化因素的关系，也能窥见自我与社会生活在个体心理发展中的作用。

埃里克森心理社会性发展八个阶段的前五个阶段与弗洛伊德的心理性欲发展

阶段的划分一致，但在这些阶段中将要发生什么事情，埃里克森与弗洛伊德的看法却不径相同。后三个阶段则是埃里克森的独特理论贡献。埃里克森心理社会性发展的八个阶段分别是：

第一阶段：婴儿期（0—1岁）

获得信任感克服不信任感阶段。此阶段婴儿对母亲或其他代理人表示信任，婴儿感到所处的环境是个安全的地方，周围人是可信任的，由此就会扩展为对一般人的信任。如果这一阶段的危机成功解决，就会形成希望的美德；反之，则会形成惧怕。此阶段良好的人格特征是"希望"品质。

第二阶段：童年早期（1—3岁）

获得自主性而避免羞愧怀疑阶段。此阶段儿童有了独立自主的要求，开始探索周围世界。如果父母及其他照顾他们的成人，允许他们独立去干一些力所能及的事情，并且表扬他们完成的工作，就能培养他们的意志力，使他们获得一种自主感。如果这一阶段的危机成功解决，就会形成自我控制和意志力的美德；反之，则会形成自我疑虑。此阶段良好的人格特征是"意志"品质。

第三阶段：游戏期（4—6岁）

获得主动感而克服内疚感阶段。此阶段儿童除模仿行为外，对周围环境（及自己的身体）充满好奇。如果成人对孩子的好奇心及探索行为不横加阻挠，让他们有更多机会自由参加各种活动，那么孩子的主动性就会得到进一步发展，表现出很大的积极性与进取心。反之，如果父母对儿童采取否定与压制的态度，就会使孩子产生内疚感与失败感，影响下一阶段的发展。如果这个阶段的危机成功解决，就会形成方向和目的的美德；反之，就会形成自卑感。此阶段良好的人格特征是"目的"品质。

第四阶段：学龄期（7—12岁）

获得勤奋感而避免自卑感阶段。此阶段他们的能力日益发展，参加的活动已扩展到学校以外的社会。此时，对他们影响最大的不是父母，而是同伴或邻居，尤其是学校中的教师。如果能得到成人的支持、帮助与赞扬，则能进一步加强他们的勤奋感，使之进一步对这些方面发生兴趣。如果这一阶段的危机成功化解，就会形成能力的美德；反之，则会形成无能。此阶段良好的人格特征是"能力"品质。

第五阶段：青春期（13—18岁）

获得自我认同而克服角色混乱阶段。此阶段青少年经常思考"我是谁"，他们从别人的态度，从自己扮演的社会角色中逐渐认清自己。此时，他们逐渐从对父母的依赖中解脱出来，与同伴建立亲密友谊，从而进一步认识自己。如果这一阶段的危机成功解决，就会形成忠诚的美德。反之，就会形成不确定性。此阶段良好的人格特征是"忠诚"品质。

第六阶段：成年早期（19—25岁）

获得亲密感而避免孤立感阶段。亲密的社会意义，是个体能够与他人同甘共苦、相互关怀。亲密感在危急情况下往往会发展成一种相互承担义务的感情，它在共同完成任务的过程中建立起来。此阶段如果危机成功解决，就会形成爱的美德；反之，就会形成混乱的两性关系。此阶段良好的人格特征是"爱"的品质。

第七阶段：成年期（26—65岁）

获得繁衍避免停滞阶段。这一阶段有两种发展可能：一种是向积极方面发展，个体除关爱家庭成员外，还关爱社会上其他人，以及下一代甚至子孙后代的幸福；另一种是向消极方面发展，只顾自己以及自己家庭的幸福，不顾他人的困难和痛苦，即使有创造，其目的也完全是为了自己的利益。如果这一阶段的危机成功解决，就会形成关爱的美德；反之，就会形成自私自利。此阶段良好的人格特征是"关爱"品质。

第八阶段：老年期（65岁以后）

获得完善感避免失望感阶段。如果前面七个阶段积极成分多于消极成分，就会在老年期汇集成完善感，回顾一生感觉很值。反之，就会产生失望感，感到自己的一生失去了许多机会，走错了方向，想要重新开始为时已晚。如果这一阶段的危机成功解决，就形成智慧的美德；反之，就会形成失望和毫无意义感。此阶段良好的人格特征是"智慧"品质。

（二）心理社会性发展理论的基本原则

埃里克森是少数几个将个体心理与社会和政治问题联系起来的心理学家之一，他在人格和社会以及政治之间搭建起一座"桥梁"。埃里克森心理社会性发展理论的基本原则表现在以下八个方面：

1. 埃里克森认为个体和社会是互为补充而不是对立的。他将个体自我认同形成的过程看做是个体和社会贡献创造性和积极性，同时又制造消极性和破坏性的过程。

2. 埃里克森在承认无意识过程和治疗关系的价值和力量这两个基本方面坚持心理动态学的观点。

3. 埃里克森强调多学科合作的重要性。他认为，真正的对话是建立在尊重各个学科的价值并拒绝简化论的基础之上的。

4. 埃里克森坚持文化背景的相对论观点。他既运用心理分析和二十世纪其他的心理治疗方法，又注重个体自我的作用。

5. 埃里克森强调道德的作用。虽然承认相对论，但埃里克森坚持认为，只有坚定的道德观念才有可能支撑心理咨询师的积极建议以及对公众问题的心理治疗。

6. 埃里克森认为人类精神的发展应建立在对健康功能的理解之上，而不仅仅是关注病理学。他认为，虽然治愈的需求和对病理的洞察是非常重要的，但健康功能还应包含游戏想象的能力和彼此交往的能力。

7. 埃里克森把心理社会的观点扩展到整个生命周期，同时也没遗漏重要的早期阶段。他之前的心理历史学家把这个观点扩展到历史背景中，弗洛伊德只强调本能的力量而忽视社会因素，埃里克森则将二者很好地结合起来。

8. 埃里克森认为把个人的观念和人生体验与公众关爱的事物联系起来是心理治疗学家的责任。这包括一些特定的问题，如青少年犯罪、种族主义和偏见、种族灭绝和疏离以及国际冲突等。

在理解埃里克森的理论时，还需要注意以下几个问题：

第一，在埃里克森看来，虽然生物基础决定了心理社会性发展八个阶段产生的时间，但社会环境却决定了每个特定阶段危机能否顺利解决。基于这一原因，埃里克森把心理发展的八个阶段称为心理社会性发展阶段，以区别于弗洛伊德的心理性欲阶段。

第二，埃里克森并不认为解决危机的办法是完全积极或完全消极。相反，他认为危机的解决办法中兼有积极和消极两种因素，有时消极因素也并非毫无用处。只有在有利于积极解决的因素比消极因素所占的比率高时才能说危机被积极解决了。如埃里克森认为，自主感应强于疑虑感与羞耻感。儿童的勤奋感中也应有一点失败的经验，以便今后能经受住失败的挫折，但又不能经常遭受失败，经常失败就会产生自卑感。再比如，不信任感也有一点用处，它可以提高对外界危险的准备，但埃里克森认为，在人际关系中信任与不信任感要有一定的比例，信任感应该多于不信任感，以有利于心理发展。

二、埃里克森理论与弗洛伊德理论的区别

埃里克森早年师从安娜·弗洛伊德学习精神分析理论。作为新精神分析学派的代表人物，他的心理社会性发展理论仍强调生物因素的重要性，但与弗洛伊德不同，埃里克森在如下几方面发展了前者的理论：

（一）埃里克森提出贯穿整个人生周期的心理社会性发展阶段

弗洛伊德的心理性欲发展阶段认为，人格发展的大部分最重要的东西在六岁之前就已经形成了。而埃里克森的心理社会性发展阶段则包括整个人生周期。他在弗洛伊德人格发展五个阶段的基础上，增添了三个成人期的新阶段。前几个阶段是发展，后几个阶段是成熟与完善，起决定作用的是前三个阶段，即六岁前。除了关爱儿童的发展以及成人对儿童发展的影响外，埃里克森的心理社会性发展的八个阶段的观点启示我们，成人本身还面临自己的发展任务，自我的发展是贯穿一生的，这在现代社会尤为重要。

（二）埃里克森将注意力从本我转向自我

埃里克森虽然仍强调潜意识的重要作用，但与弗洛伊德不同，他不是简单地把自我看成是本我和超我的奴仆，而是强调自我的作用，把自我看成人格中一个

相当有力的独立部分。埃里克森认为自我的作用是建立人的自我认同感以及满足人控制外部环境的需要。当人缺乏自我认同感时会感到混乱和失望，从而产生自我认同危机。自我认同包括个体感、唯一感、完整感以及过去与未来的连续性，它对个体保持心理健康有着重要意义。"自我"的相对力量能引导着心理性欲向合理方向发展，决定着每个人的"命运"。个人不再是社会力量的玩物，而是自身的主宰，埃里克森的这种乐观而富于创造性的人格观有更积极的意义。

(三) 埃里克森赋予心理治疗目的以更多人文情怀

埃里克森强调的精神治疗目的与传统精神分析不同。他认为，今天的病人大都遭受他应当信仰什么，他应成为什么样的人等问题的折磨。埃里克森把成功地在人生八个发展阶段中获得希望、意志、目的、能力、忠诚、爱、关爱和智慧等美德的人看做健康的人。如果没有获得这些美德，那他们的自我就会比健康人的自我更加脆弱，帮助提供形成这些美德的各种条件正是治疗者的职责。可见，美德在形成健康心理中发挥重要作用。在埃里克森看来，治疗过程的关键是增强病人的自我，使其达到处理生活问题的程度。埃里克森认为传统的发泄潜意识的治疗法弊大于利，而通过对病人自我认同各要素的重新整合，则会使患者的恢复工作更有效也更经济。

三、对学校心理健康教育的启示

埃里克森的心理社会性发展的八个阶段理论强调社会文化背景的作用，认为心理发展受特定文化背景的影响和制约，因此要将自我发展和环境影响结合起来。在他提出的八个发展阶段中，不少阶段几乎都是在学校中度过的。埃里克森的心理社会性发展阶段论强调，个体的心理发展是生物因素和社会文化因素综合作用的结果；心理发展在不同阶段面临不同的危机和需要解决的任务；各个阶段的心理发展是一个完整的连续过程，不能孤立看待。这些都是学校心理健康教育的重要理论基础。

(一) 学校心理健康教育必须遵循学生心理发展的一般规律

埃里克森关于个体心理社会性发展的八个阶段，为我们进行心理健康教育提供了理论上的支持和努力的方向，下面以第四阶段和第五阶段为例作一评述。

1. 第四阶段学龄期（7—12岁）学生心理发展应注意的问题

（1）此阶段要完成的心理发展任务是体验以稳定的注意和孜孜不倦的勤奋来完成工作的乐趣。心理健康的学生在这个阶段可以获得一种为他在社会中满怀信心地同别人一起寻求各种劳动职业作准备的勤奋感。相反，如果学生没有形成这种勤奋感，就会形成感到没有能力成为有用社会成员的自卑感。埃里克森认为，能力是由于爱的关注与鼓励而形成的；自卑感是由于学生生活中十分重要的"他人"对他嘲笑或漠不关爱造成的。

（2）此阶段的心理发展过程是完成任务与克服危机并存的。埃里克森认为，成人不仅要了解儿童在什么年龄不要做什么事，还要理解他们在什么年龄主动高兴做什么。成人往往以"不允许"和禁止的方式避免孩子心理发展出现问题与危机。但实际上，如果成人给孩子一定的自由空间，将控制与自由结合，对孩子积极引导和正面鼓励较之消极的反对和禁止更有利于健康心理的形成。

（3）同此阶段联系的危险是，学生过分重视他们在工作能力方面的地位，看不到人类生存的其他重要方面。因此，必须鼓励儿童掌握为未来就业所必需的技能，但不能以牺牲人类某些其他重要的品质为代价。否则，如果把工作作为他唯一的义务，把某种工作作为唯一有价值的标准，那么他也许会成为一个因循守旧的人，成为他自己的技术和可能利用他的技术的那些人的毫无思想的奴仆，对这样的人说来，工作就是生活，而看不到生活的其他意义。

2. 第五阶段青春期（13—18岁）学生心理发展应注意的问题

（1）青春期的心理社会任务是建立自我认同和防止自我认同混乱。自我认同贯穿于人的整个心理发展过程，但青春期自我认同的建立最为重要。进入青春期后，青少年就必须对自我发展中的一些重大问题进行思考并作出选择，把他们的过去经验和对未来的期望以及个人理想和社会要求进行整合。埃里克森认为，自我认同问题是青春期心理发展的核心，反应了青春期心理发展所遇到的矛盾和冲突的内在根源。

（2）青春期是自我认同形成的关键时期。此阶段青少年处于生理迅速发育成熟和心理困惑阶段，原已出现的自我认同达到发展高峰。埃里克森认为，对青少年的自我成长而言，自我认同形成是一种挑战，无论对求学或是就业的青年来说都是困难的。进入青春期后，青少年的自我意识开始凸显出两个主要矛盾，即主观自我和客观自我的矛盾、理想自我和现实自我的矛盾。很多青少年因为不能化解这一时期的发展危机，出现自我认同危机。心理健康的青少年化解了危机，形成自我同一感，产生三方面体验：

第一，感到自己是独立而独特的个体；

第二，感到自己的需要、动机、反应模式是连续而且可整合的；

第三，感到他人对自己的评价和自我的觉察是一致的，自己所追求的目的以及实现目的的手段是被社会所承认的。

（3）此阶段应多鼓励青少年反省和参加实践活动，通过整合青少年理想自我和现实自我，形成自我同一感。自我认同的形成可通过两个过程实现：一是修正、改变理想自我，使之符合现实自我。应鼓励青少年多反省，使其更加清楚地了解自我，这是形成自我认同的前提；二是努力改变现实自我，使之与理想自我一致。应鼓励青少年多参加实践活动，改变现实自我，使之与理想自我一致，或在实践中修正、改变理想自我，使之符合现实自我。

(二) 用发展的观点看待学生的心理成长

埃里克森认为,健康心理是以八个阶段各种危机的积极解决及其所形成的相应积极品质为特征的。但每个阶段危机解决的结果却不是一成不变的,后面的发展阶段有其自身的相关问题,可以为新的发展和可能结果提供改变的机会。埃里克森认为,前一阶段任务完成的好坏,直接影响后一阶段的发展,而后一阶段如果条件好转,也可补偿前面阶段的不足。在某一阶段未获得积极品质的人,还可通过以后的发展阶段逐渐得到补偿。而那些曾经获得积极品质的人,也可能在以后的生活中失掉它。因此,要用发展变化的观点看待个体的心理成长。但这并不意味着各个阶段在心理发展上不重要。恰恰相反,埃里克森一再强调,每个阶段都是不可忽视的,任何年龄段的教育失误,都会给一个人的终生发展造成障碍,自我的发展是持续一生的。

埃里克森认为,每个发展阶段都有相应的重要影响人物。第一阶段是母亲,第二阶段是父亲,第三阶段是家庭成员,第四阶段是邻居和学校师生,第五阶段是同伴和小集体,第六阶段是友人,第七阶段是一起工作和分担家务的人,第八阶段是整个人类。在不同阶段发挥这些重要"他人"的作用对健康人格的形成大有裨益。埃里克森认为每个发展阶段的危机同时也意味着转机,如果重要影响人物能从危机中看到生机,也可利用危机促使个体心理向积极方面转化。

(三) 社会文化环境对学生心理健康具有重要影响

埃里克森认为个体的心理发展是自我与社会文化相互作用的产物,各个阶段心理危机的产生以及危机的解决都与社会文化环境密切相关。在埃里克森看来,现代人的一切心理变态都是人的本性需求和社会要求不相适应所致,而人在克服心理与社会的矛盾和危机时,很大程度上是依赖个体的心理社会经验。因此,社会环境决定了各个阶段危机能否得到积极解决。

在学生健康心理的形成过程中,就不仅应强调其个人的心理发展,还应注重社会文化环境的作用。比如,学龄期儿童进入学校后,第一次接受社会赋予他并期望他完成的社会任务。这时影响儿童心理发展的重要人物已由父母转向同伴、学校和其他社会机构。如果能得到成人尤其是老师对他们在学习、游戏等活动中取得成就的称赞和奖励,他们将以成功、嘉奖为荣,形成乐观、勤奋的人格;反之,如果经常受到呵斥或成就受到漠视,就容易形成自卑感。教师在培养这个阶段儿童的勤奋感方面具有特殊作用。

四、结语

综上所述,走过了20世纪92个春秋的著名心理学家埃里克森,因其生命周期模型闻名于世,他提出的心理社会性发展八个阶段的理论为世人所周知。埃里克森告诉我们,个体的心理发展并不止步于童年期,自我的发展是持续一生的任务。心理发展的八个阶段各有其危机，危机不是一次使人变得虚弱的冲突，而是一段使人改进弱点、提升潜能的时期，危机同时也蕴含着成长的转机。

埃里克森有着与众不同的经历，他曾是一个不知道父亲身份的孩子，一个成为精神分析学家的艺术家，一个因迫害离开故土的移民，一个有缺陷孩子的父亲。同时他也是一个有着非凡智力，但却从未获得过大学学位的哈佛教授。埃里克森出生于德国，后成为美国心理学家，他年轻时游历欧洲学习艺术，后在维也纳找到学术方向成为一名儿童精神分析学家，他逃离希特勒掌控下的欧洲，在美国建立了生活家园。埃里克森的生活经历和他的理论发展密切相关，其生命周期理论强调生命周期的转换以及个人随年龄增长会不断面临新的危机。这同时也是他在92年的生命历程中多次体验到的地理和文化"移民"经历的真实写照。埃里克森的著作在人类学、宗教、生物学、历史学、哲学、传记以及医学等不同领域被阅读和讨论。他的理论与新的跨学科领域的发展联系在一起，他提出的概念把心理学和其他学科联系在一起，如心理社会性的，心理历史学的，心理传记的。他的心理传记《青年路德》（*Young Man Luther*，1958）和《甘地的真理》（*Gandhi's Truth*，1969），探索了个人能力的发展和社会历史的融合，后者还赢得了普利策奖（Pulitzer Prize）。

和所有其他杰出学者一样，埃里克森的影响也超越了心理学领域。晚年的埃里克森不仅是一位知名教授，还是一位伦理哲学家，开始关心20世纪人的道德和政治问题。他后期的研究已经深入到美国资本主义社会的一些棘手问题，如黑人的社会地位、妇女地位的变迁、青少年异常行为等。其自我心理学也超出了精神分析的临床范围，与习性学、历史、政治、哲学和神学联系在一起，同时埃里克森的声望也远远超出了美国国界。

在退休后的某天（大约是1974年左右），埃里克森在威廉·詹姆斯·霍尔（William James Hall）的办公室吸引了一批一年级的研究生，有六个左右的学生写了一张名单贴在门上，上面按字母顺序排列着他们的名字，埃里克森的名字也在其中。当时埃里克森准会被逗乐，也许还会自鸣得意呢。这个自称为职业继子的人，被学术上认同他的追随者们接纳为他们的一员了！

【建议参考资料】

1. 埃里克森. 同一性：青少年与危机［M］. 孙名之，译. 杭州：浙江教育出版社，1998.
2. 埃里克森. 甘地的真理：好战的非暴力起源［M］. 吕文江，田嵩燕，译. 北京：中央编译出版社，2010.
3. 埃里克森. Erikson老年研究报告：人生八大阶段［M］. 周怜利，译. 台北：张老师文化事业公司，2000.
4. 埃里克森. 童年与社会［M］. 罗一静，译. 上海：学林出版社，1992.
5. 埃里克森. 青年路德［M］. 康绿岛，译. 台北：远流出版事业公司，1989.

6. BURSTON D. Erik Erikson and the American psyche: ego, ethics, and evolution [M]. Lanham, Md.: Jason Aronson, 2007.

7. COLES R. The Erik Erikson reader [M]. New York: W. W. Norton, 2000.

8. SCARBOROUGH M R. Erik Erikson's anthropology and its implications for epistemology [M]. Ann Arbor, Mich.: UMI, 1972.

9. Erikson E H. The life cycle completed: a review [M]. New York: W. W. Northon, 1997.

【问题与思考】

1. 埃里克森的心理社会性发展八个阶段是什么？
2. 埃里克森认为，每个心理发展阶段需要解决的危机是什么？
3. 埃里克森认为，每个心理发展阶段需要发展的积极品质是什么？
4. 如何将埃里克森的心理社会性发展阶段理论运用到学校心理健康教育中去？
5. 怎样理解自我的发展是贯穿人一生的任务？

第七章　汉斯·艾森克[①]

【本章提要】

艾森克出生在德国，后来被迫到英国生活、求学与工作。艾森克接受了英国西里尔·伯特与斯皮尔曼等人运用严格实证方法（如因素分析方法）研究人格与智力等心理学问题的取向。艾森克认为行为治疗比精神治疗以及安慰剂治疗更有效，更可靠，他猛烈地批判了精神分析疗法。本章翻译了艾森克的"行为疗法"一文，反映了行为疗法能够比精神分析疗法更经得起检验，行为疗法的理论基础也比精神分析疗法的理论基础更为清晰与系统。艾森克行为疗法的理论基础主要来自于巴甫洛夫的条件反射理论以及华生的刺激—反应理论，同时行为疗法也认识到认知因素会对治疗效果有促进作用。艾森克批判精神分析疗法，提倡行为疗法的同时，也推进了行为主义心理学的理论发展。本章最后对艾森克的心理健康思想进行了介绍，评述了艾森克的人格理论及其对心理健康的影响，以及艾森克对于智力与种族问题的观点在教育实践中的一些运用。

【学习重点】

1. 了解艾森克对行为治疗方法的评价。
2. 了解神经症与焦虑以及抑郁的关系。
3. 领会艾森克对精神分析疗法的批判。
4. 领会行为疗法的理论基础。
5. 领会行为疗法与精神分析疗法差别的内涵。
6. 掌握艾森克人格理论的生物学基础。

【重要术语】

行为疗法　精神分析疗法　神经症　条件反射　刺激—反应理论

第一节　心理学家生平

汉斯·艾森克（Hans Eysenck）是德裔英国心理学家。1916年3月4日艾森克出生于德国柏林的一个声誉显赫的家庭。他的父母都是著名演员，父亲擅长喜剧表演，同时也是一名歌手，母亲则是默片演员。艾森克出生以后，父母就计划

[①] 本章作者为李宏利。

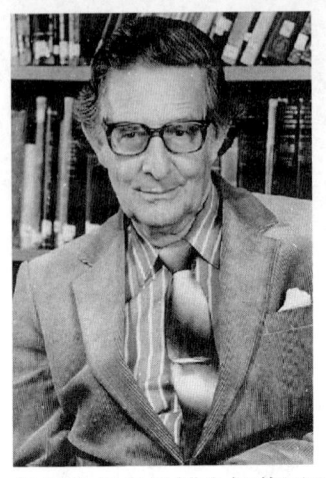

让他长大后进入娱乐圈发展，并让他在一部电影中表演了一个小角色。不幸的是，他父母的婚姻未能逃脱离婚的命运，在他2岁时，父母离婚了。由于艾森克母亲更换工作以及再婚，他就被寄养在伦敦，由外祖母抚养长大。在伦敦外祖母家的大房子里，艾森克自由地成长，生活也非常舒适，伦敦浓厚的文学气息与文化氛围，让他少年老成，习惯于以自己的方式思考问题①。

艾森克非常同情犹太人的遭遇。在18岁时，他拒绝加入纳粹组织而无法进入柏林大学就读，这也让他的性命处于危险中，最后他被迫离开德国去国外求学。他先到法国迪荣大学学习文学和历史。之后去伦敦大学，他本来打算学习物理学和天文学，但是他报名后被告知英国不承认德国的科学学科的学分，除非他愿意接受一年的训练。当他询问是否可以申请其他本科课程时，被告知心理学专业是可以直接让他读本科课程的。因此他面临一个选择：要么花一年时间接受科学学科的基础训练，要么选择另一个他未曾听闻的专业——心理学。最后他选择了心理学。艾森克自己曾经说过他学习心理学之前不知道心理学是什么，但是物理学的激烈竞争让他逐渐意识到自己选择学习心理学的正确性。艾森克认为心理学改变了他的命运，学习心理学对他来说是最好的决策。可以说，艾森克从内心接受了心理学学科以后，就爱上了这门学科。

从1935年开始，艾森克在伦敦大学学习心理学课程。艾森克在伦敦大学学习期间有幸在著名心理学家西里尔·伯特（Cyril Burt）指导下学习。伯特于1942年任英国心理学学会的会长，1946年成为第一个封爵的心理学家，以提出心理测验中的因素分析以及研究遗传对智力和行为的影响而著名。在伯特的指导下，艾森克1938年获文学学士学位，1940年获哲学博士学位。艾森克攻读博士学位时，具有传奇色彩的统计学家卡尔·皮尔森（Karl Person）也是他的指导教师。

1940年从伦敦大学获哲学博士学位后，艾森克于"二战"期间在伦敦附近的米尔希尔急救医院工作，这所医院主要对个人心理问题进行治疗。"二战"结束后，艾森克在莫兹利医院工作。莫兹利医院是英国最为著名的精神病训练机构。1947年艾森克成为了莫兹利医院心理学系的系主任。

1948年，艾森克加入了伦敦大学的精神病研究所。在该所初创时期，艾森克筹建了心理学系。之后，他作为英国的一名教授，承担了开创临床心理学的任

---

① GIBSON H B. Hans Eysenck：the man and his work［M］. London：Peter Owen Limited，1981.

务，由他创建的心理学系是英国的第一个培养临床心理学家的机构，并开发了行为治疗的方法。在英国工作期间，艾森克也是美国宾夕法尼亚大学与加州大学伯克利分校的访问教授。艾森克1997年9月4日因脑瘤病逝于英国的伦敦。

从20世纪50年代到80年代的几十年的时间内，艾森克是英国最受欢迎的一位心理学家。他的心理学教科书是社会工作者、教师以及大学生最受欢迎的读物或教材。艾森克在伦敦大学精神病研究所任职时，他的本科学生、研究生、博士后研究者以及访问学者都为他的书籍以及论文提供了丰富的资料。艾森克研究所使用的主要方法是因素分析（factor analysis）的方法，他认为人格与智力更能够通过数学精确地分成不同的成分，一种成分就是一个维度，例如，内倾—外倾（extraversion-introversion）、神经质（neuroticism）、精神质（psychoticism）。艾森克使用因素分析的方法让人们在不同的维度中找到自己的位置。但是批评者认为计算题目相关而得出的因素或维度是经验性的观察，是在没有假设基础上获得的一种观察结果。艾森克同其他不重视心理学理论，但重视统计方法的心理学家一样，遭受的批评是经由因素分析得出的因素是否存在与独立。不过，艾森克的职业生涯达到成熟期以后，从因素分析方法应用转到重视遗传倾向，特别重视统计和测量方法与行为遗传的关系。艾森克是较早进行行为遗传学研究的心理学家。

艾森克把自己关于遗传与行为的观点应用到了吸烟与癌症关系的研究中，这引起了很大的争议。20世纪60年代，艾森克使用美国烟草协会与英国烟草研究会的经费进行了吸烟与癌症关系的研究。1965年，艾森克出版了《吸烟、健康与人格》（*Smoking, Health and Personality*）一书，他认为吸烟者的基因具有肺癌的易感性，而不是吸烟本身增加了吸烟者的癌症发病率。因此，研究者把艾森克称为一个敢于"玩火的人"①。

艾森克认为，人是一个生物有机体，其活动同等地受制于生物因素（遗传、生理、内分泌腺）和社会因素（历史、经济、相互作用），这一观点决定了他主要的思想及其研究方向。他认为，只强调生物因素或只强调社会因素都会阻碍科学的发展。他关于人是进化的产物，人仍然保留着几百万年前早期生命形成发展过程中痕迹的观点，遭到了那些倾向于社会因素的社会科学家的反对，但艾森克却认为这是恰当地理解人性的基础。

总体来看，艾森克带领许多研究人员使用很多的方法，如观察方法、相关与因素分析、行为遗传学以及生理实验等方法开展了实证性的心理研究，其主要研究领域为人格。1950年之后，用实验心理学的方法研究变态心理、临床心理。他反对弗洛伊德的精神分析理论，不断地提供证据批判精神分析理论及其精神疗

---

① ROSE S. Hans Eysenck's controversial career [J]. The Lancet, 2010, 376 (9739): 407-408.

法。同时以条件反射理论为基础，研究并提倡行为疗法，提出了莫兹利人格问卷（Maudsley Personality Inventory，MPI）。另外，对动机知觉、心理测量的统计分析和智力的基础等问题也进行了多方面的研究。

艾森克在心理学、生物学、遗传学和其他一些专业刊物发表过近 700 篇文章，出版了 75 本书籍。他一生勤于著述，自从 1983 年退休以后，艾森克主要忙于写作。艾森克在世时是科学论文被引用次数最多的心理学家；不过也有研究者指出目前为止，艾森克论文的引用率在所有的心理学家中排名第三，而第一名与第二名分别是弗洛伊德与皮亚杰（Piaget）（Haggbloom et al, 2002；Rushton, 2001）。艾森克一生的主要著作有：《人格的维度》（Dimensions of Personality，1947）、《人格的科学研究》（The Scientific Study of Personality，1952）、《人的人格结构》（The Structure of Human Personality，1953）、《政治心理学》（The Psychology of Politics，1954）、《焦虑与歇斯底里的动力学》（The Dynamics of Anxiety and Hysteria，1957）、《变态心理学手册》（Handbook of Abnormal Psychology，1960，1973 第 3 版）、《弗洛伊德学说的实验研究》（The Experimental Study of Freudian Theories，与魏尔逊合著，1973）、《人格测量》（The Measurement of Personality，1976）、《性心理学》（The Psychology of Sex，1979）、《智力的模式》（A Model for Intelligence，1982）等。

第二节 经典名篇选译

行为疗法[①]

一、行为疗法与精神疗法

"行为疗法"（behavior therapy）一词的使用仅有 30 年左右的时间，但是它的引入说明占主导地位的神经症治疗方法（psychotherapy）在范式上出现了革命性的变化。弗洛伊德（Freud）的精神疗法曾经是受到追捧的治疗范式，但现在这种范式由行为疗法取代，这是心理治疗领域中的一项大事。具体来说，心理治疗范式从弗洛伊德变为巴甫洛夫（Pavlov），从精神疗法变为行为疗法，从重视情绪觉醒（emotional insight）变为重视消退和去条件化（extinction and deconditioning）。心理治疗范式发生转变的一个主要原因是弗洛伊德理论基础上的心理治疗方法的效果比安慰剂疗法（placebo treatment）还差，或者根本没有一点疗效[②]。虽然多项元分析研究显示精神

---

① 该文译自：EYSENCK H J. Behavior therapy [M] // EYSENCK H, MARTIN I. Theoretical foundations of behavior therapy. New York：Plenum Press，1987：3-29.

② STRUPP H H, HADLEY S W, GOMES-SCHWARTZ B. Psychotherapy for better or worse：an analysis of the problem of negative affects [M]. New York：Jason Aronson，1977.

疗法的效果有证据支持，但是因为精神疗法的使用者没有对精神疗法效果的特异性进行检验，所以精神疗法受到了激烈的批评。治疗效果是治疗理论存在的基础。进一步说，他们发现精神疗法还不如安慰剂疗法效果好，但需要注意的是安慰剂疗法仅是 18 种有别于精神疗法的一种方法而已。更为糟糕的是，精神疗法可能是所有疗法中给患者带来最多负面影响的治疗方法。

我认为行为疗法与旧的范式相比较有 10 点不同见表（7-1）①。尽管很多人对行为疗法提出了批评，但是这并不能否认行为疗法的优越性。与行为疗法这种新的需要证明的研究理论相比，精神分析理论已经被证实是一种落后的研究理论。近年来，一些人一直努力融合这两种本来就水火不容的精神病治疗模型，但这种努力并没有证据支持。一些研究者指出行为疗法与精神分析的差异让它们无法融合，还指出二者融合是空想的折衷主义②。

表 7-1 精神疗法与行为疗法的比较

	精神疗法	行为疗法
1	理论基础不一致，条理不清晰，没有以假设的形式形成体系。	理论基础一致，条理清晰，可以推导出可检验的论断。
2	来源于临床观察，没有进行控制性的观察与实验。	来源于实验，通过实验检验了理论及其从理论延伸出的推断。
3	症状起源于无意识（情结）。	症状是非适应性的条件化的反应。
4	症状是压抑的表现。	症状是学习能力的表现。
5	相信防御机制影响症状。	相信个体的条件反射能力、自主能力与环境条件影响症状。
6	神经症的治疗必须考虑到病史因素。	神经症的治疗必须关注当前的习惯，与历史因素没有关系。
7	治愈效果通过无意识心理活动体现，症状本身不会消退。	治疗效果通过症状消除体现，如消除非适应性的条件反应，建立理想的条件反应。
8	解释症状、梦与行为活动是治疗的重要因素。	尽管解释可以是客观的与正确的，但都与治疗无关。

---

① EYSENCK H J. Learning theory and behavior therapy [J]. Journal of Mental Science, 1959, 105: 61-75.

② WOLPE J. Behavior therapy versus psychoanalysis: therapeutic and social implications [J]. American Psychologist, 1981, 36 (2): 159-164.

（续表）

	精神疗法	行为疗法
9	症状治愈后出现新的症状。	自动化的条件反应消失后，愈后的症状会永不复发。
10	转移关系是神经症治疗的关键因素。	人际关系尽管在特定的环境下是有用的，但是它们对神经症治疗并不重要。

二、神经症的概念

从观察来看，行为疗法与神经症（neurosis）概念存在紧密联系。这一部分试图解释神经症问题的原因，以及指出一些神经症治疗的方法。研究者指出了神经症的一个核心特征是长期自我受挫（self-defeating）。人的行为并不一定长久存在，但是神经症患者的自我受挫行为却可能长久存在。根据巴甫洛夫的条件反射原理（pavlovian conditioning），神经症的症状主要是情感条件化与行为自动化，二者不受制于理性评价。我已经指出，如此自负的条件反射理论不能够解释为什么自我挫折变成惩罚后没有消退①。华生（Waston）的理论尽管方向正确，但需要根据近来的实验与理论发展进行细致的论述。

近年来一些研究也试图抛弃"神经症"一词。DSM-III 作为官方的神经疾病诊断手册可能仅解决了不同精神病研究学派的分歧，但没有提供实证性的证据②。其结果是很多的神经失调症被认为紧密关联的，研究者使用了一个更为概括的词概括了神经失调症（neurotic disorder），即神经症。这种做法并未否认神经症难以定义，或者细化神经失调症没有诊断意义。不过，据我所知，大量的精神疾病都有焦虑特征，其他的精神疾病对外在刺激作出的心理、自动化与行为的反应一般不像神经症这种疾病一样长久维持。强烈持久的情绪反应相应地会让行为活动持久维持（如强迫性洗手），以便降低神经性的焦虑③。华生指出，经由巴甫洛夫条件反射产生的情绪反应可通过巴甫洛夫的消退机制治疗。

神经症患者在人类社会中存在已经有很长的一段时间了，他们是社会的一个沉重负担。神经失调症患者的病因很难确定，千变万化，精神病学家也未必知道神经失调疾病的所有病因。然而，研究者指出神经失调症病因变化水平是与社区

---

① MOWRER O H. Learning theory and the neurotic paradox [J]. American Journal of Orthopsychiatry, 1948, 18: 571-610.

② EYSENCK H J, WAKEFIELD J A, FRIEDMAN A F. Diagnosis and clinical assessment: the DSM-III [J]. Annual Review of Psychology, 1983, 34: 167-193.

③ GOSSOP M. Theories of neurosis [M]. Berlin: Springer-Verlag, 1981.

关联的一个有用的心理疾病病因模型，水平与障碍是这个模型的两个重要概念①。社区中大量的民众在某一年会出现心理问题（水平1）。大多数人寻找全科医师就解决了他们的问题（水平2）。很多的医疗工作者能够判定让人痛苦的心理症状（水平3），但是精神病学家却识别出较少的精神症状（水平4）。很多人看过精神科门诊，但是很少有人住院治疗（水平5）。神经失调者主要在社区中生活，精神病学家仅诊断出少量的患者。对于水平5而言，运用国际疾病分类方法分类所有的精神病住院病人时，21%的人是神经失调症患者。当精神科门诊的多次转诊病人被诊断分类时，60%的人有明显的神经症症状②。很明显，当从社区的一般性治疗转到精神科门诊与住院病人，神经症的病人减少了，但是精神症状的严重程度却增多了。

一些专业性较强医院中的神经症患者比精神科医院更为普遍。例如，眼科病人中15%—20%的患者有神经失调症③。可以肯定的是，神经失调症在很多的一般性疾病诊断中都会遇到，但只有一小部分人住院治疗。因此，由于没有神经症这一概念，大量的神经症病患被忽视了。

神经失调症的影响因素及其症状表现可能会受到人格外倾与内倾的影响，从而产生外倾（歇斯底里的兴奋）或内倾化（心情抑郁）的失调④。情绪与行为的不同组合构成了不同的神经症症状。神经质的人一般会有较多的神经症症状。

不同的神经症疾病主要通过巴甫洛夫的条件反射形成，也能够通过巴甫洛夫的消退机制消失。然而反对的意见是，沿着这种方向理解神经症问题会遇到一些困难，行为疗法也难以治疗神经症。需要指出的是，所有的病人在精神科门诊可能是神经症患者或者精神失调症患者，或者同时患有两种疾病。因此，精神失调症得到控制后，假定剩下的疾病是神经失调症，这是错误的。并非所有的焦虑与恐惧都是非理性的，很多的儿童与成年人在精神科或医院或许需要建议与指导，即不需要行为疗法。与此类似，如果恐惧、焦虑与怀疑不是起因于条件反射，那么它们就不应该按照神经症标签来诊断与治疗。精神病医生与临床心理学家认为病人可能专属于某一组别，他们很少考虑到病人的同质性。但从科学角度来看，把不同的个体细分为更小的组别，更有利于治疗。

---

① GOLDBERG D, HUXLEY P. Mental illness in the community [M]. London: Tavistock, 1980.

② SIMS A, SALMONS P H. Severity of symptoms of psychiatric outpatients: use of the general health questionnaire in hospital and general practice patients [J]. Psychological Medicine, 1975, 5: 62-66.

③ KARSERAS A G. Psychiatric aspects in ophthalmology [M] // HOWELLS J G. Modern perspectives in the psychiatric aspects of surgery. New York: Brunner/Mazel, 1976.

④ EYSENCK H J. Dimensions of personality [M]. London: Routledge & Kegan Paul, 1947.

表面上看起来这些论述可能是循环论证，但事实上它建立在自然科学研究基础上。如果我们问如何用欧几里几何测量地球表面，我们的答案是它只能应用到平面。如果我们选用一块较小的地球表面，比如说是丈量土地，欧几里几何适用的条件就满足了。但是如果我们测量一个较大的表面，如大洋洲，明显是一个曲面，那么欧几里几何应用的条件这时得不到满足。我们怎么知道特定的表面是平面或不是平面？答案当然是根据欧几里几何适用的条件。如果他们能够应用，表面是平面；如果它不能应用，表面不是平面。

需要注意的是，科学法则适用的条件是受到限制的，它们不能应用到所有的条件中去。例如一个定律告诉我们，一个物体在地球表面的任何地点下落的速度都是 S 米/秒。公式 $s=4.43^2 h$，h 是物体已经下落的距离。这一定律不能应用到物体的大小、形状与速度受到空气阻力影响的任意运动物体。同样，神经症与条件反射有关的一般性定律也会受到应用条件的限制，这也需要记住。他们并不是对定律的背叛，这与较小的空气阻力并未背叛下落物体的运动定律是一样的。

进一步来说，条件反射形成与消退假设是神经症理论的核心，但没有否认其他的过程（认知、操作性条件反射等）也有明显的作用。例如，行为疗法取向下的惩罚与奖赏可以提高治疗效果。但治疗效果的影响具有风险性，如可能受到配偶以及亲属关系的影响，这些影响因素不是核心性的，这些因素需要与理论假设有关的核心因素相区别。

大量的研究讨论了神经失调症的起源问题，但是这些研究几乎完全集中在恐怖失调症（phobic disorder）[1]。一个一般性的结论是大多数病患记住了条件反射的体验。其中的一项最好的研究发现，替代性体验仅解释了17%的神经失调症变异，工具性信息仅解释了10%的神经失调症变异[2]。恐惧的获得多数是通过间接方式获得，但是研究者没有研究临床上的恐怖症患者，但却对怕蛇的大学生样本尤为关注。研究者显示所有的被试都不能回忆特定的致病因素。获得途径与焦虑成分（主观、行为与心理等）的关系并不明确，但都发现条件反射与间接的恐惧症在严重程度上也没有明确的联系。

三、行为疗法批判

行为疗法的概念受到很多人批评。首先，很多的研究者对行为疗法的理论基础提出了挑战，他们认为行为疗法的基础是学习定律，但是行为变化的中介事件

---

[1] ÖHMAN A, DIMBERG U, OST L G. Animals and social phobias: biological constraints on learned fear responses [M] //REISS S, BOOTZIN R R. Theoretical issues in behavior therapy. New York: Academic Press, 1985.

[2] OST L G, HUGDAHL K. Acquisition of phobias and anxiety response patterns in clinical patients [J].Behavior Research Therapy, 1981, 19: 439-447.

的作用、习得反应的本质、刺激反应分析的限制，都没有受到重视。他们指出行为疗法错误地假定一个宏观的学习理论是行为疗法的基础。但是如果学习理论本身不能成功地解决主要的问题，那么行为疗法以什么理论作为自己的理论基础？其次，批评家也认为学习理论原则并没有给现代的行为治疗师提供帮助。事实上，运气、暗示与治疗师的人格特征，都会影响治疗的成功。这些批评经常被重复提及，值得回答。

实际上，有研究者指出学习理论的原则没有严格的理论与实证基础[1]。行为主义信条也在遭受攻击。但是我们需要更深入地了解这种新范式的特点。接受一种范式前，了解到它的不足，应用领域的受限，以及只能应用到一个特定领域，这是非常重要的。认同一种范式的科学家也经常不接受已有的成果，但是认为新的范式是未来研究的基础，并且认为新的范式也有不足与缺陷。科学研究的范式是精心思考与提炼的结果。新的范式可以用于进一步的问题解决，可以提高科学水平及其视野。

牛顿的《自然哲学的数学原理》一书受到了当时法国的一些物理学家的摒弃，当时的科学家认为他的微积分方法不够严谨，150年后人们才意识到当时科学家的错误。如果我们完全遵照批评家的意见，想要取得科学进展几乎是不可能的。一个事实是，只要学习理论应用到行为疗法中去，一些质疑就会存在。这些质疑不是在反对新的范式，相反这些质疑提出了新的范式要解决的一些问题。一些对行为疗法的批评可以成为学习理论的基础。研究者认为行为疗法是一种综合结构，可以通过"原则与范式"而不是学习理论，对其加以定义。对于行为疗法来说，理论上的进展及其应用是至关重要的。重视治疗、理论发展与研究证据间的紧密关系可以回避一些不可避免的纰漏。

很难估计行为治疗师开发新的治疗方法时不以学习理论与条件反射为基础，后果会有多严重。很多治疗师与研究者并非使用相同的理论，或进行相同的推论。但是我们很难找到一个人不受益于以学习与条件反射原则为基础的实验与理论性证据。这也适用于持折衷观点的人。有折衷观点的人不是拒绝一种理论，相反他们过分依赖于不同的理论，没有形成一个理论系统，他们的观点经常相互矛盾。批评家很少通过特定的个案来检验理论结构的不足。他们的很多建议没有考虑到具体的治疗方法，也没有受到学习理论的影响。

心理学家与严格的科学家相比倾向于接受理论不足，原因是有些人经常嘲笑心理学仅是科学的希望。以超导研究为例来说明这个问题[2]。自从超导现象被发现

---

[1] ZURIFF G E. Behaviorism：A conceptual reconstruction [M]. New York：Columbia University Press，1985.

[2] MENDELSSOHN K. the quest for absolute zero：the meaning of low temperature physics [M]. New York：McGraw-Hill，1966.

以后，研究者提出了很多的理论来解释这一现象。几乎每2—3年就会出现一种新的理论。超导研究过程中很多研究者的理论在应用于实践的过程中被否定了。但是现今很多学者都认为仅有一种理论正确，研究者也证明了其他理论是错误的。

研究者认为没有一种理论是现代化的学习理论①，因此根据不存在的理论来定义行为疗法是没有意义的。然而，在"原则与范式"基础上建立的治疗方法是纯科学研究不能接受的。正如人们研究超导现象一样，超导现象的解释不止存在一种理论。研究者应该采取的正确方法是使用不同的理论进行不同的预测。物理学与化学在过去的3个世纪已经通过这种方法取得了很大的成功。

但很多人会提出一个问题，行为疗法有很多不同的方法还是只有一种方法？当然有很多种行为治疗方法，这是不容置疑的，但是它们的解释却有些不同。行为疗法应该这样得以理解：从理论的角度看，神经失调症的治愈主要建立在巴甫洛夫的消退机制上。然而，消退能够采用很多的方法，但都需要涉及通过想象（imagination）或接触（exposure）到非强化性的刺激。出现消退的方法有很多，如模仿学习（modeling）、脱敏法（desensitization）与反应强化等，以及组合应用这些方法。对坚信有一种行为疗法的人来说，与相信有不同治疗方法的人相比较，都是正确的。所有的行为疗法都遵循一个共同的原则，但围绕共同的原则可能会出现很多的疗法。

四、认知行为疗法的观点

认知心理学家一般认为认知行为疗法重在认知而不关心行为②。事实上，解释理论和设计实验证明理论都是非常困难的。一位研究者对认知心理学整个领域进行了精准的总结③。他认为认知心理学家对他们的实验数据：1. 缺乏批判性，持无所谓的态度选择性地解释数据；2. 愿意进行辩护；3. 不愿意承认其他著作、其他方法以及现象的存在；4. 数据的解释随意性大；5. 漠视与实验结果有关的其他理论结构，认为这些理论结构都不存在或自己探讨了一种完全不同的现象。我本人认为认知心理学这杆大旗后面的队伍不断增加，但是用词的模糊性却越来越明显。事实上，尽管大量的实验与理论方法在很多的领域中运用，但是知觉、学习、语言、概念形成、问题解决以及思维等仍是认知心理学家感兴趣的问题。认知心理学可以说是对行为方法过度反应的结果。但是，一些认知心理学家对行

---

① JWOLPE J. Behavior therapy and its malcontents-I: denial of its basis and psychodynamic fusionism [J].Journal of behavior therapy and experimental psychiatry, 1976, 7: 1-5.

② BECK A T. Cognitive therapy and the emotional disorders [M]. New York: Penguin Books, 1976.

③ ALLPORT D A. The state of cognitive psychology [J]. Quarterly Journal of Experimental Psychology, 1975, 27: 141-152.

为主义的批判主要集中在反射模型,而不是让人敬畏的新行为主义。

毫无疑问,现代的行为主义有重要的影响,而认知心理学家完全忽视了它的影响。同样,行为主义心理学家倾向于认为他们与认知心理学家在不同的领域中取得了成功。目前,认知心理学家试图把认知概念推广到行为心理学家的领域中去。认知心理学家也追随巴甫洛夫的步伐,认为词语能够作为条件化的刺激引发条件化的反应,认知事件与行为事件遵循相同的法则。

在讨论行为疗法的时候,我们应该记住不同类别的行为可能并非随时间精确地发生变化。例如恐惧与焦虑至少是3个系统松散整合的结果,如主观的、行为的与生理的反应系统①。研究者也综述了一些证据说明了一个或多个系统在任何时间点中都不协同一致。在对治疗作出反应时,一个系统变化较快,而另一个系统变化较慢。一些行为主义心理学家可能会拒绝从科学的角度承认主观反应也是其中的一个重要组成部分,因为很多行为主义者都拒绝内省这个概念。然而,当刺激变得凸显后成为反应的原因时,治疗效果就明显地改善了。

神经症患者会报告恐惧与焦虑反应,以及治疗期间出现的变化。一些有利的证据似乎显示了情感并不是主观体验,而是一个与认知有关的重要系统,但事实可能并非如此。尽管情绪可能会先于认知活动,情绪反应可能也不取决于认知评价,但是这并不能排除认知评价的重要影响。一些研究者已经识别出情感不同步性产生的矛盾影响。一方面,改变是认知参与的改变。另一方面,治疗效果在影响心理活动时也有重要的作用。无论采用何种方法,运用真实表现评价获得的治疗效果一般会好于威胁的认知表征得以消除的方法。不过,理论与实践的脱节可以通过认知过程的中介得以调节。但是认知事件的诱导和行为改变也更多地基于已有的成功经验。

研究者也给出一些推测,认为行为疗法包含不同的治疗方法②,但这主要取决于三个系统中哪一个系统出现偏离。一些研究者也比行为主义者更愿意接受恐惧的心理反应与行为以及生理反应同等重要。不过认知心理学家不仅接受这种观点,也强调认知成分,但有时可能会排除生理与行为反应。一些认知心理学家对行为疗法进行了深入思考。例如他们认为认知也是一种行为,也不可避免地受制于与行为有关的规律与法则③。根据行为分析的意义,克服神经质行为相关的一些非适应性行为习惯,需要认知、自动化与感知。如果我们在行为主义框架下理

---

① LANG P. Stimulus control, response control and desensitisation of fear [M] // LEWIS D. Learning approaches to therapeutic behavior. Chicago, IL: Aldine, 1970.

② RACHMAN S, HODGSON R. Synchrony and desynchrony in fear and avoidance [J]. Behavior Research and Therapy, 1974, 12: 311-318.

③ WOLPE J. Cognition and causation in human behavior and its therapy [J]. American Psychologist, 1978, 33: 437-446.

解认知的过程，那么认知心理学家的主要贡献是什么呢？

有研究者指出认知学派下的心理治疗师主要关注三个概念，即认知事件、认知过程与认知结构①。认知事件已经很好地融入了行为疗法中，认知事件作为因变量如何影响病人的思维与人际关系意象正在受到关注。行为治疗师可以借鉴认知疗法所开创的技术与实践。很多人都关注行为疗法中的认知过程。从行为疗法的近期发展来看，很多的治疗师也开始关注认知过程缺失问题，把认知重建与问题解决作为治疗方法。值得注意的是，认知评价对事件与行为意义有重要影响。对于行为分析而言，关注意义对过程评价应该有更为广泛与深入的影响。最后，认知治疗师已经考虑到长期的认识改变是治疗的一个目标。行为治疗师虽然使用认知结构，但是没有精确地对其定义。一个原因可能是，行为治疗师认为认知结构，诸如信念与态度，紧密地联系着外部行为。然而，这种观点需要进一步的证实。

行为疗法真的有这些影响吗？还是说这些贡献仅仅是填补了原本不存在的解释？研究者给出了很多的证据来区分认知行为疗法中认知与行为的过程。他们提到心理学与行为疗法中已经日益关注认知的作用，也解释认知疗法是否从行为疗法发展而来的问题，以及认知疗法的效能问题。认知疗法是行为疗法的变式，但不是革命性发展。认知疗法的独特性在于强调了认知是行为的一个类别，这一认识激发了很多有创意性的心理治疗方法，但是这些疗法是否有效还没有在临床样本中检验。支持认知疗法的很多观点主要使用认知行为方法。但是需要证明的问题是新的认知疗法是否有助于治疗效果，以及已有的行为疗法用认知方法概念化时是否更为有效。认知治疗的广泛接受并非是建立在临床样本有关的研究结果上。认知主义观点是存在一些问题的。行为疗法与精神分析方法相比有较高的科学性，其中的一个原因是行为疗法愿意通过临床实验证实他们的观点，也对不同的疗法进行比较以便发现治疗方法的优越性。认知心理学家主要继承了精神分析的传统，但是他们的观点没有得到证明。混合的治疗方法很难分清认知与行为变量间的关系。除非他们提供了不同实验方法有效性的证据，否则这些观点很难让人接受。然而，他们通过提出范式转变，进行了神经症与治疗方法概念上的革命，但这并没有证明他们的观点对或错。革命应该建立在有效性基础上，不应该建立在没有经验性证据支持的理论观点上。精神分析转变为行为疗法导致理论上进展可能会改善神经症的治愈问题，但是它成为流行的观点前，需要大量的证据证明。

新行为主义也在试图解决一些经典行为主义理论没有解决的人类行为的复杂性问题。非常重要的问题是，词汇与语言也是条件反射系统的组成部分。评价性的条件反射主要存在于特定的人类社会中。表征条件反射中的条件刺激也是非常

---

① MARZILLIER J S. Cognitive therapy and behavioral practice [J]. Behaviour Research and Therapy, 1980, 18: 249-258.

重要。半个世纪以来,西方占主导地位的条件反射的观点是条件反射确立了新的反射弧或者加强了刺激反应间联结的强度。现在这种观点已经改变,如条件反射主要是动物在生存环境中获得的认识,并且认识可能在行为改变后没有出现根本变化。当条件刺激出现后出现强化刺激,动物可能会了解到条件刺激是一种强化物。这实际上已经确定了刺激物与强化刺激间的联系。条件反射发生后,强化刺激的价值已经发生改变,很明显与条件刺激相联系的强化物价值已经发生改变,至少对于某些个案来说,强化物的表征在他们的价值被控制后可以发生改变。这一表征当然是认知过程的结果,因此,现代的学习理论以更加外显的方式整合了认知过程。

条件反射中刺激与刺激间的联系能很容易整合为信息加工范式,这是认知心理学对学习理论的一个重要贡献。但总体来看,使用华生提出的刺激—反应理论来理解所有的条件反射,这一观点是有问题的。

五、神经症发病的新条件反射模型

华生的条件反射理论已经受到很多人的批评。乍一看来,这些批评对于华生的理论来说可能是致命的。我已经指出,华生的理论以及弗洛伊德的理论主要建立在创伤的恐惧事件作为无条件刺激物的基础上,而恐惧与疼痛反应是伴随无条件刺激物的无条件反应[①]。偶然呈现的中性刺激会在协同性的基础上成为条件刺激。中性刺激变成条件刺激后,会诱发条件反应,这与无条件刺激反应相似,也就是恐惧与疼痛的感觉。这些条件反应可能会继续,也可能会停止,这取决于脱敏机制是否发生作用。这些解释存在以下一些问题。

首先是临床上的问题。战争神经官能症(war neuroses)经常源于创伤事件,如担心在爆炸中是否能活下来,担心与死神接触,或忧虑同伴或战友肢残。然而,一般市民较少遇到这些事件,所以它们很难影响他们的神经症表现。对于市民而言,启动神经症的大量事件不一定是创伤性的,不一定产生即刻的高强度的条件反应。相反,条件刺激诱发的刺激反应可能会历经多年潜伏而逐渐明显,甚至恐怖症状变得明显需要经过几十年,然后才能达到临床水平。因此,临床上一般会拒绝这一理论。

其次从实验的观点看,拒绝条件反射观点的理由很简单,因为消退不会立即发生,任何神经症都不可能长期发展。不管条件刺激是什么,被试可能会经常遇到它们,但是不会注意到强化的作用。这会导致条件反应在较短时间内消退。我们以猫恐怖症为例讨论这个问题。一个人可能会在非威胁的条件下遇到猫,但是

---

① EYSENCK H J. Neobehaviorist (SR) theory [M] // WILSON G T, FRANKS C M. Contemporary behavior therapy. New York: Guildford Press, 1982: 205-276.

每一次相遇都会诱发消退。恐怖症因此能够很快地消失。事实上，这是不可能的，这与华生的观点就有冲突了①。

最后一个问题是一般性的巴甫洛夫条件发生过程中，条件反应的强度不会比无条件的反应强。然而，如果我们考察临床个案，最初的条件反射经常会导致微弱的无条件反应与条件反应。只有神经症潜伏一段时间后，条件反应变得很强烈才会出现严重的心理疾病。对于非常典型的神经症与恐怖症个案来说，条件反应会比最初的无条件反应变得更为强烈。这也无法通过一般性的巴甫洛夫条件反射预测。

当个体仅接触条件刺激，并且条件反应没有受到即刻的强化，条件刺激随时间发生变化，上面的这些反对巴甫洛夫的观点才会成立。经典的条件反射理论可以预测这些条件下的消退过程，但是对于神经症发展而言恰恰相反，也就是，条件反应会增加。实际上，巴甫洛夫A型条件反射与B型条件反射有很大的区别，区分二者对研究消退有很重要的影响②。

巴甫洛夫A型条件反射是教科书中经典的条件反射的例子。也就是，一只饥饿的狗得到食物前，出现多次铃声，这会导致唾液的分泌量增加。呈现给狗的无条件刺激物有很多，如食物和消化液等，但是巴甫洛夫仅仅测量了口腔的唾液分泌量。有研究者指出，铃响后想要吃食或试图吃食的反应没有包含在条件反射机制内。趋近或者走向食物来源地方的行为，都显示条件反应不能够取代无条件反应。巴甫洛夫坚持认为条件刺激是食物要被呈现的信号，这种观点也来自于刺激—刺激理论。这一方法也普遍被认为与传统的刺激—反应方法是一致的。

巴甫洛夫B型条件反射的一个例子是给动物重复地注射吗啡。这种情况下狗出现的无条件反应主要有重度恶心、呕吐以及深度睡眠。重复注射多次后，狗一接触到实验员后就会出现重度恶心与分泌唾液症状③。

巴甫洛夫的两种类型条件反射的差异主要在于驱力因素以及无条件反应和条件反应的类似性。对于巴甫洛夫A型条件反射而言，除非被试（狗）处于驱力的情景下，诸如狗饥饿后分泌唾液，否则没有学习行为发生。对于巴甫洛夫B型条件而言，无条件反应刺激提供了一种动机或驱力。对于华生而言，无条件刺激清楚地提供了一种驱力，这是B型条件反射。

对于巴甫洛夫的B型条件反射而言，无条件刺激诱发完整的无条件反应，然而A型条件反射诱发了无条件反应趋近或试图接近食物来源。因此，B型条件反

---

① KIMMEL H. Conditions of fear and anxiety [M] // SPIELBERGER C D, SARASON I G. Stress and anxiety. vol. 1. New York：Halsted Press，1975.

② GRANT D A. Classical and operant conditioning [M] // MELTON A W. Categories of human learning. New York，Academic Press，1964.

③ PAVLOV I P. Conditioned reflexes [M]. London：Oxford University Press，1927.

射中，条件刺激部分地取代了无条件刺激。在 A 型条件反射中条件反应与非条件反应是不同的，然而 B 型条件反射中二者是相似的或相同的。

巴甫洛夫 A 型与 B 型条件反射所存在的这些差异可以说明条件刺激呈现的结果在两种范式下是不同的。对于 A 型条件反射而言，仅呈现条件刺激而不呈现无条件刺激，是有意义的。然而，对于 B 型条件反射而言，条件刺激后的条件反应与无条件反应的目的相同，仅呈现条件刺激，而不呈现无条件刺激是很难实现的。因此，对于 B 型条件反射而言，实验者能够控制无条件刺激的呈现，仅呈现条件刺激对于实验者来说是有意义的。对于 B 型条件反射而言，如果只呈现条件刺激的条件不能得到满足，那么消退的一般性法则可能就会失效。尽管实验者可以操作条件刺激不伴随无条件刺激，但特定条件下，条件刺激可能类似于无条件刺激成为强化物，这不是消退而是条件刺激作用增加。这可以称为潜伏[1]。（incubation），以至于出现了一个新版本的神经症的条件反射理论。

大量的研究支持了潜伏现象的存在。理论上潜伏就是巴甫洛夫 B 型条件反射[2]。一些以人类和动物为实验对象的研究都证实了这种现象的存在。无条件反应与条件反应的强度、接触非条件刺激的时间以及人格特征等都是影响潜伏现象的理论与实证性的证据。

焦虑或恐惧程度能够随条件刺激接触时间（exposure time）增加而降低。如果在一个时间转折点上仅有的条件刺激没有出现，尽管条件刺激诱发的焦虑或恐惧程度不高于先前水平，潜伏现象也会发生。如果仅有的条件刺激停止，条件反应的强度低于转折点，这时消退就会发生。因此，接触时间是决定治疗或产生潜伏（或消退）的重要原因。临床上大量的证据支持了这个观点。如果仅条件刺激接触达到足够长的时间，消退的可能性也会增加。在仅接触条件刺激的过程中，系列事件的防御性干预可以作为一种治疗技术，直至达到脱敏的目的。条件刺激的强度与仅条件刺激暴露的时间不是唯一的关键变量[3]。

六、焦虑与抑郁潜伏的神经生物学

我们能从生物学领域荷尔蒙差异的角度进一步探讨消退与潜伏的原因。研究已经显示神经荷尔蒙在抵制消退方面具有重要的作用。以人类为研究对象的实验与临床研究也与这些假设一致，荷尔蒙的个体差异对恐怖症症状在内的失调症，以及抑郁典型症状不明显有重要影响。与潜伏概念一致，个体的缩氨酸的差异，如促肾上腺激素，会导致条件刺激诱发恐惧，增加兴奋程度或者消退或降低恐惧，这与荷尔蒙和条件刺激接触的时间有关系。研究已经显示潜伏受到荷尔蒙的

---

[1][2][3] EYSENCK H J. Why do conditioned responses show incrementation, while unconditioned responses show habituation? [J]. Behavior Psychotherapy, 1982, 10: 217-222.

影响是一种稳定的现象。在心理加工水平上看，荷尔蒙通过影响注意机制诱发潜伏，这会影响条件刺激联结强度的变化，也会影响条件刺激抑制或兴奋加强的变化。在神经症的治疗水平上看，这一模型预测了干预策略要考虑到荷尔蒙与条件反射在内的两种因素，这比操作或改变其中的一个因素有更重要的影响。

与外周内分泌功能不同，荷尔蒙存在于中枢神经系统中，通过调整边缘系统的活动影响情感。例如，恐慌症的个体会有边缘系统问题。众所周知，荷尔蒙对行为的影响主要取决于边缘系统的整合。另外，海马回区域的荷尔蒙变化与焦虑诱发的行为活动有联系。边缘系统的调节是很多荷尔蒙均衡的结果。在进化过程中，荷尔蒙的作用具有优先性，至少是与已经深入研究的神经递质有同等重要性。

讨论神经症与神经荷尔蒙的关系是非常有用的。研究已经指出焦虑神经症的症状与鸦片停药反应类似。特质神经质水平与脑髓液中的鸦片类缩氨酸有较高的负相关（$r=-0.67$），当测量状态焦虑时，相关程度会更高（$r=-0.91$）[1]。研究已经发现痛觉消失与中枢神经系统的鸦片类活性肽有明确的关系，可以认为神经症患者的大脑活性肽水平较低，这可能会更容易导致潜伏现象的发生。

另一种缩氨酸类的荷尔蒙是促肾上腺激素。尽管缩氨酸抑制了神经兴奋性、胆碱能增加去甲肾上腺激素的转换率、负面条件反射的表现等，但是缩氨酸促肾上腺激素具有相反的作用。促肾上腺激素调节的潜伏现象中，缩氨酸或与其竞争相同的受体。如果我们使用缩氨酸阻抗的方法阻止了这些受体，促肾上腺激素会失去诱导潜伏的能力。促肾上腺激素与缩氨酸间的相互关系以及脑脊髓液缩氨酸与焦虑的关系，都表明促肾上腺激素在潜伏现象中具有重要的作用[2]。

研究者对厌恶性条件反射进行了一系列的研究。在一系列的强迫性获取的训练过程中促肾上腺激素或者肾上腺激素注射到老鼠身体1分钟后呈现条件刺激。动物在24小时后被检测是否抵制消退，研究者发现动物对条件刺激的恐惧程度明显增加了。仅呈现条件刺激或者促肾上腺激素水平升高都没有产生这些效果[3]。对于老鼠而言，恐惧线索的存在与高水平的荷尔蒙都是产生潜伏现象的重要因素。很多的实验研究都显示了促肾上腺激素会对消退有组织作用，这在厌恶性条件反射过程中尤其明显。尽管促肾上腺激素在巴甫洛夫A型条件反射中存

---

[1] EYSENCK H J, KELLY M J. The interaction of neurohormones with Pavlovian A and Pavlovian B conditioning in the causation of neurosis, extinction, and incubation of anxiety [M] // DAVEY G. Cognitive processes and Pavlovian conditioning in humans. Chichester: John Wiley, 1987: 251-286.

[2] MORLEY S. The incubation of avoidance behavior: strain difference in susceptibility [J]. Behavior Research and Therapy, 1977, 15: 365-367.

[3] HAROUTUNIAN V, RICCIO D C. Effects of arousal conditions during reinstatement treatment upon learned fear in young rats [J]. Developmental Psychobiology, 1977, 10: 25-32.

在，但是这种效应在 B 型条件反射中没有发现。与这些证实一致，性行为是另外的一个动机系统，在这一动机系统中理论否认了接触是行为改变（诸如焦虑降低）的一个重要条件。

七、接触是减少恐惧的必要条件吗？

无论从最原始的形式还是改进后的理论来看，华生的理论在实质上都认为神经症（neuroses）是巴甫洛夫条件反射的产物，而治疗神经症需要以条件反射的消退为中介。巴甫洛夫的条件反射已经从最初的简单原始知觉印象与肌肉抽动的联系，发展成为较为复杂的刺激—刺激型条件反射，这是新行为主义（neobehaviorism）与辩证条件反射（dialectical behaviorism）的基础①。

艾森克已经指出关于神经症的条件反射理论能够解释与神经症治疗有关的一些事实②。其一，自然康复（spontaneous remission），主要是说恐惧在没有精神治疗的情况下减少了。这在神经症有关问题的治疗中非常常见，也是治疗神经症有关问题的重要方法。其二，安慰剂疗法（placebo treatment）是保证神经症病人的焦虑或恐惧较少的有效的方法。其三，非特异性的心理治疗方法（nonspecific psychotherapeutic intervention）能像安慰剂疗法一样有效，甚至在减低神经症病人的焦虑与恐惧方面比自然疗法还要好。这里非特异性心理治疗方法主要是指治疗方法的理论基础可能有问题，但是它们都能够成功地治愈神经症。其四，总体来说，精神分析方法与其他的方法相比较，没有优势。最后，精神分析方法已经被发现经常给治疗效果带来负面影响，这就是说，它会增加，而不是减少恐惧与焦虑反应。

解释上面的这些效应可以从条件刺激物没有被强化入手。神经失调症的患者如果不能获得精神科的治疗，他们可能就会采取自然康复的办法。他们会采取很多的办法缓解压力，例如与父母、牧师、朋友或其他人讨论自己的问题，寻求他们解决问题的建议。与其他人讨论问题的过程中，他们不可避免会以分层的形式讨论问题的细节，如原因以及焦虑与恐惧程度。因此，条件性刺激在倾听者带来轻松愉悦的环境下出现了，这会减少条件反射行为的发生。

焦虑与恐惧的出现会涉及到两个重要的连续体。第一个连续体是假设的理性与非理性的恐惧。恐惧痛苦、疾病或伤痛都是合理的，但是害怕蜘蛛（自己的国家没有蜘蛛）、害怕传染（接触到的物体是没有危害的）或者其他的典型的诱发恐惧的刺激，都是不理智的。这不是两类刺激，因为任何媒介物都可以作为证据

---

① MACKINTOSH N J. Conditioning and associative learning [M]. Oxford: Clarendon Press, 1984.
② EYSENCK H J. A unified theory of psychotherapy, behaviour therapy and spontaneous remission [J]. Zeitschrift für Psychologie, 1980, 188 (1): 43-56.

存在。核战争在多大程度上让人恐惧或引起多大程度的神经症，都是难于确定的。在欧洲害怕狗、老鼠，甚至松鼠，在某种程度上来看都是合理的，原因是这些动物可能感染狂犬病病毒。

恐惧可能是通过认知学习获得（例如我们被告知一个人可能有传染病，火可能会烧伤我们，以及狮子与老虎是危险的动物），或者说恐惧可以通过巴甫洛夫的 B 型条件反射建立。这也说明这个连续体不是对刺激属于或不属于哪个类别的分类，恐惧获得的条件反射的方法在特定的实例中可能会非常明显。因此，恐惧传染的强迫症病人可能是因为他们已经被教会了细菌的危险性。因此，恐惧发生的部分原因是条件反射机制作用的结果。研究已经显示先天的条件反射与非先天的条件反射相比，难以通过认知方法消退①。

恐惧可能有四种类型，一些理性的恐惧是学习获得的，一些非理性恐惧也可能会通过学习获得。认知学习可能是所有恐惧发生的一个重要因素。同样，甚至理性恐惧有可能是巴甫洛夫 B 型条件反射的结果。大量的证据也支持了条件反射可以获得与组织。

从二维的结构来看，神经官能症主要与条件性的非理性的焦虑与条件性的非理性的焦虑与恐惧有关，但是实际上没有一个例子符合连续体的方法。这表明这些恐惧可能会通过学习获得，而且也可能部分地通过学习得以消退。然而，神经症只能通过接触得以减轻也并没有被证明是不可能的。考虑一下下面的例子，这个例子与一个在马路中间负责画线的雇员有关。他在工作时被轿车撞伤了，通过行为疗法的方法（脱敏法），他克服恐惧，重新回到了工作岗位。然而，成功治疗维持的时间并不是很久，没有多久他第二次又被撞伤了。他接受了第二次脱敏疗法，治疗成功后他遭受了第三次受伤。我们认为继续治疗是不道德的，很明显他的恐惧的部分原因是条件反射并且也是非理性的。但绝大部分的原因与学习和理性有关。

为了证明理论存在的问题，对"接触不是焦虑或恐惧降低的必要条件"假设的适宜研究需要解决的问题是，接触是否是非理性恐惧的结果，并且与恐惧的学习或理性没有关系。害怕公众谈论蛇并非完全是非理性的，考虑前面污染的例子，学习降低恐惧或许仅对学习到的恐惧有影响，并非是对所有的恐惧有影响。

催眠治疗是影响焦虑或恐惧的重要方法②。但是催眠治疗不包括任何诱发恐惧的因素，催眠治疗能够放松，并有降低恐惧与焦虑的其他作用，这些因素或许

---

① OHMAN A, DIMBERG U, OST L G. Animal and social phobias: biological constraints on learned fear responses [M] // REISS S, BOOTZIN R R. Theoretical issues in behavior therapy. New York: Academic Press, 1985: 123-178.

② MARKS I M, GELDER M G, EDWARDS G. Hypnosis and desensitization for phobias: a controlled prospective trial [J]. British Journal of Psychiatry, 1968, 114: 1263-1274.

是把焦虑水平降低到临界点以下的重要因素。

一个需要继续讨论的问题是，认知因素与行为主义理论在多大程度上不一致，才可能被接受。这一问题的讨论与华生的刺激—反应理论得到广泛接受有关，但可能与现代的刺激诱发刺激的理论无关。刺激与刺激的关系正如巴甫洛夫条件反射的预测那样，词语能用于条件性刺激与条件性反应。这与华生对这些结果的解释并不矛盾，情景指导语能使条件化的刺激出现反应逆反。心理反应可能是认知刺激条件反射的一个结果。例如，当被试大声读 T，而没朗读 4，就会被电击，当被试在一系列的试次中思考 T 与 4 时，被试想 T 时皮电反应会比较明显，但是想数字 4 时则没有这种表现①。

前面谈到的这些并不是说接触是焦虑与恐惧减低的必要条件，即便是条件性非理性恐惧与焦虑的降低的意义有限的时候。我们仅仅认为这种观点的反面证据不够有利，也并没有考虑到评价相关研究的重要性。应该承认，难以做一些实验来探讨恐惧在没有接触的条件下发生，但是这种困难并不能表明这些事情已经得到证明。对于已经存在的证据而言，接触的观点可能是非常重要的，已经得到支持，但或许是焦虑与恐惧降低的必要条件。这样的结论或许不能应用到相同程度的理性或非理性的习得恐惧中。我们需要越来越多的研究来阐明这一特定的问题。

八、总结与结论

本章反复地论述了行为疗法与神经症是什么和不是什么的问题。本章认为学习理论，以及特定的条件反射出现和消退的原则，都是神经症获得与治疗的基础。本章也没否认在一些特殊的个案中，其他因素也有重要的作用，一些因素会促进或阻碍治疗的进程。然而，条件反射的原则是治疗神经症任何可行理论的基础。

本章也不认为认知疗法的理论与实践同行为疗法以及内在条件反射理论相对立。本章认为现代的学习理论考虑到认知过程与原则，并且也以有意义的方式同内在认知过程与原则整合在一起。信息加工是现代学习理论的重要组成部分，并不需要从认知心理学分离出来，也并不需要从学习理论分离出来。

本章也不认为所有的人类行为都遵循来源于动物的行为原则，这样的还原理论也不是目的。然而，本章认为特定类别的行为，尤其是神经质行为，与动物行为很相似。因此，用动物的条件反射与学习的研究理解人类获得与消退神经症行为的过程是非常重要的。

---

① MILLER N E. The influence of past experience upon the transfer of subsequent training. Unpublished Ph. D. dissertation, Yale University, 1935.

本章认为与华生有关的神经症发生与治疗的理论并没有影响我们对条件反射与神经症关系的思考。上述理论是较好理解神经失调症获得的重要基础，也是理解任何疗法建立与开创的重要基础。我们的理论或许是错误的，但是有句话说的好，"真理从错误中产生，但不来自困惑与混乱。"

我们关于学习与条件反射的一般理论，从根本上改变了刺激—反应理论以及刺激—刺激理论（或许我们的理论可以称为"刺激—刺激—反应"理论），但也是神经症学习理论的一个特定应用。如果我们想要把条件反射理论与学习理论应用到神经症研究中，那么恐惧潜伏的概念是非常重要的。为了实现我们的理论与实践的所有要求，我们需要做很多的事情。但是我们提出的理论已经比其他理论更能够拟合神经症的症状与表现了。

我们应该如何评价一种理论，引用毛泽东的一句话，"实践是检验真理的唯一标准"。应该注意到心理治疗疗效的很多讨论都得出的一个结论是所有方法都有效。如果所有不同的心理治疗方法与安慰剂疗法一样具有相同的效果，那么很明显心理治疗的这些方法与不同的理论假设没有关系。这种效果的出现或许可能是非特异性因素的影响，如暗示、声望与友好交往等，但也有可能是无意识中巴甫洛夫的消退发挥作用的结果。事实上，很多个案中行为疗法比其他的治疗方法或安慰剂疗法的效果更好。因此，有些原则或真理可能是行为疗法产生的基础。

我们可以引用勒温的一句话说，好的理论应该与实际紧密结合。行为疗法的发展主要取决于通过研究来提升与更新理论，以及采用这些理论来提高治疗方法以及检验治疗效果的效率。治疗可以是实验室研究的延伸。在设计好的实验室中，由于伦理与人性的原因，我们不能很容易地检验这些与神经症有关的情感体验。神经症恐惧为我们提供了一张检验理论预测的温床。实验性临床求助以及临床实验室，这种相互过程，或许都是行为疗法进展的结果。

第三节　心理健康思想评述

艾森克与心理健康有关的观点与思想主要是他对于人格的一些看法，他认为人格差异主要来自于基因遗传。如前所述，艾森克是一位研究型的心理学家，主要使用因素分析的方法研究人格与智力等问题。如艾森克让人们使用一些形容词评价他们自己，评价结果会反映出他或她的人格特点。试想一下，一个人格测验中有四个词语，如"羞怯"、"内敛"、"外露"、"粗犷"。很明显，性格内向的人会经常用"羞怯"、"内敛"评价自己，而开朗的人会经常用"外露"、"粗犷"评价自己。艾森克的最初研究发现人格具有神经质、内倾—外倾以及精神质维度。下面我们分别看一些这些维度人格特点，以及艾森克的心理学理论在智力以及犯罪中的其他应用。

一、艾森克的人格结构观

(一) 神经质

艾森克使用"神经质"命名了人格的第一个维度(或特征)(Eysenck, 1947),这一维度主要描述个体从冷静、镇定到惶恐、紧张的变化。艾森克指出神经紧张的人经常会出现一些神经紧张失调症,也就是神经症。但是艾森克认为在神经质量表上得分高的人,不一定是神经症患者,较高的得分只能说明他们的生活容易受到生活问题困扰。艾森克相信任何一个常人都会在神经质这个人格维度上获得一定的分数,也就是每一个人都会表现出一定的神经质倾向。因此,艾森克认为神经质维度有遗传的基因作为基础。艾森克应用生理学研究解释了这一维度的生物内涵。

艾森克认为交感神经系统可能是与神经质维度有紧密联系的一个植物神经系统。交感神经系统的主要功能不同于中枢神经系统,主要控制紧急情况下人们的情绪反应。例如,当大脑告诉交感神经系统出现紧急情况时,交感神经系统会通知肝脏释放葡萄糖转换为身体所需能量,这让消化系统的负担减轻,同时瞳孔放大,头发竖起等。这些身体变化会告诉肾上腺释放更多的肾上腺激素。肾上腺激素会让身体准备行动,因此,交感神经系统的一种机能就是提示我们"逃跑还是迎战"。

艾森克假设某些人的交感神经系统会比其他人的反应更快。紧急情况下,一些人表现得非常镇定,一些人体验到较多的恐惧或其他情感(诸如焦虑或抑郁等),还有一些人可能会因为一点小事变得恐惧不安。艾森克认为后两种人的交感神经系统过分敏感,他们有明显的神经失调症症状。

神经失调症的一个最典型表现是恐慌症。艾森克认为恐慌症发病像麦克风的扩音作用一样,是正反馈的结果。讲话者很小的声音被麦克风放大后输出成很大的声音,不用多久,听众就会听到小时候自己曾经听到的尖叫声。恐慌症也遵循类似的模式,你可能会恐惧一件小事情,例如过桥。在不断的反复播放恐惧的场景中,你的交感神经就会让你变得敏感。你为过桥感到紧张,以至于对一些其他的刺激物更敏感,这样你会更紧张。因此,有神经症的人对恐惧的过分反应会强于最初的外在刺激诱发的恐惧。回想一下我们自己感到恐惧或害怕的时候就会更能体验到,恐惧本身会比引起恐惧的东西更让人痛苦不堪。

(二) 内倾—外倾

艾森克认为人格的第二个维度是内倾—外倾,他用这一维度描述人们的羞怯、安静程度以及人们是否敢大声说话(Eysenck, 1947)。所有的人都会表现出一定程度的羞怯与安静程度,但是艾森克对这一维度的生理学解释有一点复杂。艾森克假设内倾—外倾是大脑活动受抑制与兴奋加强后平衡的结果。大脑兴奋时会处于唤醒以及学习状态;大脑抑制时处于放松与睡眠状态,或大脑为回避某些刺激进入自我保护的状态。大脑会对不同的压力状态作出反应，艾森克对人格的内倾—外倾的解释主要根据巴甫洛夫让狗处于压力状态下的反应差异。

艾森克认为外倾的人有较好的大脑抑制能力，他们的大脑在出现创伤性刺激（例如车祸）时处于抑制状态，很难记住过去发生的事情。车祸过后，外倾者会感到大脑一片空白，以为什么事情也没有发生。外倾者可能会询问其他人是否记住过去所发生的事情，但他们完全没有感觉到车祸对自己的影响，所以第二天会继续驾车外出。

另一方面，内倾的人有较差的抑制力。他们遭遇车祸时，大脑不能很快地提醒他们保护自己，也不能很快地让大脑停下来。内倾人的大脑处于高度唤醒状态，能够了解到很多的东西，也能够记住过去所发生的每一件事情。内倾的人或许报告说，他们以极慢的速度目睹到了车祸的全过程。车祸过后，内倾的人不愿意再驾驶汽车，或者不愿意乘坐任何汽车。

内倾与外倾的人参加聚会时可能会有不同的表现。设想一下，内倾的人与外倾的人在聚会上都喝醉了，他们脱光了衣服在桌子上跳裸体舞。第二天早晨，外倾者会询问你昨天晚上发生了什么事情，当你告诉他所发生的事情，他或许大笑后就开始准备下一次聚会。相反，内倾者会记住自己的糗事，并且待在家里不敢出门。你是一个内倾的人，还是一个外倾的人呢？如果你是一个内倾的人，你可能会羞愧得无地自容，且会永远不再参加朋友举办的聚会活动。

艾森克认为犯罪与人格倾向也有一定的关系，如暴力犯罪的人一般是外倾者。这不难理解，一个害羞的人很难夜晚抢劫便利店，一个有恐慌症的人也很难做这样的事情。但是需要理解的是暴力性犯罪的人可能是内倾或外倾的人。

艾森克注意到人格的神经质维度与内倾—外倾维度可能会交互影响，很多的心理问题都是二者交互影响的结果。他发现，有恐怖症以及强迫症的人一般都是默不作声的内倾者，然而患有躁狂症的人一般都是外倾者。艾森克给出的解释是，高度紧张的神经症患者对引起恐惧的刺激过分反应。如果他们是内倾者，他们会回避让人恐惧的情景，甚至非常害怕引发恐惧的一些小细节。其他的内倾者可能学会一些行为消除恐惧，诸如重复洗手等。然而，外倾明显的神经症者善于忽略与遗忘影响他们做过的事情。他们一般采用"压抑或拒绝"等经典的防御机制。他们一般会忘记痛苦的周末，甚至会忘掉自己腿脚的能力。

（三）精神质

艾森克使用大样本研究发现了人格具有神经质、内倾与外倾等维度，但是他认识到大样本未必能够发现人格的所有维度，一些人群可能会有他们自己独特的人格特质。于是他把研究视野转移到英格兰。他们分析了从英格兰收集到的大量数据后，发现了人格的第三个因素，精神质（Hans Eysenck & S. B. G. Eysenck，1976）。与神经质一样，精神质并非暗指精神病，它在所有人身上都存在，只是程度不同。精神质特征主要包括倔强、固执、粗暴、强横和铁石心肠等特点，但如果一个人表现明显，则容易发展成行为异常。精神质分数高的个体可能会孤独、不关心他人、难以适应外部环境、不近人情、感觉迟钝、对别人不友好、喜欢寻衅搅扰、喜欢干奇特的事情，并且不顾危险。艾森克认为精神质与神经质维度一起可以表示各种神经症和精神病。

可以看出，艾森克的人格研究不像许多美国心理学家偏重特质水平，而是集中于类型。他认为特质是观察到的个体行为倾向的集合，类型是观察到的特质的集合体。他把人格类型看做某些特质的组织。他提出的人格理论主要是属于层次性质的一种类型。每一种类型结构的层次明确，因此人格就可分解为有据可查、有量可计的因素。这是心理学家多年来一直探讨而没有明确的东西。

二、艾森克的智力观

（一）智力与阶级

心理学家使用遗传论观点研究的一个问题是智力在多大程度上是父母生物遗传的结果（Eysenck，1971）。艾森克为智力问题的行为遗传研究奠定了基础。智力遗传问题一般以双生子为被试。如果遗传起主要的作用，同卵与异卵双生子的智力应该没有多大不同。事实上，艾森克认为共同抚养的同卵双生子在智力上有很大相似性，这表明遗传的重要性，否则，他们的智力应该有较小的相关性。艾森克认为即使是分开抚养的同卵双生子在智力上也有很大的相似性。来自收养孤儿的研究显示，收养孩子与自己亲生父母智力的相关程度要高于与养父母智力的相关程度。这方面研究的一个结论是个体智力的80%变异由遗传决定，影响智力变化的遗传变异是环境变异量的2倍。

如果智力本来就有个体差异，如果智力是事业或成就的一个主要的决定因素，那么阶级社会是不可避免的，艾森克关于阶级的理论主要建立在这些观点的基础之上。他提供了证据说明社会阶层的变化主要建立在智力的基础上。我们需要慎重对待这些证据，因为这些模棱两可的证据主要来自于西里尔，艾森克本人也没有足够的耐心驳斥其他的解释。无论如何，影响智力的其他因素有很多。例如，平均数回归效应预示着高智商父母后代的智商会变低，愚钝父母的后代会更聪明。智商的平均数回归效应表明经过6代到8代，遗传影响就会消失。不同智力水平的人对应的阶层是不断变化的。任何时候智商高的人向低水平回归，或者低智商的个体向高水平回归。尽管一些阶级差异是不可避免的，但是艾森克从不关心这个问题，他特别关心的一个问题是一个社会有较多的机会进行阶级流动。艾森克的这种思想是有合理的一方面的。

（二）智力与种族

不同种族的智力分数是艾森克引起的另一个学术争论。艾森克认为智力差异在不同的种族与文化群体中都有体现，如：1. 白人比黑人在智力测验上超出15分左右；2. 犹太人比其他种族拥有较高的智商水平。智力与种族的关系都与遗传有关。然而，艾森克强调的一个问题是这些差异是群体水平的平均数差异，并不能说明任何一个个体比不同种族的其他个体聪明或智商得分高。艾森克没有试图通过种族标准来确定个体的身份与地位。

艾森克不是一个种族主义者，他认为支持与否定某一个观点的证据都有认识上的价值，他们没有贬低黑人。然而，一些人采取的观点是，无论是什么样的证据，都应该压制，避免引爆种族仇恨的"火药库"。艾森克通过证据说话的研究态度让民众难以接受。比如，艾森克对于教育政策的一些评论让一般民众愤愤不平。艾森克对教育政策提出的一个批判是智力低下的黑人儿童与聪明的白人儿童不能在同一个班级学习（Eysenck，1971）。艾森克认为黑人与白人儿童共同学习，对于任何人都没有帮助。艾森克认为黑人儿童理解不了老师所教的课程，他们在课堂上很不安，经常捣乱，行为变得更具破坏性，自己不学习，而且影响别人学习。经验已经证实艾森克的观点是正确的，但是实际上种族问题是一个政治敏感问题，不仅仅是一个科学问题。从科学的角度看，智力不仅受到遗传的影响，而且也与环境因素有关。一些人批评说艾森克对环境因素与智力关系的论述不够清晰。

不过，种族的智力差异至少部分取决于经济地位。因为随着群体的发展，他们智商的平均分也在增加。举例来说，一战时美国军队中的犹太士兵在心理测验上的得分很低，以至于权威学者认为这是犹太人不够聪明的证据。但是随着犹太人在经济上取得的巨大的成就，他们在智力测验上的得分现在也超过了国家的平均水平。

需要重申的是，艾森克的关于智力的观点并不是在贬低与诋毁下层人士。声称智力的变化由遗传获得是一个有争议的问题，但是认为这种争议决定着个人的社会地位或政治观点就有问题了。

三、艾森克的犯罪观

行为主义者试图使用刺激—反应理论解释所有人类的行为。在行为主义看来，行为主要由条件反射决定。巴甫洛夫关于狗听到铃声后分泌唾液的实验是一个经典的与之有关的条件反射实验，另外一个经典的条件反射实验是一个名叫阿尔伯特的孩子看到白色物体（如小白鼠）就会感到恐惧的实验。行为主义者认为行为也可以通过上述的方式条件化，重复接触一种让人不快的信息，这种信息就会成为让人回避的刺激。与此相反，重复接触一种带来正性情感的刺激，这种因素就会成为人们趋近的刺激。

艾森克关于犯罪行为的理论主要建立在两个假设基础上：1. 良心是一种条

件反射，某种行为得以抑制的原因是惩罚诱发条件反射的影响。惩罚设置了一种道德标准来诱发痛苦情感，抑制错误行为。2. 个体的生物学差异决定着条件反射的影响程度（Eysenck & Gudjonsson，1989）。无论是内倾或外倾的儿童或成年人，对良心形成的条件反射都有抵制作用，都有可能进行一些不道德的行为。艾森克认为表现出犯罪倾向的人会在所有的领域中都表现出犯罪行为，比如超速驾驶者更有可能是银行抢劫者。艾森克从驾驶犯罪的证据出发发现公路罪犯绝不可能与其他的犯罪没有任何关系，相反可能是惯犯。艾森克分析了653起致死、不专心驾驶、酒后驾车、无证驾驶以及事故逃逸的公路犯罪案例。超过五分之一的罪犯都有非交通性的犯罪记录。然而，大多数人并不经常违反法律，但是他们会进行一些行为如乱扔垃圾、玩赌博游戏、公共场合饮酒、公司电话私用。如果这些行为也属于犯罪，那么很多人都可能有精神质与神经质类型的攻击倾向，罪犯的数量也会是非常大的。

　　除非人口的基因结构出现很大的变化，否则遗传并不能解释罪犯数量的上升与下降。然而，艾森克重视条件反射。他认为犯罪率的提升，是因为有些刺激降低了道德标准，这主要是因为正性情感与攻击行为存在联系。艾森克认为电视节目过分渲染的暴力与性，可以带来舒服的感觉。暴力与性，相对于良心来说，是去条件反射，不利于条件化的良心解决问题。如果想要鼓励文明的行为，那么控制负面刺激，加强媒体控制是重要的。对于那些已经犯罪的人来说，必须用痛苦与快乐来形成一种条件化的良心。例如犯人在监狱中可以因为表现好的行为而获得一些代币，这种方法可能会有助于形成良心有关的条件反射行为。

　　不过，研究者批评艾森克没有注意到意识在犯罪决策中的作用，这使艾森克的观点有些说服力不够。很多人仍然是守法的公民。但是艾森克却非常关注行为是否能通过物质刺激条件化，或者受到非物质化的心境与情感强化。艾森克经常假设外在的物理刺激是重要的。艾森克也认为男人可能是一种形式的变形虫，很盲目地寻找一点食物，回避火与尖的物体。如果这是人类行为的典型方式，那么人们会尊重法律，也不会因为违法遭遇惩罚。相反，监狱提供了食物与住所，但是没有工作，这应该是收容人类（尤其是女人）这种变形虫的地方。

　　利益驱动的犯罪是驳斥艾森克观点的一个重要证据。就一些财产犯罪而言，病态的占有财产超过了进监狱的代价。这时罪犯是在有意识的犯罪。如果外在刺激物一直存在，罪犯就不能在监狱中因为获得的代币而抑制犯罪，或者说通过条件反射减少未来的犯罪。这仅是有意识犯罪的一个案例。

　　尽管艾森克受到了一些人的质疑与声讨，但这让他受到了公众的关注，自己也有了听众。作为一个社会思想者，艾森克的思想具有鼓动性，但不够高深。批评家也一直以一种错误的态度寻找艾森克智慧背后的种族主义情绪。他遭人诽谤的主要原因在于他试图把意识与行为分开来看，并且受自由主导的人类行为不能通过一种理论得以解释。

四、总结

作为一个坚定的行为主义者,艾森克认为只有科学的方法才能让我们精确地理解人类。作为一个统计学家,艾森克感觉数学的方法是必不可少的。然而,作为一个生物学定向的心理学家,艾森克认为只有生物学的解释是可信的,有效的。当然,我们承认,有些人认为现象学的质化研究方法也是科学的。不过一些心理现象很难用数字表达,并非所有的心理学家认同因素分析方法。另外一个有争议的问题是并非所有的心理现象都有生理基础。但无论怎么样,艾森克对于人格类型以及生物学基础的描述,是有价值的。大多数的父母、教师以及儿童心理学家都倾向于认为孩童自从出生后就有差异。我们对心理问题的认识也应该考虑到人格特征,改变不同人格特征的心理问题也应该考虑到一些被艾森克证明为有效的方法,如行为疗法。

人格特征与心理健康状况有紧密的联系。内倾的人关注自身及其主观世界,内心活动丰富、敏感、细心、喜欢独处、不善交往、含蓄、安静,与人保持一定距离。因此,内倾的个体会幻想较多而缺乏行动,常深思熟虑,耐受性强,较少冒失行动,稳重而少冲动性。外倾的人喜交往,也善交往,热情、活跃、进取、敢说敢做。但是外倾的人缺乏周密思考,冲动性高,缺乏稳重,耐受性差,易变化,粗心。

人的日常生活极其复杂多变,但人可以随机应变,首先就在于人因为条件反射而处于一种自动化了的或半自动化了的状态。但是,如果这种条件反射产生负面作用的话,就会引起强迫症状、焦虑或不安,或也会形成某种弊病。不良习惯、辍学或恐怖多由此而形成。对于在无意识中的条件反射所形成的不良弊病、恶习或身心障碍、心理问题,在治疗和咨询时可以使用反条件刺激予以清除和击退。行为主义关于条件刺激的强化,条件反射的消退、奖励、惩罚、反馈、模仿、替代强化等概念和原理,为行为主义心理咨询方法开拓了广阔的前景。

【建议参考资料】

1. 艾森克,威尔逊. 如何了解你自己的个性 [M]. 杨键,王燕,译. 沈阳:辽宁科学技术出版社,1989.

2. 董耘. 艾森克人格问卷的适用性研究 [J]. 宁夏大学学报(人文社会科学版),2006,28(3).

3. 钱铭怡,武国城,朱荣春,等. 艾森克人格问卷简式量表中国版(EPQ-RSC)的修订 [J]. 心理学报,2000,32(3):317-323.

4. EYSENCK H J. The effects of psychotherapy:an evaluation [J]. Journal of Consulting Psychology,1952,16:319-324.

5. EYSENCK H J. Behavior therapy and its critics [J]. Journal of Behavior Therapy and Experimental Psychiatry, 1970, 1 (1): 5-15.

【问题与思考】

1. 艾森克为什么强烈地反对精神分析疗法？
2. 艾森克如何创造性地提出治疗神经症的方法？
3. 如何理解行为疗法与精神分析疗法的区别？
4. 艾森克认为巴甫洛夫的 A 型条件反射与 B 型条件反射有什么区别？
5. 艾森克认为应该如何从生物学的角度研究人格？
6. 艾森克认为智力与教育政策制定有何关系？
7. 艾森克关于行为主义与犯罪的观点存在什么问题？

第八章　雷蒙德·卡特尔[①]

【本章提要】

　　雷蒙德·卡特尔是一位多产的美国心理学家，是人格特质流派的创始人之一。卡特尔对心理学最大的贡献是编制了十六种人格因素量表（16PF），并将其应用于临床研究。卡特尔对人格特质、智力、动机、创造力和成就、群体行为等的研究为人们预测行为和了解自我作出了杰出贡献，被美国心理学授予"金质奖章"。卡特尔被认为是20世纪最著名的心理学家之一，排名第16。本章选译了卡特尔16PF在区分同性恋、正常人和罪犯之间的差异上的应用，反映了16PF在临床研究中的使用方法和意义，涉及到具体因素的差异。本章最后对卡特尔的心理健康思想进行了介绍，通过对16PF的初级因素和次级因素的说明，来分析他在罪犯、焦虑症及人格遗传问题上的观点和看法，接着又阐述了16PF在现代心理健康问题上的新发现。

【学习重点】

1. 了解卡特尔编制16PF的方法来源和理论背景。
2. 领会人格特质的理论模型。
3. 掌握根源特质的意义及其与其他特质的区别。
4. 掌握16PF人格量表的应用和解释。
5. 领会卡特尔的心理治疗方法。
6. 领会卡特尔对16PF的临床应用。
7. 了解16PF在现代心理健康中的应用。
8. 了解卡特尔对心理科学的贡献。

【重要术语】

　　根源特质　智力　16PF　人格因素　次级因素　犯罪型人格　同性恋人格

[①] 本章作者为沈卓卿。

第一节 心理学家生平

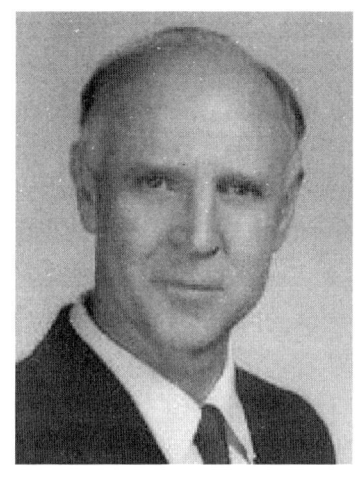

雷蒙德·伯纳德·卡特尔（Raymond Bernard Cattell），被誉为20世纪最有影响力的行为主义心理学家之一。他发展了一整套详尽的人类行为研究的理论体系，为扩展现代心理学的广度和深度作出了极大的贡献。在他去世前一年，美国心理学会（APA）授予他心理科学终身成就"金质奖章"（Gold Medal Award），以表彰他在心理学领域取得的杰出成就。

卡特尔于1905年3月20日出生在英格兰南部的海边度假胜地——特奎镇，在这里度过了幸福的童年。这段在海边的童年经历，使他对大海产生了浓厚的兴趣，在他的第一本书中，就提到了他在德文郡（Devon）和康沃尔郡（Cornwall）附近海域的航海经历。卡特尔的父亲是一名机械工程师，就职于生产蒸汽机和内燃机等设备的工厂。在他9岁的时候，英国参加了第一次世界大战，他的父亲帮助制造新的战争设备，而年幼的卡特尔则帮助照料伤残士兵。他目睹了战争的惨烈和生命的脆弱与短暂，这使他认为一个人应该在有限的生命中尽最大的努力做更多的事情。于是，这种对死亡的危机感被卡特尔转移到工作的紧迫感中，致使他的一生发表了500多篇学术论文和56部专著，以及超过30个以上用以进行人格和智力研究的规范化测试工具。高中时的卡特尔就以其突出的成绩而著名，1921年，卡特尔获得奖学金，进入伦敦大学国王学院学习物理学和化学，三年后以优异的成绩获得了理学学士学位，成为家族中唯一的大学生。

毕业后，卡特尔进入伦敦大学研究生院学习文学和哲学。在此期间，受到第一次世界大战以及诸如波特兰·罗素（Bertrand Russell）、乔治·萧伯纳（George Bernard Shaw）、威尔士（H. G. Wells）和奥尔德斯·赫胥黎（Aldous Huxley）等一批思想家的影响，他开始对心理学产生兴趣，意识到心理学在解决各种严峻的政治、经济和社会问题中的作用，认为传统的解决方法并不有效，而心理学能够理解人类本性，从而找到新的有效的解决方式。他受聘当上了因素分析创始人查尔斯·斯皮尔曼的研究助手，帮助其进行智力方面的心理学研究。1929年，卡特尔顺利获得了伦敦大学心理学博士学位。同时，在1926—1932年期间，卡特尔还担任英格兰埃克塞特大学的讲师，之后五年，他创办和主持了英格兰莱斯特儿童心理辅导中心，进行了大量的临床工作，积累了丰富的资料和经验。

1937年，受到美国著名心理学家桑代克（Edward Thorndike）的邀请，卡特尔到美国哥伦比亚大学师范学院工作了一年，在这一年里，他和他的追随者一起用多因素分析法研究智力理论。之后，卡特尔到克拉克大学工作了三年，对人格和智力进行了客观的行为测量，并在1942年的美国心理学大会上报告了他对晶体智力和流体智力的研究成果。期间，伦敦大学授予卡特尔荣誉科学博士头衔，以表彰他在心理科学领域作出的杰出贡献。1941—1944年，卡特尔在哈佛大学讲授心理学，受到当时环境中亨利·莫里（Henry Murray）、罗伯特·怀特（Robert White）和戈登·奥尔波特（Gordon Allport）等富有创造性的人格心理学家的激励，他对人格的研究和思考有了进一步的发展，认为既然因素分析可以研究智力，那么也可以研究复杂的人格。两年后，卡特尔前往伊利诺伊州立大学担任心理学系教授和人格测量实验中心主任，直到1973年。在伊利诺伊大学，得益于电子计算机的发明和使用，使得用因素分析法得到的大量数据可以进行快速计算。于是，在伊利诺伊大学的27年时间里，卡特尔做了大量的人格特质方面的研究工作，奠定了他的理论基础，为临床应用提供了宝贵的支持，成为世界公认的人格理论家。其中，卡特尔于1949年首次发表了《卡特尔十六种人格因素量表》（Cattell's Sixteen Personality Factor，后简称16PF）。该量表被公认为权威的人格测量方式，先后被翻译成40多种语言。

1978年，卡特尔从伊利诺伊大学退休，到科罗拉多定居了五年，五年后担任了夏威夷大学的兼职教授，在此期间，他仍旧孜孜不倦地进行心理学研究并发表了大量的文章和著作。有人评论说，卡特尔书写的速度比一般人阅读的速度还快。1992年，美国心理学会决定颁发他心理科学终身成就奖，但他认为自己遭到诽谤而拒绝领奖。1998年2月2日，卡特尔逝世，享年93岁。

卡特尔是位勤奋而多产的学者，甚至在圣诞节还要到办公室工作。卡特尔也是一位富有个人魅力和亲和力的学者，他的一生与无数心理学工作者合作过，并教出了无数优异的学生，他总是鼓励他们为心理学作出更大贡献，受到了成千上万学生和合作者的喜爱、赞美和尊重。卡特尔的主要著作有《人格的描述与测量》（The Description and Measurement of Personality，1946），《人格研究导论》（An Introduction to Personality Study，1949），《人格：一个系统的理论和事实的研究》（Personality：A Systematic，Theoretical，and Factual Study，1950），《人格的科学分析》（Scientific Analysis of Personality，1965），《多元实验心理学手册》（Handbook of Multivariate Experimental Psychology，1966），《人格与动机》（The Scientific Analysis of Personality and Motivation，1977）。

第二节 经典名篇选译

16PF 在区分同性恋、正常人和一般罪犯上的应用①

本文的目的是阐明同性恋的属性，同时，为它的诊断提供更好的方法。研究使用的主要工具是 16PF 测验，其在过去五年中越来越多地作为临床工具使用（Cattell & Scheier，1961）。16PF 为诊断和预测提供了很多新的可能性，主要在于：1. 它在处理过程中分离仔细，功能单一，且具有气质和动态特征；2. 随着对其在一般范围内的操作的理解，它们的维度会随之丰富，与多种临床、工业和教育标准所不同（Cattell，Day & Meeland，1953；Cattell，Saunders & Stice，1957）。

近几年，这些维度中的"单一性"（Cattell，1952）得到了系统性的陈述（Cattell，1957）。卡特尔为诊断神经病、精神病和心理病态者，特别是区分焦虑性歇斯底里、强迫症、转换性歇斯底里和身心机能紊乱症等综合病群体的标准上，提供了很多证明。职业标准和选择原则的建立关系也在其他地方得到印证（Cattell & Stice，1954；Cattell，Day & Meeland，1956）。此外，他还发现 16PF 对诸如领导力成就（Cattell & Stice，1954）、研究性创造力（Cattell & Drevdahl，1955）和适应性、预知或成功（Cattell，Saunders & Stice，1957）方面的问题有有效的预测。

临床上，考虑到在相对小量（16）的基本心理概念上，有如此之多的偏差类型和适应形式这一点，不仅丰富了我们对这些基本根源特质的解释，也增强了我们对多种疾病形式之间的动态相关的理解。根据最近获得的全国范围内的标准化数据，临床使用可以对工具进行更加广泛和精确的分级，从而使人们对相对小标准分数差异的含义更加确定（Cattell & Greene，1961）。同时，16PF 在法国、意大利和日本版的因素结构的跨文化研究（Cattell & Meschieri，1960；Cattell，Pichot & Rennes，1961），进一步肯定了这些被测量的人格因素大体上是普遍的属性，无论是在临床还是在其他应用领域，任何研究发现都有科学的普遍性和广泛的价值。

受文章长度的限制，本文对同性恋关系只进行了相对基本的统计陈述。而阅

---

① 该文译自：CATTELL R B, MORONY J H. The use of the 16PF in distinguishing homosexuals, normals, and general criminals [J]. Journal of consulting psychology, 1962, 26 (6): 531-540. 译者为每节标题添加了序号。

读上述背景材料对获得简短说明的全部理论含义是必需的。

一、同性恋的独特性

澳大利亚同性恋问题研究委员会的有关研究中，100 名承认自己有过一次或多次同性恋行为的成年男性囚犯，进行了 16PF 测验的 A、B 两种形式测验（Cattell et al, 1957）。他们的平均年龄是 30 岁，有着不同的职业和社会地位。结果的标准斯特恩（sten）分数（一般人为 5.5stens，sigma=2）见图 8-1。

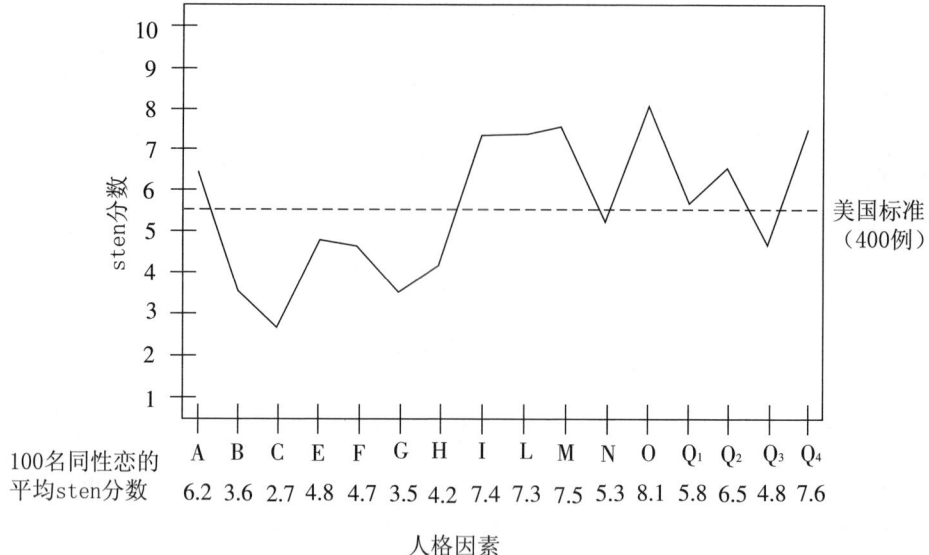

图 8-1　100 名定罪同性恋者在 16PF 上的平均人格数值

在这些结果要么得到直接测量含义的认可，要么在得到一般心理学理论的解释之前，必须对某些可能性进行检查。首先，上述分数是按照美国成年人的标准而言的，因为在计算时间上，独立的澳大利亚标准是无效的。也许，希望在这两种文化和种族混合之间有一些水平上的微小差异并不是不切实际的，我们需要多关注独立标准。卡特尔和华伯登（Warburton, 1961）发现，英国人比美国人更内向和更少焦虑，尽管这种差异不显著，但图 8-1 中，从直线可以看出偏差概况在文化背景上可以得到肯定的预期。为了检查这点，我们测量了一个澳大利亚成人的样本（与因犯有着不同的职业技能水平和相似的年龄），结果记录在表格中（而不是图中），见图 8-2 下方。平均差轻微偏离美国人的 5.5，但没有一个澳大利亚人的偏差达到了 $p<0.05$ 的显著性水平。在澳大利亚人的控制组中，有些较低智力的指标，一般随着较低技术含量的职业（主要是监狱看守员和初级行政职

员）而出现。而美国人在 H 因素——"冒险敢为，少有顾忌"上得分较高。对于这种轻微而有趣的差异，我们应该把跨文化这个话题留给其他研究者。显然，这种显而易见的同性恋—正常人之间的差异并不是特别相关的，任何的文化差异都是可以存在的，即使是轻微差异。

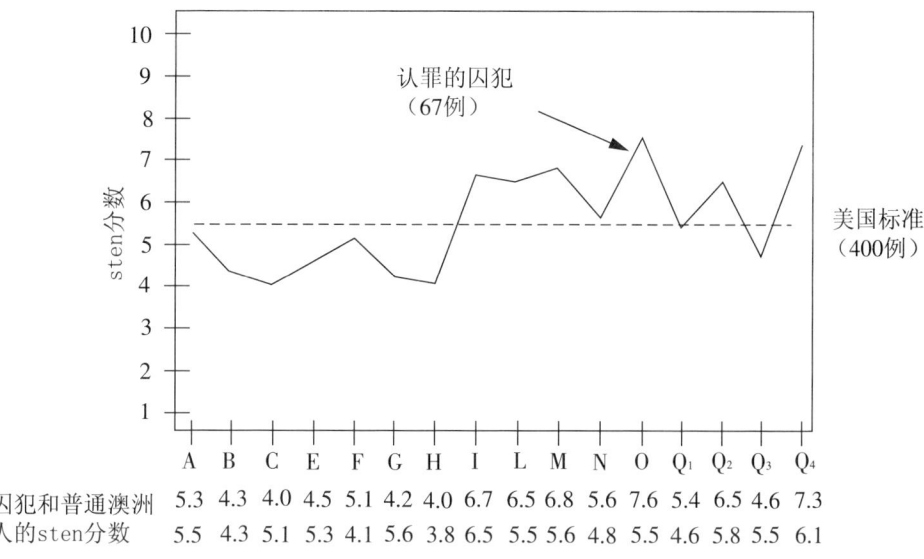

图 8-2　普通人和随机囚犯（67 例）的平均人格数值

下一种需要考虑的可能性是，图 8-1 中的数值仅仅代表了一般定罪囚犯的数值。这个问题不会引发疑问，即体制本身能够单独产生这些大的差异。尽管这点看起来不大可能，但某些影响或许可归因于此，并立刻得到验证。因此，我们只能寻求统计测试，也就是说，看迄今为止"同性恋"组中得到的特定数值是否比"犯罪"组得到的特定数值更多。为了验证这点，我们在同一所监狱里对 67 名囚犯进行了测试，这些囚犯的取样是根据多种犯罪类型（不同于同性恋）的发生频率而定的。结果见图 8-2 的数值。从表面上看，这两组数值——同性恋和囚犯——具有一些大致上的相似，但也有特定的差异。比如，同性恋者在自我力量 C 上显著较低；在敏感性（受保护的情绪敏感）I 上，在怀疑性（妄想趋势）L 上，以及幻想性 M 上较高。这些相似和差异的统计意义在下面可以得到验证。同时，表 8-1 以斯特恩（sten）分数，反映了三个比较组中每一个人格因素的平均数和标准差。

表 8-1　定罪和未定罪同性恋，以及定罪囚犯在 16PF 上的平均值和标准差

组	人格因素															
	A	B	C	E	F	G	H	I	L	M	N	O	Q_1	Q_2	Q_3	Q_4
未定罪同性恋																
M	7.6	5.9	2.2	5.5	5.2	3.8	8.5	8.3	7.4	8.2	5.3	7.2	6.9	6.9	4.9	6.7
Sigma	1.4	2.0	1.8	2.5	2.3	1.5	1.9	1.8	2.4	1.8	2.3	1.9	2.1	2.2	1.8	1.6
定罪同性恋																
M	6.2	3.6	2.7	4.8	4.7	3.5	4.2	7.4	7.3	7.5	5.3	8.1	5.8	6.5	4.8	7.6
Sigma	2.6	1.6	1.8	2.3	2.1	1.6	1.9	2.2	1.9	1.9	2.5	2.1	2.2	2.0	2.4	1.9
定罪普通囚犯																
M	5.3	4.3	4.0	4.5	5.1	4.2	4.0	6.7	6.5	6.8	5.6	7.6	5.4	6.5	4.6	7.3
Sigma	2.0	2.1	2.2	2.0	2.1	1.8	1.9	2.0	2.1	2.4	1.9	1.8	2.4	1.9	2.0	1.9
等同标准（澳洲普通人）																
M	5.5	4.3	5.1	5.3	4.1	5.8	3.8	6.5	5.5	5.6	4.8	5.5	4.8	5.8	5.5	6.1
Sigma	2.1	2.3	1.8	1.9	2.2	1.7	2.3	2.0	1.6	1.9	2.0	1.9	2.1	2.1	2.2	2.0

注：标准美国成人的 Sigma 值在所有因素上都是 2.0stens，平均值是 5.5。

我们一般在考虑一个偏常组是否是隔离模式时提出第三个问题。这个问题允许选择性影响因素进入到那些与类型的定义不相关的因素中。在这种情况下，定罪同性恋是否有可能是来自一般同性恋中的特定选择，判断理由既可以是他们恰巧被选择，也可以是监狱的"制度性居住"效应。通过社会工作者的联系，以及同性恋交流渠道的离散式渗透，我们测量了 33 名未被指控的男同性恋。至于能够确定的唯一其他差异是，这种职业性取样不同于较高社会地位中的定罪同性恋取样。比如，高社会地位中的样本包括更多的行政职员和知识分子。结果反映在图 8-3 中。在定罪和未定罪之间，存在两个因素上的显著性差异，即因素 B 聪慧性和因素 H 敢为性上。未定罪的男同性恋在这两个因素上的分数较高。但是，当把数值作为整体来看，就会有一个非常不同的情况，相似等级的确很高，相似系数 r_p 是 0.92，在 $p=0.01$ 水平处非常显著（Horn，1961）。

我们的结论是，定罪和未定罪同性恋从本质上讲是同一类型，尽管稍后会显

示，如果有人用多种判别式函数方法给这些样本增加权重以达到最大化独立，那么相当高的独立（也许在交叉验证中不能够延伸到其他样本）即使在这儿也是能够实现的。从实用主义心理学家的观点看，聪慧性因素越来越不频繁，这个趋势足以产生现实选择，这一点很有意思。敢为性（因素H）的趋势也更不频繁，这违反了常规理论：人们更加大胆和足智多谋在逃避逮捕时可产生更多成功的策略。

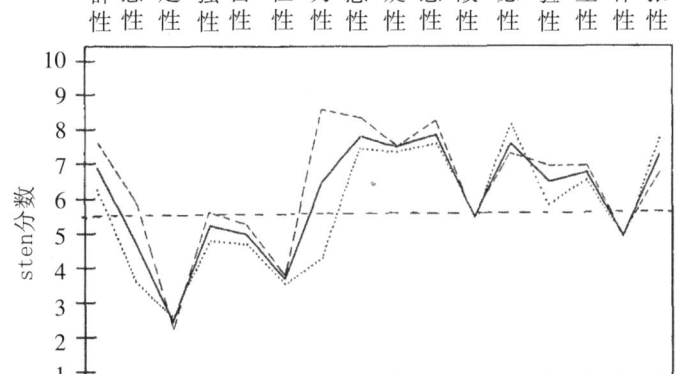

	A	B	C	E	F	G	H	I	L	M	N	O	O_1	O_2	O_3	O_4	
定罪的同性恋：sten分数	6.2	3.6	2.7	4.8	4.7	3.5	4.2	7.4	7.3	7.5	5.3	8.1	5.8	6.5	4.8	7.6	点线
未定罪的同性恋：sten分数	7.6	5.9	2.2	5.5	5.2	3.8	8.5	8.3	7.4	8.2	5.3	7.2	6.9	6.9	4.9	6.7	间断线
平均分数	6.9	4.8	2.4	5.2	5.0	3.6	6.4	7.8	7.4	7.8	5.3	7.6	6.4	6.7	4.8	7.2	实线

人格因素

图8-3 33个未定罪的和100个定罪的男性同性恋的平均人格数值

二、同性恋偏差的心理类别

图8-3中定罪和未定罪同性恋数值的一致性（相似系数 $r_p = 0.92$）（Cattell，1957；Cattell et al, 1957）使我们至此开始提起同性恋的人格数值，尽管不能否认用16PF充分大样本的Q分析技术能够在之后的数据中发现有些更加微弱的小团体。此刻，我们只取这些数值（图8-3）的平均数，从人格结构方面研究它的基本属性。

在试图解释同性恋概念时，与其相关的首要的综合概念是神经质和病态人格。表8-2显示了同性恋数值和A：主要的类型名称——神经质、心理变态和精神病；B：神经质类别内的特定综合症群体之间，r_p模式的相似系数，数据已经在16PF中（Cattell & Scheier，1961）。

表 8-2　13 位同性恋者的平均值和其他临床被试平均值的模式相似系数

组	被试数量	r_p 值
主要的类型名称 A		
神经质	201	0.81
心理变态	17	0.63
精神病	463	0.52
特定的神经质综合症群体 B		
焦虑性歇斯底里和神经质	76	0.82
绝望反应	19	0.80
转换性歇斯底里	11	0.59
强迫症反应	9	0.58
反社会神经质（付诸行动）	28	0.58
身心机能紊乱症	14	0.32

对于那些 r_p（Cattell，1949，1957）和 r 并不相近的数值来说，与模式相似系数和属性相关的一些基本量应该得以显示。不像 r，当两种模式有同样的形式和不同的水平时，它避免了将其二混为一谈的错误（比如，用+1.0 和-1.0 表示）。当两个数值是同一形式和绝对水平时，如完全一致，就显示+1.0；当两个数值之间没有任何关系时，就显示 0.0；而当两个数值之间不一致时，就显示-1.0。（这里的-1.0 只是渐近式接近，就像我们在哲学中讲的那样，"天堂和人间之间有比梦想更多的东西。"）

在本文中，我们建议把 r_p 的显著性进行粗略和尝试性的对待，因为全部的模式相似显著性正在审查中。霍恩（Horn，1961）进行了显著性测试，作为数值元素使用的维度是正交的，而此处使用的人格维度仅仅是接近正交。当用 Q 技术分析 r_p 来探索家族、种类和物种结构时，它仍旧会碰到与 r 相关系数的整群搜索一样的限制性，也就是说，任意的限制值允许一种类型在类型结构变化时发生变化。

因此，在现在的研究中，未定罪同性恋模式与定罪同性恋的相似性为+0.92，而与一般定罪囚犯的相似性只有+0.61。相应地，尽管可以强迫人们把各种各样的同性恋当做单一群体，但是，后者也可能与囚犯一起归入到"反社会精神病者"这一更加广泛的群体中。我们希望，真正的病理学领域的类型学可以通过得到的数值进行系统性改革，即将 30 种公认的偏差行为用所有可能的方式进行相互关联（以 r_p 的方式），并将其归入到各自的群体中。但在这点上，我们只能取同性恋数值的平均值，发现其与病理学数值的某些重要类别之间的单独关系。

从所有的相互关系中，我们并不能知道总的类属结构。最终，我们也不能够通过这种方式合乎逻辑地把同性恋归到某个确定的类别中。但是，我们可以发现如此显著的相似性，以至于我们可以阐明它的主要归属。表8-2验证了其与主要偏差群体的关系。这里作了比较的精神病者并不是我们原本的囚犯群体，而是由宁顿（Pennington）定义为精神病者的更加严格的"临床"囚犯群体（Pennington & Berg, 1954）。但有趣的是，他们与同性恋者的相似性（+0.63）和从一般囚犯群体中获得的相似性（+0.61）非常接近。

霍恩（1961）的显著性表格验证了所有的相似性，只有身心机能紊乱症者在$p<0.01$水平上显著。然而，对人格因素的偏差来说，我们不得不将目前唯一可行的方式总结为，反社会和精神病者的相似值实际上仅仅是边缘化显著。无论如何，通过真实的数据测量，在这个问题上，同性恋者比反社会、罪犯、精神病和身心机能紊乱者都更加接近临床划分的神经质。顺便提一下，有关最后命名的相似性缺乏，卡特尔和斯特尔（1961）的最近研究认为身心机能紊乱的"神经质"并不真正属于神经质。

三、同性恋偏差的特别心理属性

认识到所有的偏差行为中，同性恋和神经质最接近这一点之后，我们可以对它的定位进行详细说明。读者可以从表8-1中看出同性恋和普通人在特定因素的平均数上有显著性差异。但本文意在解决总模式的相似性。寻求总体的相似性和差异性，我们可以看表8-2中B部分的r_p系数。从中我们可以发现，同性恋在与不同种类的神经质进行比较时，和焦虑性歇斯底里最相似。这一结果得到卡特尔和斯特尔（1961）的实证数据的印证。顺便提一下，我们一点也不惊讶于它和绝望反应之间的相似性，因为绝望反应和焦虑反应总是联系在一起的。

此外，我们验证了另一个偏差行为的特定因素，从中枢焦虑神经数值可以看出：

1. 同性恋在因素A+，E+，F+和L-上同时与神经病症有所偏差。这些因素构成了16PF中的二级外向因素，因而表明同性恋具有神经症的"表现"。

2. 在因素C（稳定性）上，同性恋的分数比其他平均神经病症要低。所有当下的研究显示都表明因素C在对抗病理学的模式中起主要作用。换句话说，低分C在所有已知形式的精神病理学中（神经的和精神的）都是最恒定的标志。这意味着，同性恋建立在人格结构缺乏的基础之上，比神经症中的其他病症的发展更普遍或更居先。

3. 对一般的行为道德——有恒性（因素G）和忧虑性（因素O）而言，同性恋比主要的说服者要低。

4. 同性恋有更大倾向的激进主义（因素Q）。这是一个社会学的人格维度，我们认为，居住在特定的社会氛围中（如波西米亚环境）对抚养和感情管理有所影响。

关注同性恋的临床概念时遇到的困难具有很长的历史，在回顾这段历史时（Bergler, 1957；Ellis, 1955；Freeman, 1955；Grauer, 1955；Kolb, 1955），我们从生物化学讲到了精神分析。结构化的人格测量为进一步的研究步骤和规划提供了坚实的基础。心里遗传学的研究（Cattell, Blewett & Beloff, 1955）发现，自我力量（C因素），对变异具有相当大（约25%）的遗传决定性。综上所述，我们可以认为同性恋偏差的发展始于某些本质性的不成熟。增加了环境的决定性固着后（像弗洛伊德的"性心理学"）就会导致一般性失调，产生较高水平的二阶焦虑因素。这种焦虑的症状不会像典型神经病症那样，可以通过独特的人格因素差异进行解释。外向性格更喜欢"表演"，波西米亚的环境则会鼓励其采用秘密的表演方式。最终，较低水平的超我允许其朝着根本上不同于目前情况的方向发展，既不作为神经病症，也不作为表演型神经病症的零星且仅是附带的反社会行为。个人的历史与其性格一起作用于高水平焦虑，压抑了某些男性的异性恋角色。

如果"性别中的失常并不是主要的"这一观点是对的，那么，在某种程度上，就会如低C显示的那样，存在某些一般性的刺激活动回归（但后者具有大多数精神病理学特征）。因此，同性恋对临床治疗的极端无应答性肯定会存在于其他地方。它可能简单地存在于误诊中，也就是说，不能够认识到把同性恋作为神经病症，而不是作为精神病患者或者具有根本行为偏差的人。然后，目前的分析结构本身为特别的阻力提供了解释：1. 目前的动态结构的加强，是通过外向性去发现更多现实的（尽管是不被赞成的）奖励用于成功的异常表现，而不是用神经症患者的内向性（Cattell & Scheier, 1961）去推动他们发展；2. 较低的超我发展使得治疗学家（缺乏监督行为的治疗）很少能够依靠持久的治疗动机（由普通神经症患者的遭遇提供）去改变神经行为。因此，治疗方法应该志在收集更加情境性的动机，找到比大多数神经症需求更加适合外向性人的替代品，建立超我，并改变患者的社会环境。此外，如果这种分析是正确的，同性恋16PF数值上应该存在更大的相似性。这不仅仅是对一般"反社会神经病症"（反社会行为常常很与众不同）来说，也是对那些神经质的人，以及那些抵抗治疗的人来说。

现在最需要的是获得更多不同精神病理学的特殊数值的资料，以便能够对这里发现的相似性级别进行验证。而且，这也有助于对16PF的重复测量进行计划，也许6个月之后，我们可以看看那些恢复正常的同性恋者以及那些与上述分析中的期望不一致的同性恋者的人格因素是否发生了变化。

四、实际诊断的分离等级

上述分析中，我们更多强调了问题的理论意义，接下来，我们想要关注更多受限制但具有实际意义的问题,看看 16PF 数值是否能够为诊断提供确定的方法。

在这个问题上,通过 16PF 数值的模式相似性系数,我们的治疗方法也许具有某些理论性和心理测量上的更广泛意义。因为临床医生和其他人不断将单独分数的诊断转向模式性诊断。正如模式热爱者所探索的那样,在这个领域,对单独项目进行反馈时存在的绝对不稳定性,使得各种精确治疗需要通过项目模式才能对不符合要求的程序进行反馈。模式性诊断的确变得很有前景,那是因为统一的、有意义的人格因素的测量使人们可以把这些相对独立和稳定的措施作为模式中的元素。实际上,模式相似性系数 r_p 在预测已确定的人格因素时得到过显著发展(Cattell,1949)。

模式相似性系数的使用仍旧有很多有意思的统计方面需要得到数学统计学家的开发,尤其是需要对某些偏差因素的标准差进行准确的评价。读者可以参考霍恩(1961)对这些问题的讨论,而由于缺乏讨论的空间,我们这里得出的结论可能比他们的结论更加不确定。最初对 r_p 的描述(Cattell,1949)既用了加权数值也用了未加权数值,显然后者的用法属于判别式函数统计。为了了解加权的用法能够得到多少区别,我们考虑了四组被试:78 例同性恋囚犯、54 例一般囚犯、33 例未定罪同性恋、50 例与实验组相似社会地位但既非同性恋又非囚犯者。但是,我们并没有使用多种判别式函数,只是在每两组之间进行考虑,因为我们首先关注的是把同性恋和正常人,以及那些容易和同性恋混淆的群体区别开来。而且,同性恋和囚犯之间到底相差多少,这些差别在定罪和未定罪同性恋中是否也存在,这些问题也是很有趣的。根据瑞欧(1952,247)的计算,表 8-3 显示了 F 值和显著性。

表 8-3 同性恋、罪犯和正常人在加权 16PF 数值上的差异

	F
定罪同性恋和正常人	8.40 *
定罪同性恋和罪犯	2.04 **
定罪同性恋和未定罪同性恋	3.48 *
未定罪同性恋和罪犯	5.62 *
未定罪同性恋和正常人	12.84 *

未定罪同性恋和正常人之间的差异最明显,而定罪同性恋和正常人之间的差异是第二明显的。定罪同性恋和其他罪犯的区别并不如低模式相似性系数预期的那么大,但后者给出了更加公平的指示,而没有在一个方向上对随机取样影响进行加权。而且,即使定罪同性恋和一般罪犯之间的这种相似性只是中等,也需要

检查某些体制影响存在的可能性，比如，测验反应模式，或通过联想获得犯罪态度，有些会降低未定罪同性恋和其他定罪囚犯之间的差异。对于临床医生而言，使用16PF中最重要的权重，有可能是那些用于区别同性恋和正常人差异的权重。标准化回归权重中提出的那些权重，直接适用于16PF斯特恩（sten）的偏差或绝对分数，见表8-4。

表8-4　16PF人格维度测试中在斯特恩分数上的权重最大化地区分了同性恋和正常人

维度	标准化回归权重
A-乐群性	-0.200
B-聪慧性	-0.121
C-稳定性	+0.367
E-恃强性	-0.002
F-兴奋性	-0.080
G-有恒性	+0.186
H-敢为性	-0.147
I-敏感性	-0.072
L-怀疑性	-0.040
M-幻想性	-0.162
N-世故性	-0.021
O-忧虑性	-0.097
Q_1-实验性	-0.102
Q_2-独立性	-0.163
Q_3-自律性	+0.056
Q_4-紧张性	+0.271

这些权重（w）用于正常人和同性恋的斯特恩分数，其值 $5.5 \times \sum w = 5.5 \times (-0.329) = -1.81$ 是典型正常人的结果，而典型同性恋则是更大的负值——约-1.93。正常人组和诊断前同性恋组的重叠值见表8-5，为6%，其他诊断组之间的重叠要比其多一些。读者会意识到，我们会误把重叠值作为带有新病例的常规情形中的指标，因为这里假设两个群体在规模上是一样的（在人群中有同样的发生率），而且更重要的是，人们发现即使对于新的群体而言这些指标都是交叉有效的，但仍会发生"收缩"效应。不过目前而言，两者之间的差距只能够通过

我们实际拥有的数据来描述。于是，我们有必要使用其他的样本，进行进一步的实验，来验证表 8-4 中的权重在新的样本中是否也能够分离各个群体。而且，和此研究一样，其他研究发表的最终目的是使权重具有最广泛的有效性。

表 8-5 当 16PF 模式得到当前权重的加权时，现存标准组的重叠总数

组	f%
同性恋囚犯—同性恋非囚犯	13
同性恋囚犯—非同性恋囚犯	19
同性恋囚犯—非同性恋非囚犯	11
同性恋非囚犯—非同性恋囚犯	10
同性恋非囚犯—非同性恋非囚犯	6

注：计算自 $f\% = S_{E2} \times 100$，其中 S_E 是从 16PF 分数预测分类的多种 R 的评价的标准误。

无论如何，我们建议实际工作者不要只是通过单纯的统计方法用这些分数进行诊断，而是将因素的心理含义和个人生活的实际情况联系起来。

五、总结

在 16PF 测试中，我们找到了同性恋明显区别于正常人的特征数值。总的来说，可以不考虑特定因素中的特别差异。

这些数值与精神病理学数值有着显著的模式相似性。在神经病患者（$r_p = 0.81$），特别是焦虑性神经病患者（$r_p = 0.82$）上有最高的相似性。

然而，同性恋不同于神经病患者（在指标水平上），他们更加外向，有较低的焦虑性和有恒性，在基本的自我力量因素上更弱，而在社会态度上更激进。

用判别式函数可以测量四个群体的多种分离程度。特别是通过权重公式，同性恋和正常人群体之间的误分类只有 6%。但是，如果研究者未能考虑到其当前样本的独特性，那么有可能对这个分离程度产生误解。只有当研究者们把这个分离程度和未来研究中的模式权重进行比较，发现它是"交叉有效的"时，才能对其进行引证。无论如何，我们仍旧建议不要在任何纯粹的机械和统计中使用模式分数进行诊断，而是对与客户生活环境相关的根源特质进行心理研究，从进一步的"权重"方面进行诊断。

从我们概括的心理学理论的角度来看，性偏离不应该被视做是主要问题。这更有可能是患有神经病症的个体产生的症状的特别选择，这种选择也可能由下面几点共同决定：1. 较弱的自我意识，甚至对神经症的形成来说，也是一种不寻常程度的退化；2. 对神经病症患者而言的不寻常程度的外向性，喜欢表演；3.

较低程度的有恒性发展，允许更多根本性的不一致反应；4. 社会态度的激进主义。我们为此提供了很多与此一致的治疗方向性建议。

我们希望，现在的临床研究可以从三个方面探索这些新的结果和理论指引：

1. 在进一步取样的基础上确认分类和模式权重的结论。这意味着用 r_p 和目标群体搜索方法进行 Q 技术分析（Cattell，1957）。然后用判别式函数进行处理。

2. 用重复的 16PF 对经历过不同治疗方法的同性恋以及相关类型进行测量，来验证其心理分析。

3. 用新的有效且客观的压力测量法，来验证性驱动上的差异并不是主要问题。

第三节 心理健康思想评述

卡特尔的人生分为两个阶段。第一个阶段是在英国，从他出生起到 1936 年。这 31 年间，他培养了心理学研究的兴趣，完成了心理学的入门教育，并开始从事相关的临床工作。第二个阶段是在美国，从 1937 年直到他逝世的 1998 年。这漫长的 62 年里，他出版了大量心理学著作，创建了人格特质因素理论和人格动力理论，并开展了大量临床研究，总结编制了《卡特尔十六种人格因素量表》，奠定了他在心理学界的地位。

一、来源和背景

无论是卡特尔的人格理论还是 16PF 量表的产生和临床应用，都与卡特尔个人的经历以及他当时所处的社会环境有密切的关系。

（一）方法来源

16PF 主要应用了因素分析的方法，卡特尔在伦敦大学学习期间，作为该方法创始人斯皮尔曼的助手，进行了大量应用和研究。查尔斯·爱德华·斯皮尔曼（Charles Edward Spearman，1863—1945），英国理论和实验心理学家，将因素分析方法用于智力研究，提出了智力结构的"二因素说"，即"G"因素（general factor，一般因素）和"S"因素（special factor，特殊因素）。斯皮尔曼认为，一般因素是每个人都有的一种智力，其区别在于每个人的大小不同。而特殊因素并不是每个人都有的一种智力，只有那些在某个特殊方面（如体育）有能力的人才有这种智力因素，且大小不同，另外一些人可能不具备这种特殊能力，但在另一个特殊方面（如文学）上有能力。在斯皮尔曼看来，人完成任何一种活动的过程都是由 G 和 S 两种因素共同决定的。斯皮尔曼自从在德国莱比锡大学获得博士学位之后，一直在伦敦大学担任心理系的教授。在此期间，卡特尔跟随他开展了各种相关研究，掌握了因素分析方法。

以往的人格特质心理学家一般从微观的角度研究人格，根据现实的表现来猜测个体存在的人格特质。而卡特尔则是使用经验主义的方法，从宏观角度首先确定人类所具有的所有人格特质。由于卡特尔在本科期间曾修过化学，化学元素周期表对他的心理学研究有很大的启发。他认为在研究人格特质之前，并不需要先入为主地进行分类，或者将某个人的突出特点作为他的特质类型。相反，个体的许多特征之间也许存在较高的相关，可以将它们归入同一特质中。于是，他希望能够用因素分析的方法建立类似于化学元素周期表一般的人格特质量表。也就是说，卡特尔将来自生活记录材料、问卷材料和客观测验材料的三方面数据进行统计处理，把用来描述人格的几百种特质通过相关性测量，将高度相关的特质划为同一个人格维度，最后确定了16种大的基本维度，这些维度是人的根源特质。

因素分析技术是用共同性来识别一般和特殊因素。就像斯皮尔曼对智力的一般因素和特殊因素划分一样，卡特尔认为，每个人都具有16个因素，正如智力的G因素一样，是人人都有的，只是程度不同，16种根源特质的综合程度决定了人们的人格表征。

（二）理论背景

早在古希腊时期，人们就对不同的人格进行区分，包括多血质（快乐型）、抑郁质（不快乐型）、胆汁质（易怒型）和黏液质（淡漠型）。也有人根据体型进行分类，包括内胚型（肥胖型）、中胚型（强壮型）和外胚型（弱型）。根据不同的性格、体型或者别的属性归类，称为类型法。这种方法发展到现代，在普通人中仍然非常流行，例如根据血型、星座和属相分类。显然，这样的分类大多数不符合事实，于是，逐渐被特质流派所取代。

特质流派的典型特征是预测那些得分处在特质连续体上某一范围内的人有什么样的典型行为表现，从而区分不同特质群体之间的差异。一般而言，人格的特质流派建立在两个重要的假设之上。首先，人格特征在时间上是相对稳定的；其次，人格特征具有跨情境的稳定性。在这两个前提之下，特质流派很少论及人格的变化，也很少预测某个个体在某个特定情境下的行为，而是关注群体的特征，将不同特征的群体进行比较，从而把人类的人格进行相对的定义和划分。

弗朗西斯·高尔顿爵士（Sir Francis Galton，1822—1911）是达尔文的表弟，对测量的实践与理论以及个体差异的心理学研究作出了重要的贡献。他首先提出了词汇假设，认为某语言中说话写作所用的语言应能包含描述这一文化中任何一个人所需的概念。同时，那些非常突出的、与人的社会生活密切相关的个体差异都会被人的自然语言所编码、表征。之后，德国心理学家鲍姆加登（Baumgarten）按照心理学途径对特质名称进行了分类。接着，奥尔波特（G. W. Allport）和奥伯特（Odbert）进行了深入研究，从1925版的《韦氏国际词典》中选出了17 953个能区分人类行为差异的形容词，将其分成4大类：表示稳定人格特点的词；描述暂时心境和活动的词；对性格进行评价的词；一些混合术语以及含义不清的术语。其中表示稳定人格特点的词有4 504个。

在这些研究的基础之上,卡特尔将4 504个稳定人格特质词,加上精神医学和心理学文献的形容词,进行了聚类分析,删减到200个,然后将这200个词两两对立起来,如自大的—谦卑的、愚钝的—聪慧的、无耐心的—有耐心的、幻想的—实际的等等。针对总结的这100对特质词,卡特尔编制了和日常生活相关的问卷,要求被试对自己和朋友分别进行评价,得出每个人在各个人格特质上的分数,然后用统计方法求出各个特质之间的相关关系,将彼此相关较高的分为一组,并用一个概括性的名词来标志。这个概括性的名词就是根源特质。

二、人格特质的理论模型

卡特尔认为,人的气质类型没有好坏之分,每种气质类型都有积极和消极两方面,通过对现实中人们的实验研究,卡特尔发现人格特质有三分之一是由遗传决定的,有三分之二是由环境决定的。并且,随着个体年龄的增大,特质具有相当大的稳定性;人格有动态变化的一面,但总的来说是稳定的。卡特尔将理论探讨和科学测量结合起来,采用归纳—假设—演绎的方法,找到复杂人类行为中那些相对而言更加稳定和综合的特质,得出了16种独立人格因素,包括乐群性、聪慧性、稳定性、好强性、兴奋性、有恒性、敢为性、敏感性、怀疑性、幻想性、世故性、忧虑性、求新性、独立性、自律性和紧张性,作为根源特质和初级因素。然后将这些初级因素进一步分析产生次级因素,包括适应与焦虑型、内向与外向型、感情用事与安详机警型、怯懦与果断型、心理健康因素、专业有成就者、创造力强者和在新环境中有成长能力的人格因素8种。16种初级因素和8种次级因素相结合,可以全面地描述和概括所有的人格群体。

人格的特质流派着重在于描述人格和预测行为,而不是解释人们为什么会在某个场景下表现出某种行为,这就使得人格特质的研究结果只是为那些在某人格维度上可能过高或过低的人们提供一个如何改变的方向,而无法通过实际的方法进行改善与治疗,所以,没有哪个重要的心理治疗学派是源自于人格特质流派的。但是,随着社会的发展和心理学研究范围的扩大,现代心理学的研究对象已经不仅仅是那些患有心理疾病的群体,也不只是关注人类发展过程中的消极心理,对积极心理学的研究热潮说明心理学对普通大众的心理健康维护有很大作用,通过关注积极心理也能够帮助人们解决不健康的心理问题。人格特质研究中收集的信息有助于治疗者在治疗过程中进行诊断和制定治疗计划,特质研究考察的许多特征,如自尊和社会焦虑,则有助于被治疗者在社会交往中的个人适应。因此,特质研究对避免消极心理、追求积极心理、维护心理健康具有重大意义。尤其是卡特尔的16PF能够计算出心理健康者的人格因素,找到那些情绪不稳定程度较为显著的心理不健康者,通过后天环境的影响来改善和预防因为心理问题造成的行为偏差。

卡特尔的人格理论认为,人格是由许多彼此独立的特质因素构成的复合结构,这些特质是个人相对恒定的体质特征和行为倾向。根据不同的方式,卡特尔把这些特质进行了分类,建立了四个层次的理论模型。这四层包括:体质特质和环境特质,共同特质和独特特质,表面特质和根源特质,能力特质、动力特质和气质特质。

(一) 按起源分

根据特质的起源不同,可分为体质特质和环境特质。前者是先天遗传的行为倾向,后者是后天习得的行为倾向。例如,16PF 中的因素 A(乐群性)就是体质特质,因素 Q_1(求新性)就是环境特质。

(二) 按独特性分

根据特质的独特性,可分为共同特质和独特特质。前者是所有社会成员所共同具有的行为倾向,后者是单个个体所特有的行为倾向。虽然共同特质是所有人类共同具有的,但是共同特质在每个人身上的强度不同,即使是同一个人身上的共同特质在不同时间和不同情境下也是不同的。而独特特质并不是所有人都有的,且拥有独特特质的强度也不同。也就是说,共同特质存在强度上的大小,而独特特质存在强度大小与有无关系。

(三) 按深度分

根据特质的深度,可分为表面特质和根源特质。前者是从外部行为中可以直接观察到的行为倾向,后者是不能直接观察到,但可以通过外部行为进行推知的行为倾向。例如,我们通过平时的观察评价某人忠厚老实,就是指这个人的表面特质。表面特质会随着环境的变化而变化。我们说"江山易改,本性难移",这个"本性"就是根源特质,是内在的,决定表面特质的最根本的人格特质,相对来说很稳定,不容易受到环境的影响。表面特质是根源特质的表现,根源特质是表面特质的原因;每一种表面特质都来自一种或几种根源特质,而一种根源特质又可以影响多种表面特质。即使根源特质相同的人,也会因为在各人身上表现的程度不同而有不同的表征。卡特尔认为,人格研究的终极目的是找到根源特质。

(四) 按机能分

根据机能作用的不同,可分为能力特质、动力特质和气质特质。能力特质是在认知过程中,表现知觉及运动的个别差异的特质;动力特质是在情绪与动机过程中,使人趋向某一目标的行为动力的特质;气质特质是由遗传而来,在意志行动中不随环境变化的特质。例如,智力就是能力特质,它决定了个体有效完成学习任务的水平,卡特尔将其分为流体智力和晶体智力。个人行动的温和与暴躁则是气质特质,决定了一个人的情绪色彩,在遇到问题时的心态和态度。而动力特质则又由三个基本成分构成：尔格（erg）、情操和态度。尔格是先天遗传的产物，饥饿、恐惧、攻击、性等这些属于人类本能的东西，决定了人们生活中诸如吃饭、交际等最低层次的基本需要。情操是后天习得的产物，宗教、家庭、职业、自我等决定了人们生活中诸如自我实现、信仰等较高层次的需要。态度是尔格和情操的公开表现，是个人在特定情境中对特定对象的兴趣表现。社会比较就属于态度范畴，其背后的驱力则是攻击尔格。人的一切行为都受到态度的支配，而态度服从于情操，情操源于尔格。因此，归根到底，人的行为是为了满足本能欲望——尔格。

卡特尔对本能的认同和精神分析学派的思想类似，把动力特质看做是人格的动机因素，包括意识本我、自我表达、理想自我、生理需求表达和压抑情节五种成分。他在对人格形成的年龄趋势的研究中指出，自我和超我是在个体2—5岁阶段发生的，这一时期的冲突与解决对人格的形成非常重要。到了6—13岁，个体的自我进一步发展，容易发生情绪不稳定和对外界社会没有把握的情况。而25—55岁是人格的稳定和成熟阶段。尽管生理机能在下降，但是生活经验的积累有助于创造力的增加（说明创造力是一种环境特质）。

三、人格和健康的关系

我们知道，作为能力特质之一的智力，在个体差异上存在很大程度的不同。有人智力高，记忆好，接受新事物较快，学习能力较强；有人智力低，记忆差，接受新事物较慢，学习能力较弱。有人在绘画、书法方面有较高的天赋，能够在这些领域取得较高成就；有人则在体育方面有较高天赋，获得各种体育竞技类荣誉。这说明，个人的能力特质会影响他的成就，人格和成就之间存在一定的关系。同理，我们在日常生活中经常发现，处在同一个压力环境下，有人容易生病，有人不容易生病；面对同一种冲突，有人的情绪容易失控，有人的情绪比较平和；抑郁症和高血压等疾病的发生除了受到外界环境的影响之外，还存在家族遗传的情况。种种现象说明，人格和健康之间也有相应关系。在应对压力、向别人吐露心声、发泄情绪、宗教信仰、焦虑、孤独等很多涉及健康的方面，都存在人格的个体差异。

传统的人格气质理论认为，每种气质类型都具有积极和消极两方面，并没有绝对的好与坏。但是，由于积极和消极这两方面在个体后天所接受的环境影响下会得到不同发展，而一旦过度发展就会导致人格异常，从而发生偏差行为。调查表明，犯罪者在其长期的犯罪活动中使得气质类型的消极方面得到了发展，积极方面得到了抑制。因此，犯罪者大都性情急躁、易冲动、不稳定、缺乏理智、不顾行为后果。也有的活泼好动，善表达和交际，但变幻无常、举止轻浮。不同类型的犯罪者会显现出其气质特征，如暴力犯罪者中胆汁质类型者居多；盗窃犯罪者中，多血质和粘液质者居多。

（一）卡特尔人格因素的评鉴

对于人格与心理健康的关系，卡特尔认为心理疾病是由无法解决的冲突造成的。在青少年阶段，他认同精神学派对自我发展的看法，指出个体的自我发展不成熟，无法对自己和周边环境有清晰和理智的认识，情绪容易受到外界环境的影响，一旦失去理智，就会难以控制自己的行为。在成年阶段，他认为，如果个体的人格发展不够稳定和健康，那些根源特质的过度发展就会支配个体的行为。如好强性会使个体产生更多攻击性，敢为性让个体产生更多冒险行为，忧虑性则使得个体多疑和不安，在人际关系中不信任，从而将好强性和敢为性转化为表面特质，产生冒险攻击等表现行为。到了老年阶段，他赞成现代精神医学的一些观点，指出老年人会有下列典型特点：担心经济状况和健康状况；感到无所希求，寂寞孤独；多疑；兴趣狭窄；记忆力减退；思想僵化，保守；多话，特别喜欢谈论过去；喜欢收藏（特别是琐碎的东西）；感到身体功能不足，导致不安全感和焦虑感；自罪感，易激怒；性活动减少，但对性兴趣增加（特别是男性）；不整洁；对条件改变不能适应；社会联系和社交活动减少。这些典型特点会引发各种不同的心理疾病和偏差行为。无论哪个阶段的心理疾病，都离不开人格因素的影响。

卡特尔对心理疾病治疗的技巧主要依赖于他对人格因素的评鉴。他认为，评鉴越客观精确，其评鉴结果在治疗过程中对被治疗者的判断也就越客观精确，治疗者可以更好地了解治疗前后行为的改变，帮助找到更加有效的治疗方法。但是，他不同于"爱空想的，先于测定、先于实验就提出假象的"理论家，而是将敏锐的临床观察结果应用到精确的测量中。也就是说，他对人格因素的评鉴建立在生活资料之上。

在卡特尔看来，人的所有特质都源于根源特质，只需要找到人的根源特质，就能够解释人的所有人格和行为。他总结出十六种人的根源特质，并根据生活实情编制了187个自我陈述题目。每一种根源特质都由一个分量表来测量，每一种特质都分两级，这样，每一个分数都存在意义，都能够说明人格的某个方面，该量表即《卡特尔十六种人格因素量表》。卡特尔在不同国家（美国、德国、英国、法国、意大利、印度等）针对不同年龄段（成年人、儿童）对人格量表进行了适应性测试，根据群体的文化、宗教信仰等差异，最后得出五个版本，以适用于各个层次的被试。这些版本之间只存在项目数量和回答方式的差异，因此对人格测量的最后结果并不产生特别大的影响。中文版16种人格因素量表的解释如下，见表8-6。

表 8-6　卡特尔 16 种人格因素量表

	人格因素	低分者特征	高分者特征
A	乐群性	沉默孤独	乐群外向
B	聪慧性	愚钝、抽象思维能力差	聪慧、抽象思维能力强
C	稳定性	情绪不稳定、无耐心	情绪稳定、有耐心
E	好强性	温顺、随和	支配、好斗、有己见
F	兴奋性	严肃、谨慎、安静	轻松、热情、活泼、幽默
G	有恒性	权宜、敷衍、轻视规则	有恒、负责、遵守规则
H	敢为性	畏怯退缩	冒险敢为
I	敏感性	粗心、迟钝	细心、敏感
L	怀疑性	信任、接纳	怀疑、警觉
M	幻想性	实际、合乎常规	幻想、不实际
N	世故性	直率、天真	精明能干、世故
O	忧虑性	安详沉着、有自信心	不安、多疑、自责
Q_1	求新性	保守、传统、抗拒改变	自由、批评、求新
Q_2	独立性	依赖群体	自立
Q_3	自律性	冲动、无法自制	克制、自律、严谨
Q_4	紧张性	放松、沉着、欲求低	紧张、迫切、欲求高

在 16 种根源质的基础之上,卡特尔用因素分析法得出八个次级因素,用来进一步解释人格特质。这八项人格特质包括:

1. 适应与焦虑型 X_1

适应型个体的积极方面是对生活适应性好,通常感到心满意足,能做到所期望的及自认为重要的事情,而消极方面是对困难的工作缺乏毅力、不肯奋斗努力、知难而退。焦虑型个体则常常对生活上所要求的和自己意欲达到的事情感到不满意,也因此会知难而进,工作异常努力,也会因此影响身体健康。

2. 内向与外向型 X_2

内向型个体趋于胆小,在与别人接触中采取克制的态度,有利于从事精细的工作。而外向型个体性格外倾、善于交际、不受拘束,有利于从事贸易工作。

3. 感情用事与安详机警型 X_3

感情用事者的情感丰富,经常感到困惑不安、缺乏信心,对生活中的细节较为含蓄和敏感,性格温和,讲究生活艺术,采取行动前会顾虑很多。安详机警型个体富有事业心,果断刚毅,有进取精神、精力充沛、行动迅速,也因此常常忽视生活上的细节,只注意明显的事物,会有考虑不周、不计后果和冒然行事的冲动。

4. 怯懦与果断型 X_4

怯懦的个体容易顺从和依赖别人，个性被动与纯洁，受人驱使而不能独立，迁就别人。果断的个体则比较独立、有气魄、有攻击性，会主动寻找可以施展这种行为的环境或机会来充分表现自己的独创能力，并从中获取利益。

5. 心理健康因素 Y_1

在此量表上得分低于 12 分的个体，容易出现情绪不稳定，失去心理平衡而造成各种心理问题。

6. 专业有成就者的人格因素 Y_2

在此量表上得分高于 67 的个体比其他个体更有可能在各自的领域获得较高的成就。

7. 创造力强者的人格因素 Y_3

在此量表上标准分高于 7 的个体属于创造力强者的范围。需要指出的是，卡特尔认为，人的创造力和他过往的经历和经验有关，一般而言，年龄越大人的经验越多，创造力也会越高。这说明此项特质不仅受到遗传的影响，也受到后天环境的培养。

8. 在新环境中有成长能力的人格因素 Y_4

在此量表上得分低于 17 的个体从事专业或训练成功的可能性极小，而大于 25 分的个体有成功的希望。在新环境中有成长能力说明个体能够适应新环境，并能在新环境中迅速进行学习，掌握技巧和知识。

通过这八个分量表的评价，卡特尔可以对个体的人格特质有进一步的了解和分析，从而为健康的维护、职业的选择、人员的评价作出贡献。

(二) 卡特尔对 16PF 的临床研究

1. 治疗方法

在治疗方法上，卡特尔持折衷主义的立场，认为在可靠、有效的测量基础上，任何有效的治疗方法都可以使用，而不应该拘泥于某一种治疗方法。他既应用精神分析的个案分析法，认为治疗者对患者早期创伤经验的研究将有助于治疗，因为重新提起这些经验，患者可能会从较好的角度重新认识自己的情绪反应以改变其行为；也应用直接条件作用如行为疗法。卡特尔的治疗观点是：精神病人的整个人格机能都有障碍，测量和治疗方法都必须针对其整体的人格结构，而不能仅针对其某些具体的行为方法。

卡特尔等人 (1966) 曾就精神疗法和药物治疗相结合的方法对神经症患者进行治疗有过研究。在研究中，他们发现两种方法的相互配合对治疗更有效果。精神疗法能够使得药物治疗的安慰效用持续更长的时间，还能降低麻醉剂在最终治疗结果上的副作用。在关于强迫症治疗的改善率上，他们指出光靠药物治疗并不能达到明确的效果。因为治疗师既不能清楚地描述出这些症状的特点，也不能详细地区分恐惧症和强迫症之间的症状差异。通过实验显示，在人格特质的 O 因素（见表 8-6）上，精神疗法可以有效地降低内疚倾向，但只能在那些没有服用安宁片的被试群里，这说明经过药物治疗和不经过药物治疗的群体是不一样的。而在人格特质的 C 因素（见表 8-6）上，精神疗法却只在那些服用了安宁片的被试群里有效果，这说明药物治疗对 C 因素有影响。这两个实验说明，在某些神经症上，光靠精神疗法就能够达到效果；而在另外一些神经症上，光靠精神疗法也不行，需要配合药物疗法。怎样有效地将两者结合起来，是治疗过程中应该注意的问题。

2. 临床研究

卡特尔将 16PF 应用到犯罪、焦虑症、强迫症等问题的测量上，发现这些患者和正常人存在很多人格上的差异。正是由于这些差异的存在，使得患者在心理和情绪上产生异常，从而导致行为异常，甚至引发违反社会规范和社会道德的犯罪行为。这些研究结果对治疗具有很大的启发，如果可以找到偏差行为的根本原因，我们就可以通过改善和完整人格的方式，对患者进行引导，降低或提升他们的某一项人格因素分数，来减少他们的偏差行为。

卡特尔和其他学者（Pieraon & Pierce，1966）在一项对青少年犯罪的研究中发现，无论是美国还是欧亚国家，青少年犯罪的现象越来越普遍，而且出现了很大比例的重犯率（80%）。除了受到第二次世界大战的影响之外，人格因素中，高分 G 和 Q_3 能够预测个体对社会行为的负责程度。在其他因素保持不变的前提下，在这两个因素上得分较高的个体，更加成熟和可信赖，较少出现反社会行为，而在这两个因素上得分较低的个体，尤其是青少年，容易出现犯罪行为，产生人格障碍。而在 E 因素上，犯罪的青少年会为他们的攻击行为找到合适的借口，他们知道什么时候应该停止攻击然后表现出正常行为。但是，在 I 因素上，犯罪青少年的得分低于平均分。有趣的是，一般而言，医生、工程师、警察和技术人员的 I 因素得分较低，说明他们是理智的。而犯罪青少年也拥有理智型人格，若加上他们对社会行为的不负责任和攻击性，就会共同导致高犯罪率和高重犯率。卡特尔等人认为，如果在治疗的过程中，提高他们的 I 因素分数，也就是说，降低他们的坚韧性和愤世嫉俗的人格，增加他们情绪的敏感性，也许可以降低他们的犯罪率。

在另外一项犯罪的研究中，卡特尔等人（Cattell & Moromy，1962）比较了同性恋和非同性恋之间的差异。结果发现，同性恋罪犯在因素 C 上的得分较低，在因素 I、L 和 M 上的得分较高。这说明，同样是犯罪人群，那些有同性恋特质的个体在自我力量的控制上更弱，更加敏感和多疑，甚至有妄想的倾向。在卡特尔看来，同性恋是一种神经症，不仅受到人格的影响，还受到环境的影响。因为那些定罪的同性恋与未被定罪的同性恋比，未定罪同性恋在因素 B 和因素 I 上得分更高。显然,监狱的制度对定罪的同性恋产生了影响。即使这种影响并不是特别明显。此外,同性恋和其他的神经症相比,在因素 C 上的分数更低,这不仅说明因素 C 对神经症有很好的预测,还说明同性恋可以作为一种更特殊的神经症来看。

卡特尔和斯特尔(1961)为诊断神经病、精神病和心理病态者,特别是区分焦虑性歇斯底里、强迫症、转换性歇斯底里和身心机能紊乱症等综合病群体提供了人格上的划分标准。在焦虑和外向型的比较研究中,卡特尔等人(Cattell & Tsujioka, 1965)发现,美国被试的焦虑水平较低,而外向型水平和自律水平都较高,日本被试则在独立性有偏高水平。卡特尔和沃伯顿(Cattell & Warburton, 1961)则发现,英国人比美国人要稍微内向和焦虑。这些结果说明,尽管世界各国的根源特质相似,但是在这些特质的程度上存在差异。这有可能是受到文化和价值观等因素影响的结果。

此外,在卡特尔看来,人格特质除了存在个体和国家差异之外,还会发生遗传。特别是在智力这一能力特质方面,遗传的影响尤其大。卡特尔把智力分成流体智力和晶体智力。他认为,流体智力(如知觉、记忆、推理等)大部分是天生的,依赖于大脑的神经解剖结构,并且多半不依赖于学习。而晶体智力是过去对流体智力应用的结果,大部分属于从学校中学到的能力。显然,这部分智力是可以通过培养得到的。一个人的智力在一生中并非是一成不变的。卡特尔认为人的流体智力在年青时达到顶峰,然后便逐渐开始下降;而晶体智力则随着年龄的增长而增长,只是增长的幅度逐渐减慢。在另外一项有关犯罪的研究中,他指出,同卵双胞胎比异卵双胞胎在犯罪率上更相似。也就是说,同卵双胞胎的两个个体在长大后进行犯罪的可能性非常接近,异卵双胞胎则不同。他总结了无数双胞胎研究的前例,认为通过双胞胎来研究人格的遗传性非常有效。结果显示,并不是所有的人格因素都会得到遗传。其中,人格因素 F、H 和 Q_3 具有较高的遗传性,而 A、E、G、I 和 Q_4 具有较低的遗传性。从遗传的角度解释人格有利也有弊,一方面,人格的遗传性正好说明了它的根源特质属性,另一方面,遗传性的说法削弱了环境因素的影响。也正是由于卡特尔对遗传的过度重视,导致他受到其他学者的抨击。

(三) 16PF 在现代心理健康中的应用

由于 16PF 具有较高的效度和信度,且能够对人的特质作出详细的测评和分析,经过几十年的发展,它在国际上的影响越来越大,被广泛应用于人格测评、人才选拔、心理咨询和职业咨询等工作领域。1979 年,中国也将其引入国内,并编制了中文版的 16PF 问卷。无论是在中国还是在国际上,16PF 与健康的关系得到越来越多学者的关注,特别是用 16PF 鉴定人格异常被试的异常心理方面,如犯罪、焦虑症、抑郁症等,有很多研究。这些研究发现,心理异常的个体在某些人格因素上不同于正常人,或者偏高,或者偏低,正是由于存在这样的人格差异，才使他们的情绪和行为非常不稳定，更有可能引发神经问题。此外，也有研究发现，除了在神经症方面存在人格差异，躯体疾病方面也存在人格差异，那些容易患高血压、心血管等慢性疾病的患者，在某些人格因素上也不同于其他人。

1. 16PF 在心理健康诊断中的应用

国内有研究者（王益民，1997）用 16PF 问卷对大学生的心理健康进行诊断时发现，C 因素得分低（自我力量太弱），而 O 和 Q_4 因素得分高，是心理健康不良的最主要因素。自我力量的强弱代表了个人的自我心理调控能力，有了坚强的自我，才能抵制过多的忧虑和抑郁，才能避免紧张和激动，在心理压力和冲突中免于心理失衡，保持心理健康。这说明培养和加强个人的自我力量对个体应对社会和生活中出现的各种心理问题非常重要。他们还发现，F 因素在心理健康的诊断中作用不大。这是由于中国人的行为举止普遍较为含蓄，情感不易外露，在行为方式上自我限制和监督能力较强，因此，即使在社会交际中表现出严肃、谨慎、冷静和寡言等特征也是正常的。这一结果在以往的个案研究中（邓以洪，1995）也有发现。

与正常人群比，抑郁症患者具有情绪激动、畏缩退怯、忧虑、抑郁烦恼、自卑、悲观、自觉不如别人、怕与人接触等特征。神经衰弱患者存在精神过度紧张、疑病等心理缺陷，他们在 16PF 中的测量表明，在因素 C、G、Q_3 上低于常模，在因素 O、Q_4 上高于常模，显示出情绪不稳定、忧虑抑郁等个性特点（陈文明、方昭庚、王文蛟，1996），主要表现为脑功能的衰弱，轻微的脑力活动即表现出用脑疲劳，注意力不易集中，记忆力下降等，在情感活动中表现出感情控制能力降低，易激怒，好伤感，烦躁不安和感觉过敏等，且对自己的疾病缺乏准确的认识从而产生疑病症状。

而在对精神分裂症患者的研究中，研究者（徐锡芳，沈逸明，张琰，1997）发现，男性精神分裂症患者有高乐群性、高敢为性、高幻想性、高世故性、高忧虑性、高紧张性、低聪慧性、低怀疑性、低实验性和低独立性的人格特点，女性精神分裂症患者有高乐群性、高稳定性、高敢为性、高紧张性、低聪慧性、低怀疑性和低实验性的人格特点，这些特点与传统观点对精神分裂症患者的看法大体一致，即存在依赖、缺乏进取、保守、墨守成规、思维迟钝等问题。但也有了新的发现，即较常规人群更加乐群外向、冒险敢为、顺应合作和无猜忌。

最新的结合脑成像的研究发现，H 因素较低的个体，交感肾上腺系统的灵敏程度较高，对压力的抵抗水平较低。这些被试对危险（无论是真实的还是虚拟的）的反应非常迅速，在自我感觉的表达上非常害羞和压抑（Konareva，2006）。这为进一步科学验证人格差异提供了精确的说明。

2. 16PF 在犯罪中的应用

卡特尔对犯罪人格的研究比较关注，他认为，犯罪者和正常人比，在某些人格因素上有所差异。之后的研究者在此基础上,也对犯罪者进行了人格的差异性比较。例如,王锐(2004)用16PF对侵财型女性犯罪(一般贪利性刑事犯罪行为的总称,指直接非法侵占他人财物的行为)进行了测查研究,通过与中国成年女性16种因素常模进行比较发现,她们在人格因素B、F、O和Q_4上与一般女性有显著性差异。这一类型的女罪犯对事物的理解能力差,法制观念和道德观念淡薄,容易发生过分冲动的行为,集自信与自卑于一体,缺乏耐心,对一切事物都缺乏信念。这一结果印证了卡特尔的观点,为现代犯罪学提供了启发,除了惩罚罪犯,我们也要加强对犯人进行心理健康的教育和维护,从人格的角度进行改善,可以从根源上改变犯人的偏差行为。

3. 16PF在躯体健康中的应用

早期人格与健康关系的研究多关注心理疾病方面,后来,人格心理学家越来越多地发现,人格与躯体疾病之间也存在很大的关系。人格心理学家认为,人格和躯体健康的关系主要体现在三个方面,一是对身体疾病的预测,比如"敌意"程度较高的个体更容易引发冠状动脉疾病;二是治疗身体疾病的过程中产生的影响,比如"乐观"和"坚强"的个体更容易抵制压力,疾病的恢复程度更快;三是影响保健及其结果的因素,比如癌症患者明显具有过分合作、压抑愤怒、自我克制、情感表达不良、向内等特征,这些特征又会反过来影响癌症治疗的结果。

有研究者(王学义,张宝延,陆林,1997)对高血压患者的测评中指出,除了吸烟、饮酒、少运动、体胖等不健康的生活方式会引发高血压外,人格因素也存在很大的差异。高血压患者的思维反应比较迟钝,理解力较低,办事过于认真、机械和常规化,既有固执己见、尊重传统观念和行为规范的一面,又有过分现实、积极进取、不甘心落后、情绪易于激动、遇事草率和敢于冒险的一面。在这种双重人格的作用下的个体更容易引发高血压。在斯特尔等人(1989)对51名即将接受冠状动脉分流手术的被试进行的乐观评定中发现,乐观的被试在住院期间的身体康复速度较快,在出院后也能较快地恢复正常生活,手术后6个月时的生活质量比较高。此外,哮喘患者有其特殊的人格特质,表现出顺从、随和、工作有恒、负责等现象,其相应的心理防御机制不够成熟,形成了被动、敏感和懦弱的性格。那些善于自我克制、内蕴性强的个体,不善于发泄愤懑和郁闷,会影响机体的免疫功能,从而引发支气管哮喘。波兰学者诺娃比尔斯基(Nowobilski)等人还发现,不同性别的哮喘患者具有不同的性格特征。男性患者只受到焦虑特质的影响,而女性患者不仅受到焦虑特质的影响,还受到焦虑状态和神经质的影响。

4. 16PF在药物成瘾中的应用

在药物成瘾的问题上,国外的研究显示,海洛因依赖者的性格多以探求感和反社会人格特征为主(Michael et al, 2000)。而国内的研究表明,适应不良、过度敏感、冲动型、对外界耐受性差、不顾及人际关系和社会义务是导致吸毒的潜在根源。在研究者（李德强等，2006）对男性海洛因依赖者的16PF测试中发现，有15项因素偏离常态，其特点为热情，依赖，缺乏主见，好冒险，精明老练但学识浅薄，情绪不稳，易生烦恼，消极阴郁，内心充满矛盾，且经常受到紧张忧虑的困扰，缺乏责任感、耐性和恒心，为达目的不择手段。在这些人格异常因素影响下的个体，容易产生焦虑和抑郁的心理，从而依靠毒品来摆脱自己，反而陷入难以自拔的境况中。

综上所述，16PF 在现代心理健康领域的应用非常广泛，实证研究也证明那些在心理和躯体上不健康的个体在人格上也存在不同于常人的差异。这个发现为人们预测疾病、在治疗过程中找到合适有效的治疗方法及平衡心态有非常重大的作用。但是，研究人员在不少研究中也发现，患者或者被试在不同情境下也会有不同的人格表现，这是因为人们的行为不仅受到遗传的影响，也受到环境的影响。如何区分人格与环境的作用，对于 16PF 在健康领域的应用有着至关重要的意义。

四、科学与政治之争

卡特尔对心理学的贡献毋庸置疑。在1968年发表的一篇文章中，作者通过统计将卡特尔评为"当代美国最高产的心理学家"。他的学术论文得到无数人的关注和引用，在被引用文章最频繁的心理学家中，卡特尔排在斯金纳之后，位列第七。而在"20世纪最伟大的心理学家"评选中，卡特尔被排在第16位。于是，在卡特尔逝世前，美国心理学会决定给他颁发该年度美国心理学"金质奖章"（Gold Medal Award），以奖励他在心理学领域中对实证研究和理论的杰出贡献。但是，这一项"名副其实"的评选却遭到了一些非心理学家和心理学家的抗议。原因在于，他们认为，卡特尔的思想和理论支持了"优生学"和"种族优越理论"，影响了他的政治立场，并由此引发了一场名为"超越论"（beyondism）的宗教革命，如果APF（APA的非赢利组织机构）将此奖项颁给卡特尔，对APF的纪律和组织都是一种沾污。

诚然，卡特尔曾在他的书里明确表明过，"若鼓励高智力家庭的出生率大于低智力家庭的出生率，那么我们的文化、经济和政治生活都会越来越富裕和健全。因为那些低智力个体需要消耗两倍的教育资源，而成就与贡献却并不见得很大。他们也更有可能成为行为不良者，或者成为煽动贫民造反的政治危险分子。"他对社会阶层有明确的分类，认为那些属于不同阶层的人之间会有很大的差异。至于种族方面，他不仅把黑人排除在高智商人群之外，还表示欧洲大陆的矛盾和冲突都是源于犹太人侵入欧洲改变了欧洲人的血统，使现代欧洲人的人格里面产生了种族差异。但是，卡特尔的追随者表示，卡特尔的所有言论都是从科学研究的角度出发，并没有任何政治立场和道德评判，卡特尔并不会因为差异性而对任何个体有种族偏见。他的朋友理查德·戈萨奇（Richard Gorsuch）作为 APA 的神职人员回应说，在他与卡特尔交往的时间里，从来没有听到过任何可以证明卡特尔是一个种族主义者的偏激言论，他的学生也出面表示，卡特尔对每一个学生都是一视同仁的，也不会因为他们的社会地位和种族而有所偏见。

我们认为，科学必须建立在道德的基础之上，任何科学实验也必须在伦理允许的范围之内，毕竟，科学的目的是为了促进人类文明的发展。至于政治就要复杂得多，它服务于当权者，受到当权者利益和需求的驱动，有时甚至会违背人道主义，或者违背道德。我们在判断科学价值的时候，不能从政治的角度出发。卡特尔对心理科学的贡献毋庸置疑，至于他的思想在政治上的反映，则是另外一回事。如果因为政治的原因而否定卡特尔在人格和智力等方面的贡献，未免显得过于狭隘。毕竟，随着历史的发展，我们能够看到卡特尔的 16PF 人格理论具有越来越广泛而重要的科学价值。

【建议参考资料】

1. 车文博. 心理咨询百科全书［M］. 长春：吉林人民出版社，1991.
2. 车文博. 当代西方心理学新词典［M］. 长春：吉林人民出版社，2001.
3. 林崇德，杨治良，黄希庭. 心理学大辞典［M］. 上海：上海教育出版社，2003.
4. 赵静波. 人格与健康［M］. 北京：人民卫生出版社，2009.
5. 朱智贤. 心理学大词典［M］. 北京：北京师范大学出版社，1989.
6. 伯格. 人格心理学［M］. 陈会昌，译. 6 版. 北京：中国轻工业出版社，2004.
7. CATTELL R B. The scientific analysis of personality［M］. Harmondsworth Middleses：Penguin Books，1965.
8. CATTELL R B. The inheritance of personality and ability：research methods and findings［M］. New York：Academic Press，1982.
9. TUCKER W H. The cattell controversy：race, science, and ideology［M］. Urbana：University of Illinois Press，2009.

【问题与思考】

1. 卡特尔人格特质的四个层次理论模型是什么？
2. 根源特质有什么特点，它和其他特质的区别是什么？
3. 说说卡特尔对 16PF 在临床心理健康研究中是怎么应用的。
4. 16PF 对现代心理健康的研究有哪些方面？

第九章 卡尔·荣格[①]

【本章提要】

卡尔·荣格是现代西方著名的心理学家和精神病医生,分析心理学的创立者。他被认为是20世纪最著名的心理学家之一,排名第23。他最著名的思想和贡献是对弗洛伊德发现的个人无意识进行扩展,提出了集体无意识。在此基础上,他提出了一套自己的心理治疗思想和方法,称之为分析心理学。他运用集体无意识和原型对梦的分析使他成为人类历史上最著名的释梦专家。他认为心理治疗的目的是发展健康的人格,而不是消除症状。他关于内倾和外倾的区分以及对心理类型的划分使他在个体差异的理论研究和应用领域都获得了广泛的声誉。本章在简单介绍荣格的生平之后,重点评述了他的这些有关心理健康的重要思想和观点,最后从贡献与受到的批判两个方面,对其进行了评价,并且指出,作为人类灵魂及其深处奥秘的探索者,荣格也是东西方心理学相结合的开创者。

【学习重点】

1. 了解荣格的生平经历及其思想发展历程。
2. 了解荣格思想产生的社会历史背景。
3. 领会集体无意识和原型的基本内涵。
4. 领会荣格划分的不同心理类型的特征。
5. 掌握分析心理学的基本思想和方法。
6. 掌握荣格关于人格发展的主要观点。
7. 了解荣格思想与东方文化的关系。

【重要术语】

分析心理学　集体无意识　原型　情结　心理类型　人格面具　阿尼玛　阿尼姆斯　阴影　自性　个性化

第一节　心理学家生平

卡尔·古斯塔夫·荣格(Carl Gustav Jung,1875—1961)是现代西方著名的

[①] 本章作者为韦庆旺。

第九章 卡尔·荣格

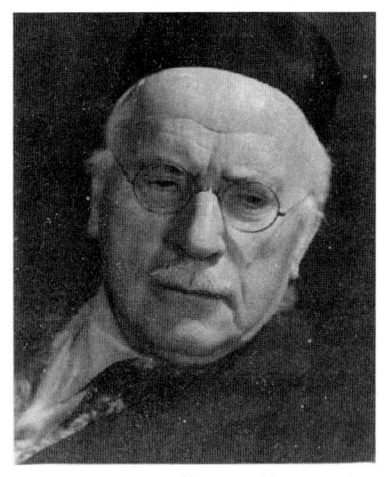

心理学家和精神病医生，分析心理学（analytical psychology）的创立者。他早年曾与弗洛伊德合作，后来由于两人观点不同而分裂。与弗洛伊德相比，荣格更强调人的精神有崇高的抱负，认为人的精神本质上具有宗教性，他反对弗洛伊德的自然主义倾向。荣格被认为是20世纪最杰出的心理学家之一，排名第23。他也被称为人类灵魂及其深处奥秘的探索者。

1875年7月26日，荣格出生在瑞士北部莱茵河瀑布旁边的一个小村庄里。他的名字取自他的祖父——巴塞尔大学医学教授的名字。他的父亲是瑞士一座教堂的牧师，父亲的情绪反复无常、变幻莫测。他的母亲是一位主教的女儿，母亲具有情绪障碍，行为诡谲多变。当荣格才几个月大的时候，全家搬到了洛芬城牧师住宅区。荣格父母亲之间的关系经常很紧张，在很小的年龄，荣格就学会了不要信任这个世界上的任何其他人。他从理性的意识世界转向了梦、想象和幻想的世界，这成为他孤独童年的指导，并贯穿了他的整个成年生活。

当荣格11岁的时候，离家前往巴塞尔高级中学就读。沉闷乏味的学校生活让荣格感到无趣，他频繁发作昏厥疾病以逃避学校的学习。虽然父母很担心，但他自己却兴奋地利用在家休息的时间大量阅读自己喜欢的书籍。直到有一次偶然听到父亲跟朋友的谈话，他才如雷轰顶，大梦方醒。从那以后，荣格在学习上发奋努力，成绩快速上升。与此同时，他仍然保持着广泛阅读的好习惯，并常常跟同学聊起他们不知道的知识和显得古怪的思想。荣格描绘自己的青年时代是一个孤独而书生气十足的人。

随后，荣格进入了巴塞尔大学学习，并于1900年获得了医学学位。一开始他对历史、哲学和科学都很感兴趣，由于全家都依靠着拮据的牧师收入生活，所以荣格放弃了就业机会较少的人文学科，选择了医学专业。在大学期间，除了挤出时间阅读哲学书籍，荣格还经历了几次神秘现象的体验。其中一次的神秘现象是，一把放在篮子里的面包刀突然碎裂成一堆碎片。出于对神秘现象的好奇和兴趣，荣格把这些碎片一直保留到晚年。在大学快要结束的时候，荣格为准备最后的考试而阅读了由克拉夫特·埃宾（Krafft Ebing）写的关于精神病学的教科书，24岁的他立刻意识到，精神病学正是他命中注定要从事的专业。当时，精神病学是很没有前途的荒唐职业，他的老师都为他的决定感到惊讶。

1900年底，荣格接受了苏黎世布尔霍尔兹利精神病医院助理医生的任职。这个医院的院长欧根·布洛伊尔（Eugen Bleuler）因擅长治疗精神病并发展了精神分裂症的理论而闻名全世界，荣格庆幸自己能有机会在这样一位名人的指导下工作。1902年，他还去巴黎跟伟大的法国精神病学家皮埃尔·让内（Pierre Janet）学习了几个月。但真正给荣格思想以巨大影响的，不能不首推弗洛伊德。在布尔霍尔兹利医院里，荣格一面观察病人，一面广泛阅读有关精神病学的书籍，提出了与弗洛伊德的精神分析发生联系的有关精神病的原因及治疗方法的观点。这期间，他逐渐熟悉了弗洛伊德的研究，并看到了其与自己工作的关系。1906年3月荣格给弗洛伊德写了第一封信，弗洛伊德为有一个非犹太人认可自己的思想感到非常高兴。1907年，弗洛伊德邀请荣格到维也纳做客，两人的第一次会面可谓是一见如故，谈话持续了13个小时。此后，他们保持了6年的私人关系和事业上的友谊。

1903年，荣格与爱玛·罗森贝克（Emma Rauschenback）结婚，她协助荣格的工作一直到她1955年去世。1905年，荣格30岁的时候，成为了苏黎世大学精神病学的讲师并提升为医院的高级医生。1909年，荣格与弗洛伊德同时受邀到美国克拉克大学讲学，他们在一起度过了为期7周的旅途生活。在讲学期间，荣格还与威廉·詹姆斯（William James）成为了朋友，詹姆斯在哈佛教授哲学、生理学与心理学，是实用主义运动中的领袖人物。荣格于1909年辞去了医院的职务，专心于迅速扩大的私人业务。1911年，在弗洛伊德的坚持下，尽管遭到维也纳精神分析协会许多成员的反对，荣格成为了国际精神分析协会的第一任主席。在这之后不久，荣格同弗洛伊德的关系就开始显现出紧张的迹象。到1912年的时候，他们中断了个人之间的通信。1914年，荣格辞职，退出了国际精神分析协会。

虽然弗洛伊德称荣格是他的长子、王储和继承人，荣格也一度把自己列为弗洛伊德的信徒，但是他从不会不加批判地接受弗洛伊德的理论。在他们建立联系的初期，荣格的确努力压抑自己的怀疑和反对意见。但当他1912年写作《无意识心理学》时，感到痛苦不堪，他意识到其中的观点同正统精神分析有着显著的差异。从1913年开始，荣格进入了一段长达三年之久、没有多少著述而近乎隐居的生活时期。这段时期，他把所有的时间都花费在分析自己所做的梦和所产生的幻觉上，他要通过这种方式来对自己的无意识领域作一番探索。也正是在这一时期，荣格通过对诺斯替教（一种早期基督教的异端学说）、炼金术（是化学与心理学在古代与中世纪的精神先导）以及亚洲思想（尤其是印度和中国的哲学思想）的研究，开始提出了他的有关人的本质与心理治疗法的独特观点。

随着他的第一部主要著作《心理类型》（*Psychological Types*）于1921年出版，荣格完全从自我反思的时期走了出来。在此书中，荣格提出了划分和理解不同的人格类型的方法。从这本书到第二次世界大战前的最后一部主要著作《心理学与宗教》（*Psychology and Religion*），荣格写作和出版了六十多部书籍、文章与讲演稿，这些著述基本上确立和阐明了他的主要观点。值得一提的是，在此期间，他通过与德国汉学家理查德·维尔海姆（Richard Wilhelm）合作，深入了解和研究了东方宗教、炼金术和神话，出版了一些著作。1934年，荣格创建国际心理治疗医学学会并任主席。在第二次世界大战时期，荣格继续著书与工作，坚持研究诺斯替教与炼金术，对亚洲哲学思想的兴趣也没有间断。不过，他的健康状况受到了威胁，他遭受着心脏病的折磨，并于1944年在医院呆了很长的一段时间。

为了更彻底地恢复健康，荣格在战后正式退休了。1948年，荣格的学生、患者和一些亲密的同事、朋友从各地云集苏黎世，成立了以研究荣格思想为核心的学术团体——苏黎世荣格学院，他担任第一任院长。1958年，在其学生与同事的积极催促鼓励之下，荣格与安妮拉·雅菲（Aniela Jaffe）一起开始写作自传，其逝世后此自传以《回忆·梦·反思》（*Memories, Dreams, Reflections*）为标题出版。在这一时期，荣格接受了许多嘉奖与荣誉学位，并在全世界受到尊崇。1961年6月6日，86岁的荣格短暂患病后，在家中逝世。去世之后，他的影响越来越大，经过整理出版的《荣格文集》（*The Collected Works of C. G. Jung*）长达19卷。

第二节　经典名篇选译

现代心理治疗的问题①

——分析心理学治疗的四个阶段

心理治疗，或者说通过心理学方法来进行的精神治疗，现在人们普遍已经将它与"精神分析"混为一谈了。"精神分析"这个词受到了如此广泛的接受，这使得每一个使用这个词的人似乎都觉得自己同时掌握了它的含义。但情况却并非如此，在外行中极少有人知道它所包括的确切范围。

根据创始人弗洛伊德的意思，"精神分析"仅仅是用来指他自己创立的一种特殊的解释方法，即用被压抑的冲动来解释心理症状的方法。由于这种方法是对生活进行了特殊研究之后所产生出来的结果，因此在精神分析学的观点之中包含着某些理论设想，弗洛伊德的性欲理论就是其中之一。精神分析的创立者自己是明确地坚持应该有此界限的，但尽管弗洛伊德如此坚持，外行人士仍然滥用精神分析这一概念，把现代运用科学方法对精神所作的各种探索都归在它的名下。因

---

① 该文选自：荣格. 寻求灵魂的现代人[M]. 苏克, 译. 贵阳：贵州人民出版社，1987：31-61. 根据内容和体例安排，编者添加了副标题及分节标题，并对部分内容进行了删改。

此，阿德勒学派也不得不忍受被人们贴上"精神分析"的标签，尽管阿德勒的观点和方法与弗洛伊德的对立显而易见是绝对难以调和的。由于这种对立，阿德勒不把自己的理论称为"精神分析"，而把它称之为"个体心理学"（individual psychology）。至于我，则愿意将我自己的研究称做"分析心理学"（analytical psychology）。我希望我这个名称能够代表一个总的概念，这个总的概念既包括了"精神分析学"和"个体心理学"，也包括了在这一领域内的其他成果。

归在"分析心理学"这一名称之下的各派所作的探索类型各异，因此，要采取一种广泛的包罗一切的立场就极端困难了。由于这样的情况，我在根据这些探索的目标和成果来划分类型或者阶段时，便是带着保留的态度来做的。我仅仅把这种划分看做一种暂时性的排列，并且承认它可能是武断的，就像测量员对一个国家所作的三角测量可能是武断的一样。尽管如此，我还是将所有的发现分成了四类：倾诉（confession）、解释（explanation）、教育（education）、转变（transformation）。现在我将着手来讨论这些看似不同寻常的名称的意义。

一、第一阶段：倾诉

最原始的分析治疗法可以在它的原型即忏悔中找到。一旦人类能够形成原罪观念以后，他就开始对心理进行隐藏了——或者用分析的语言说，压抑就开始出现了。任何被隐藏的事情都是秘密，保持秘密的行为就像一剂心理上的毒药一样使秘密的拥有者与集体疏远开来。这剂毒药如果剂量小，可能会成为一副治病的良药，甚至可能成为某种个人分化的必要前奏。这是一种异常普遍的情况，甚至于原始阶段上，人类就已经难以抗拒地感到了一种制造秘密的需要；对秘密的拥有使他免于完全溶化在集体生活的无意识之中，因此也就使他免于受到致命的心理损伤。大家都知道，许多古代的神秘教义以及它们的神秘仪式都是为这种分化本能服务的，甚至基督教的圣礼在教会早期也被看成是神秘的仪式，并且都是在密室里举行的。比如洗礼就是如此，人们在提及这些仪式时也只能用隐喻的语言。

一个与数人分享的秘密有着很大的好处，但一个纯粹私人的秘密却有着破坏性的后果。它就像一种罪孽感一样把它那不幸的拥有者同其同胞们的联络割裂开来。然而，如果意识到了我们所隐藏的东西，比起不知道我们所压抑的对象来——或者比起根本不知道我们还有所压抑来——损害要小得多。在后一种情况中，我们不仅仅是将一个内容有意识地保存在私人的秘密中，而且还将它对我们自己也隐藏起来。于是它就作为一种独立的情结从意识当中分裂出去，在无意识里孤立地存在着。它在无意识的领域里既不能被意识的思想所改正，也不受意识思想的干扰。由此，这一情结就成为心理中一个自主的部分，它就像经验所表明的那样，发展起了一种自身特有的幻想生活。我们所称之为幻想的东西实际上就是自发的心理活动，当意识的压抑行动松懈或者完全停止时，比如在睡眠中，它就涌现了出来。在睡眠中，这种活动以梦的形式表现出来。在非睡眠生活中，我们仍然在继续做梦，只不过是在意识的阈限之下做着梦而已。如果这种活动受着某种被压抑的情结的限制，或者受着某种因其他缘故而处于无意识之中的情结的限制，那么情况就更为突出。

隐藏还有另一种形式，这就是"克制"（withholding）行为——通常是对感情的克制。如同对待秘密一样，我们在这个问题上也必须有所保留：自我克制是健康的和有益的，它甚至是一种美德。我们发现，自律之所以是人类最早的道德成就之一，其原因也就在这里。它在原始民族的入会仪式中占据着重要的位置，这主要表现为苦行禁欲和斯多葛似的对痛苦和恐怖的忍耐，但在这里实践的自我克制是为秘密社会中所有人共同承担的。如果自我克制是完全个人的事情，而且没有任何宗教方面的意义，那么它就同个人秘密一样富于危险性。这种自我克制使得那些过于克己求善的人常常心绪恶劣、异动肝火，这已是一个众所周知的现象。遭受抑制的感情就像一个无意识的秘密一样，把我们孤立起来，扰乱我们的内心，使我们也变得自感负罪深重。可以这样说，如果我们所掌握的某种秘密是为整个人类所没有获得的，自然就会对我们报之以恶意；同样，如果我们对我们的同胞抑制住自己的感情，自然也会对我们心怀怨恨的。被压抑的感情常常是我们希望保密的，但更为常见的情况却是：根本就不存在任何名符其实的秘密，有的只不过是一些完全可以宣示出来的感情而已；这些感情由于在某些关键时刻遭到了抑制，因而便成为了无意识的。

心怀秘密，抑制感情，从心理的角度来看都是不良的行为，自然最终会因此用病态来报复我们的——当然这仅指我们在私下干这些事情的时候。人类存在着一种良心，对于那些决不在任何时候、决不以任何方式停止对自己的保护和防卫的人，这个良心是突然会给予他严厉惩罚的。因为无论他的自尊心要付出多大的代价，他都应该在某些时候违反常态，承认自己毕竟是要犯错误的，毕竟是人性的。如果不能做到这一点，他就始终不能感受到自己是人类的一员；一堵难以穿透的厚墙将始终把他隔离开来，使他体味不到这样一种生活经验。在这里我们终于找到了一把钥匙，它足以向我们展示那真正的、并非陈规俗套的忏悔所具有的巨大意义——这一意义可以见于古代世界的一切入会礼和神秘教义之中，正如希腊神话中的一句古谚所揭示的那样："放弃你所有的，然后你才能获得。"

我们完全可以把这句古谚作为心理治疗第一阶段的警句。事实上，精神分析的开端基本上无非是对一个古老的真理作出了科学的再发现而已，甚至给最早的治疗法所作的命名——宣泄疗法（catharsis）——也是来自于古希腊的入会仪式。早期的宣泄疗法可借助于催眠作用，也可以不借助于催眠作用，它使病人接触到他自己的心灵深处，通过这种方式我们重新发现了那些被我们压抑或遗忘了的东西。尽管这可能是痛苦的，但其本身就是一种收获——因为卑下的甚至毫无价值的东西作为我的影子为我所有，并给予我质量和实体性。如果我不能投射出一个阴影来，我怎么可能是实体的呢？倘若我要成为完整的，我就必须要有黑暗的一面；只要我意识到了我的阴影，我也就记住了我是一个人，同其他人一个样。无论如何，只要我记住这一点，那使我得以完整的事物就会被重新发现，这一重新发现将使我恢复神经症或者情结分裂以前的状态。但是，如果只把这一事物持为个人的秘密，我就仅是获得了部分的痊愈——因为我还继续停留在我的孤立状态之中。只有借助于倾诉的形式，我才能投身于人类的怀抱，最终解脱掉道德放逐的重负。宣泄疗法的目标就是要达到彻底的倾诉——不仅在理智上承认这些事实，而且必须以心灵来巩固这些事实，真正地释放出被压抑的感情。

可以很容易地想象，这种倾诉对单纯的人来说有着极大的影响，他们的治疗效果常常是惊人的。但我并不希望把有些病人被治愈这一事实当做心理治疗本阶段的主要成就；我希望提醒大家注意的是对倾诉的意义所作的系统性强调。正是这一点才切中了我们大家的要害之处。这是因为我们大家都以某种方式被我们自己的秘密所分裂开来，但我们却并不企求以倾诉的方式沟通将我们彼此隔离开来的深渊，而是选择了自欺欺人的观点和幻想这一捷径便道。但我这样说，远不是希望宣布一条总的准则。如果过分去谴责那种常见的两人之间互相忏悔罪孽的恶劣趣味，这未免求之过于苛刻了。心理学所确立的事实仅仅是这样的：我们是在处理一件十分微妙的事情。我们不能直接地或者就事论事地来对待它，因为它向我们提出了一个异常"棘手"的问题。对下一个阶段——解释阶段——进行一番考虑将会使这一点变得清楚起来。

二、第二阶段：解释

显然，如果宣泄疗法证明了自己是万灵药的话，那么这门新的心理学就会只停留在倾诉阶段上。首先一点，它并不总是能够使病人与无意识紧密接近起来，从而使病人足以发现自己的阴影。确实，有许多病人，多半都是极为复杂和意识程度很高的人，他们异常坚定地固执于意识之中，任何方法都不能使他们有所松懈。在任何时候，只要有人企图将他们的意识推卸开去，他们往往就会形成最猛烈顽强的抵制；他们希望与医生谈论那些他们充分意识到的事情——以此来使他们的困难易于为人理解，并以此来讨论这些困难。他们会说已经有足够的事情可供倾诉的了，不必为此而转向无意识。对于这些病人，需要有一套完整的技术来促使他们转向无意识。

这一事实严重地限制了我们在开始时对宣泄法的应用。让我们来设想一个特定的病例。在病例中，为宣泄法所需要的倾诉已经进行过了——神经症已经消失，或者至少是症状已经消失。如果单只就医生的任务而言，病人现在已经治愈，可以离去了，但病人却不离开。他们似乎已通过倾诉的行为与医生紧密地联系起来了。如果这种显然毫无意义的依恋被大力加强，就会出现糟糕的旧病复发。但在有些病例中，并没有出现这种依恋的情形，这既令人奇怪，同时又很有意义。病人显然痊愈了，离开了医生——但他却变得如此着迷于自己精神的内在深处，这使他以自己对生活的适应为代价继续不断地施行着宣泄。他是与无意识——与他自己——但不是与医生连在一起而不能分开了。

这些奇怪而出人意料的事情必须得向病人解释清楚，同时，对于那些最先提到的病人，由于无法在他们身上应用宣泄法，因此必须采用解释法来对待他们。尽管这两类病人有着显著的差别，但却都在同一点上需要应用解释的方法——即在出现了固置现象（fixation）这一问题时，这正是早被弗洛伊德所认识到了的。在经受过宣泄治疗的病人中，这种固置现象是非常明显的；而在那些仍然依恋医生的病人身上，它则表现得尤其清楚。病人陷入了一种童年的依赖状态，甚至用理智和真知灼见也不能使自己免于这种状态。固置在有些时候有着惊人的顽强性——这使人怀疑支持着固置现象的那些力量决不是一些等闲之物。但既然移情过程是无意识的，病人也就无法提供这一过程的任何情况。我们无疑是面对着一种新的症状——由治疗直接诱发的神经症，弗洛伊德给予了这种症状一个非常适当的名称"移情"（transference）。就移情这一问题而言，借助于倾诉的方法不能给我们带来任何结果。正是这一点促使弗洛伊德对布罗伊尔原有的宣泄技术进行了根本性的革新，从而得出了他自己所宣称的"解释法"。

弗洛伊德的解释法所凭借的基础是"还原"解释法，而"还原"解释法确定无疑地要将人向后和向下引导（对性、乱伦等人性污秽的挖掘），因此，片面地和过分地应用弗洛伊德的解释法，就会产生一种破坏性的影响。但心理学还是从弗洛伊德的开创性工作中获益不浅；它知道了人性中也有阴暗的一面，而且这一阴暗面不仅为人所独有，也为人的作品、典章制度以及人的信念所拥有。我们最纯洁最崇高的信仰甚至也可以追溯到最原始的根源。用这种方式来看待事物实在有着它合乎情理的一面，因为一切生物有机体的开始都是简单和低级的；我们在这一基础之上建立起了我们的房屋。不可否认，要解释那些从阴暗面辐射出来的事物，并由此将它们降格到其根源处的污秽丑陋之中，确实是一件令人痛苦的工作。但在我看来，如果从阴暗面所进行的解释具有破坏性的影响，那么这不过是美好事物中的一种不完美之处，不过是人类的弱点。我们从弗洛伊德的解释中所感到的恐惧，完全应该归因于我们自己野蛮的或者幼稚的天真。怀着这样的天真，我们竟然相信所有的高度都可以不伴随着相应的深渊；这种天真蒙蔽了我们的双眼，使我们不能得见真正的"终极"真理，以至于难以理解对立面每至极端便终必相遇这一"终极"真理的内涵。

我们的错误在于，我们认为辐射物已不复存在，因为它们已经从阴暗面被解释过了。这是一个令人遗憾的错误，弗洛伊德就落入了这个错误之中。然而阴影是属于光亮的，正如邪恶是属于善良一样，反之亦然。因此，尽管对我们西方式的错觉与狭隘所进行的暴露使我们受到了震惊，但我并不为此而感到遗憾；相反，我欢迎这种暴露，并且认为这种暴露有着一种几乎是难以估量的意义。它是钟摆的一次摆动，这种摆动的运动，正如历史向我们显现出的那样，是从一极摆向另一极，因此拨正了偏差，使事物重新恢复了正常。这就迫使我们接受了一种现代的哲学相对主义，这种相对主义如同爱因斯坦为数学物理学所阐述的相对主义一样，是那遥远的东方土地上的一个根本性的真理。它最终将对我们产生的影响是我们所不能预测的。

再回到固置现象这一问题上来，我们现在希望对解释过程的作用进行论述。当病人的移情行为被追溯到黑暗的根源以后，病人便会意识到他与医生的关系是不正常的；他不可避免地要看到他的要求是多么的不适当和多么的孩子气。如果在此之前他因为感到自己有着某种权威而傲然自得的话，那么现在他会以一种低下谦逊的态度来代替那种高高在上的位置，并且还会接受一种不安全、不稳定的地位——这种地位被证明是健全而有益的。如果他还没有抛弃他对医生所怀有的那些孩童时期的要求，那么现在他也会认识到那难以摆脱的事实，即对别人有所要求是一种孩子气的自纵行为，他必须以自己更强的责任感来代替这种行为。具有洞察力的人将会得出他自己的道德结论。当他确信了自己的欠缺之后，他就会运用这种知识作为保护自己的方法；他将投入到为生存而进行的斗争中去，在渐进不息的工作和经验中消耗那种渴望的力量——正是这种渴望的力量才导致了他固执顽愚地紧抱着那童年的乐园，或者至少是导致了他频频回头凝望着那种童年的乐园。一种正常的适应以及对自己缺点的容忍和耐心，将会同他主导的道德原则符合一致起来，他将尽力去摆脱自己身上的感伤情调和幻觉。这一切的必然结果将是：他背离了无意识，如同背离了软弱和诱惑之源——这一堆积着道德挫折和社会失败的渊薮。

三、第三阶段：教育

病人现在面临的问题是如何被教育成一个社会的人，由此我们进入了第三阶段。对于那些具有道德敏感性的人来说，能够洞察自身就已经足够了，他们有充分的动力可以把自己推动向前；但对于那些在道德价值问题上缺乏想象力的人来说，仅仅达到对自身的洞察就远远不够了。没有外在的需要的刺激，自我的知识对他们就全无效应，即便他们对这种知识深信不疑也同样如此——当然就更不用说那些虽然被分析医生的解释所打动但终究还抱着怀疑态度的人了。最后这一种人是从心理上受过训练的人，他们领会了一种"还原"解释的真理，但却不能接受这一真理，因为它仅仅使他们的希望和理想归于无效。对于这类人来说，仅有对自身的洞察也是不足以解决问题的。这正是解释法的弱点之所在。只有在那些敏感的人身上,也就是那些能够从对自己的认识中得出独立的道德结论的人身上,解释法才能够获得成功。不错,依靠解释我们可以更加深入一些,这比起只依靠未经解释的倾诉要进了一步,因为解释至少训练了头脑,因此有可能唤醒一些沉睡着的力量,使它们插手进来给我们以帮助。

但是,在很多情况下,最彻底的解释也只能做到使病人完全理解,他们依然还会像个孩子一样无能为力。出现这种情况的问题在于,弗洛伊德根据快乐原则及其满足来作出的解释是片面的,因此是不充分的。在后期发展阶段中运用这种解释尤其如此。一位艺术家在他饥饿时宁要面包而不愿要一幅美丽的油画,一个男子在恋爱时会更钟情于一个女人而不是更看重他的公务。尽管如此,对前者来说,油画可能是更重要的,而对后者来说,办公室可能是最重要的。一般说来,那些轻易就获得了社会适应和社会地位的人,可以更注重于以快乐的原则来加以解释;但对于那些不能适应的人来说,他们在社会方面的缺点使他们渴望着权力和重要性。步随父亲的后尘而获得了显赫地位的长兄可能会被他们的情欲所折磨;但年轻的兄弟则会受到一种要赢得别人尊敬的野心或渴望刺激,因为他生活在父兄阴影之下,感觉倍受压抑。他甚至还可能完全屈服于这一热情之下,使其他任何事物对他都不再有什么重要性。

在这里我们意识到了弗洛伊德解释事物的不足之处,正是在这里,他从前的学生阿德勒出来填补了这一空白。阿德勒极有说服力地向我们指出,许多神经症的例子,如果用某种权力欲来进行解释的话,比起用快乐原则来解释要令人满意得多。因此,他的解释法是设法向病人表明:他们的症状是他们有意"安排"出来的,他们利用自己的神经症以获得一种虚构的重要性;甚至于他们身上的移情现象以及他们身上的其他固置现象,都是为了他们的权力意志服务的。因此,这一切都代表着一种"男性的抗议",它针对着某种想象中的隶属和屈从的地位。阿德勒显然是着眼于那些受压抑的人和在社会上失败的人,这些人的热情就是为了进行自我表现。他们之所以成为神经症患者,是因为他们老是在幻想的风磨上将自己想象为受压迫和受打击的人。这样一来,他们就把自己最为渴求的目标放到了自己难以企及的地方。

如果说弗洛伊德是一个调查者和解释者,那么阿德勒则主要是一个教育家。他拒绝把病人继续留在一种小孩子的状态中,尽管已经获得了一切宝贵的认识和理解,但却依然无能为力;他尝试着每一种教育的方法,以使病人变成正常地适应的人。正是在这些地方,阿德勒修改了弗洛伊德的治疗程序。他在进行这一切工作的时候显然深信不疑地认为,社会适应和正常化是必不可少的——它们甚至是一个最渴望的目标和最适宜的成就。我们注意到,在那些为获得适应和健康而斗争的病人身上存在着一种对强调无意识的自然反感。如果无意识仅仅被当做一只容器，用以接纳人性中一切邪恶的阴暗事物，甚至包括原始的粘质存积物，那么我们实在看不出为什么我们还要在这个我们曾经深陷其中的泥潭的边沿上徘徊流连。调查者可以在这泥潭中看到一个充满了奇迹的世界，但对于普通人来说，他们宁愿对这个泥潭背转身去。

阿德勒学派怀着教育的意图在弗洛伊德弃之不顾的地方开始了自己的工作，因此，它帮助那些已经学会了内省自身的病人找到了一条通往正常生活的道路。对于病人来说，只知道自己是怎样生病的和为什么会生病，这显然不足以解决问题，因为理解了罪恶的原因远不等于医治好了罪恶。我们决不能忘记，神经症所经历的曲折道路会导致许多顽固的习惯，不管对这些习惯的理解达到了什么样的程度，它们都绝不会消失。它们会一直存在着，直到被另外一些习惯所代替为止。但是，习惯只有通过反复的训练才能获得，要达到这一点，唯一的办法就是适当的教育。可以这样说，必须把病人推到另外的道路上去，这通常需要一种教育意志。

我们心理发展的每一个阶段都伴随着某种独特的终极感似的东西。当我们做了有益的倾诉，经历了宣泄净化的过程时，我们就感到终于达到了我们的目标；一切都已经水落石出、真相大白了。我们已经历经了每一种焦虑，浇洒了每一滴泪水；现在在事情终将按其应有的样子发展了。在解释工作以后，我们也同样深信我们已经知道了神经症是怎样发生的。最早的记忆被揭发了出来，最深的根子被挖掘了出来；移情作用不是别的，而是一种幻想性的愿望实现，旨在恢复那童年时期的乐园或者回到那旧日的家庭环境中去；通向一种正常清醒生活的道路现在已经坦荡无碍了。但是随后又来了教育阶段，它使我们意识到，任何倾诉、任何解释都不能使一棵畸形的树长得笔直，它必须经过园丁的修剪支撑才能够获得正常的适应。

我们通常忽略了这样一个事实：把宣泄法作为一种治疗模式加以运用的医生并不仅仅代表着一个抽象的观点——这一观点只会机械性地产生出宣泄，而再不会产生别的东西。医生并不仅此而已，他还是一个人。他的思想尽管肯定会局限于他的特殊领域，但在他的行为中他的确施予了一个完整的人所具备的影响力。他不知不觉地做了很多有利于解释和教育的事情，只不过他没有意识到或者没有给他的行为安上一个名称而已；其他的分析医生也同样做出了有利于宣泄疗法的事情，只不过没有把它们提升到一个原理的高度罢了。

四、第四阶段：转变

迄今为止已经讨论了分析心理学的三个阶段，在这三个阶段中，最后一个决不能代替第一个或第二个。它们之间的关系决不属于这种性质。这三个阶段是相互依存的，它们同属一个问题的三个各具特色的方面；它们就像忏悔和赦罪一样，不能互相免除。第四个阶段——转变阶段——也同样如此：它决不能自称是最后取得的因而是唯一有效的真理。它的作用在于弥补为前面各阶段所遗留下来的亏空，以满足一个额外的而且仍然未得到满足的需要。

为了弄清楚第四阶段的着眼范围，也为了对"转变"这个奇怪的术语作些解释，我们必须首先考虑那些在其他阶段没有占据一席地位的人类的心理需要。换言之，我们必须确定，较之希望成为一个正常适应的、社会的人这一要求来，还有什么是更令人向往的。没有什么比成为一个正常人更有用或者更适宜的了，但"正常人"这一概念却暗示着局限于一般人的范围之内——"适应"这一概念也具有同样的暗示意义。只有一种人才能看到在这一局限性中还有着某种令人渴求予以改进的地方，这种人事实上是已经发现难以同日常世界和睦相处的人：可以说，他们的神经症已使他们不再适宜于正常的生活了。寻求"正常"只有对于那些不成功者，对于那些还没有获得适应的人，才是一个辉煌的理想。但对于那些能力远远胜于常人的人，对于那些一直都能很轻易获得成功和完成他们在这世界上的一份任务的人——对于他们来说，局限于正常就意味着难以忍受的乏味，意味着地狱般的贫瘠与无望。因此，有许多人患上了神经症，因为他们仅仅只是正常而已；而有许多人患上了神经症，则是因为他们不能达到正常。对于前者来说，教育他们达到正常的想法无异于恶魔梦魇；他们最深的需要其实就是希望能过一种"非正常"的生活。

实践心理学不能提供出一些普遍有效的诊断处方和规范，这是一个巨大的不幸。我们手里边只有一些个人的病例，这些人各自的需求是完全不同的——这使我们难以真正预料一个特定的病人究竟会遵循一条什么样的途径。因此，医生应该非常明智地放弃所有过早得出的设想，这并不意味着他应该抛弃所有的设想，而只是说在任何一个特定的病例中，他都应该把这些设想看做只具有假设的性质。

但是，指导和说服病人并不是医生的全部任务，毋宁说，他必须让病人看到他是怎么对他的特殊病情作出反应的。这是因为，无论我们怎样对问题进行扭转，医生和病人的关系仍然是个人性质的，只不过这种个人的关系是处于一个非个人的、职业的治疗框架之中罢了。治疗是一种双方互相影响的结果，在这一相互影响中，病人的整个人格和医生的整个人格都起到了它们各自的作用。我们决不能用任何方法使治疗不遵循这样的原则。在治疗之中，两个主要的因素彼此走到了一起——也就是说，两个人中间，谁也不具有固定的和决定性的重要意义。他们的意识领域可能界定得非常明确，但除此之外，他们还各自带着一个不明确延伸的无意识领域。因此，医生的人格和病人的人格常常对治疗的结果有着更多的影响，而医生说的话或者医生的想法相比之下则有所逊色。我们应该期望在每一次有效的心理治疗中医生都对病人有所影响，但这种影响只有在医生也被病人所影响时才能发生。如果你不接受影响,你也就不能够施加影响。医生保护自己免受病人的影响是毫无用处的,他用父亲权威和职业权威的烟幕把自己包围起来的行为也是毫无用处。许多精神治疗家都非常清楚病人由此给医生自身带来的这些无意识改变;它们是由倾诉法所产生的特有的紊乱甚至伤害,它们以一种触目惊心的方式表现出病人对医生那种几乎是"化学性质的"影响。

在医生和病人的关系中,我们就遇到了这种不可估量的因素,它们导致了一种相互的转变。在这个相互交换的过程中,人格更稳定和更强有力的一方将决定最终的胜败。但在很多病例中,我都看到病人显得比医生更强有力,他们拼命反对一切理论,反对医生的意图。只要出现了这种情况,在绝大多数的时候都是对医生不利的,尽管并不是永远如此。相互间的影响以及伴随着这种影响的一切构成了转变阶段的基础。比四分之一世纪还多的时间过去了,这期间所积累的广泛的实践经验才使我们对这些表现有了清楚的认识。弗洛伊德自己也承认了它们的重要性,因此他赞同我提出的要求:分析家自己也应该被分析。

因此,分析心理学的第四个阶段不仅仅要求病人方面的转变,而且还要求医生反过来在自己身上应用他给每一位病人所开列的那一套治疗法。医生在对待自己的时候必须要像在对待他的病人时一样,也表现出同样严厉无情的态度、首尾一贯的精神以及不屈不挠的毅力。把同样集中的注意力用于对自己的分析,这确实不是一项微不足道的成就,因为他得高度聚精会神,集中所有批评性的判断力。他必须这样做,好像他得借助于这一切来对他的病人们指出他们错误的道路、他们错误的结论,以及他们那些儿童似的幼稚托词。没有人报偿医生内省自身的工作,而且我们通常并不对我们自身感兴趣。再者,我们常常那么低估了人类心理更深的方面,这使我们把自我检视或者凝神观照自身几乎看成是病态的行为。我们明显地怀疑这样一种看法:我们的内心极像一个疯人院,里面隐藏了各种极不健康的东西。医生必须克服他自己身上的所有这类抵制情绪,这是因为,没有受过教育的人怎么能教育别人呢?

从教育他人到自我教育这一步,就是转变阶段对医生提出的要求。这是对病人的要求所产生的必然结果。这种促使医生转变自己以便在病人身上引起变化的要求之所以没有得到普遍的赞同,原因有三。首先,这看来不实际;其二,我们对凝神反思抱有一种偏见;其三,要做到我们要求于病人的每一件事情有时是非常痛苦的。最后一个原因是最为有力的,它可以解释为什么医生应该检查自己这一要求不能得到普遍赞同。这是因为,如果医生认真负责地把自己作为自己的"病人",他马上就会发现他本性中的一些东西是完全与正常化相反的;或者会发现,尽管已经作了彻底的解释和完全的发泄,这些东西仍然还在极大地困扰着自己。他该拿这些东西怎么办呢?如果检视自身,他会发现某种自卑的方面,这种自卑的一面使他危险地靠近了他的病人,或许甚至还会损伤他的权威,他将如何处理这一令人痛苦的发现呢？他将发现，那些不但压迫着他而且也压迫着他的病人的最终问题是任何"治疗"都不可能予以解决的。他会让他的病人看到，指望从别人那里寻求解决方法的行为仍然还是保持童稚状态的一种方式；他自己将会看到，如果找不到解决的方法，这些最终的问题只能够重新被压抑下去。

五、结语：现代心理治疗的问题

对于无意识阴暗面的发现甚至曾迫使弗洛伊德学派去对宗教问题进行讨论。同样，分析心理学的最新发现使医生的道德伦理态度也成为了一个不可避免的问题。那种要求于医生的自我批评和自我检视彻底地改变了我们对人类心理的观点。这不是站在自然科学的立场上所能领悟的。它不仅仅涉及到患者，同样也涉及到医生；不仅仅涉及到客体，同样也涉及到主体；它不仅仅只是大脑的某种功能，而且也是意识本身绝对必要的条件。从前的医学治疗法现在变成了自我教育法，这样，我们现代心理学的地平线就被不可估量地拓展开了。关键的东西不再是医学文凭，而是人的素质。这是意义深远的一步，心理疗法在临诊实践中所形成、精炼和系统化了的一切方法现在都听凭我们的驱遣，可以用于我们的自我教育和自我完善了。

分析心理学已经不再局限于医生的诊断室，它的锁链已经被砸断了。我们可以说它超越了自己，现在正向着前方迈进，去填补那迄今为止标志着西方文化心理不足的空虚之境——这自然是与东方文化相比而言。我们西方人从前学会了使心理驯顺臣服的方法，但我们却一点也不知道它有序有理的发展和它的众多功能。我们的文明还很年轻，因此我们还需要那一切驯兽的方法来使我们内心中反叛的野蛮人变得温顺一些。但当我们达到了一个更高的文明水平以后，就必须放弃强制而转向自我发展，因此我们应该知道一种途径或者一种方法——至于这种途径或方法我们至今还不知道。在我看来，分析心理学的发现和经验至少能够为此提供一个基础。这是因为，心理治疗一旦开始要求医生的自我完善，它就从它的临床发源地被解放出来，不再仅是一种对病人的治疗。现在它对健康的人也同样有所帮助了，或者至少是对那些有权利要求心理健康的人有所帮助——他们的疾病实际上只不过是一种折磨着我们每一个人的忧患。

为此，我们希望看到分析心理学变得具有普遍的用途——甚至比那些构筑了它的先行基础并各自带着一个普遍真理的方法更有用途。但是，在实现这一愿望和现时状况之间还横亘着一道难以沟通的深渊，至今还没有发现能跨越这一深渊的桥梁，我们还得将这座桥梁一砖一石地建造起来。

第三节 心理健康思想评述

荣格的思想博大精深又晦涩难懂，很长一段时间里，人们提及这一点时往往讳莫如深，怯而止步。但随着时间的推移，人们对荣格的思想越来越感兴趣。荣格的研究领域大多是世人知之甚少或完全无知的世界，他对无意识和种种人生神秘现象的分析和论述，他对人格、人性和人类灵魂的认识，不仅本身蕴含着丰富的心理健康思想，而且很多直接应用于他的心理治疗实践。尽管受到一些批评，但荣格诸多具有原创性的思想启发了很多后来者，成为了众多新思潮、新流派的理论先导。由于受到来自东方宗教与文化的影响，荣格也是一位东西方心理学相结合的先行者。

一、思想与理论产生形成的背景

1875年荣格出生时，瑞士还处于保守与封闭之中。宗教生活渗透到生活的各个方面，两性关系秘而不宣，神经症和精神病患者急剧增加，尤其涉及到性以及性压抑的疾病，往往被人们忽略或默默忍受了。世纪之交，西方人文、社会科学大大发展，人们开始反省以往的科学历史，一些新的思潮和理论不断涌现。哲学上，科学主义和人本主义时分时合，以生物学和物理学为龙头的自然科学飞跃发展，心理学分支逐渐完备，各流派从各自不同的维度把握着对人的研究，以弗洛伊德为代表的精神分析学派将无意识引入到对人的研究之中。工业技术和自然科学的发展，一方面促进了资本主义的繁荣，另一方面产生了不可调和的矛盾。1929—1933年，世界性经济危机席卷资本主义国家；1941—1945年，第二次世界大战危及全人类。荣格面临着一个动荡的、理性与非理性激烈冲突的时代。

首先，哲学上，荣格受到了叔本华、尼采等人生命哲学的巨大影响。19世纪末20世纪初，人们在重新开始强调理性的同时，也将目光投向了沉寂于人类心灵深处几千年的非理性。荣格面临的时代，是尼采、叔本华时代的继续，他们用同一视角观察世界，意识到随着西方文明的发展，人本质中很重要的一面正在被忽视。宗教的衰败，象征文化的丧失，人类心灵中的非理性成分在理性的禁锢下挣脱出来，正在寻求某种形式的发泄。叔本华和尼采都强调要为生命和本能争取权利，荣格在他们那里找到了与自己的集体无意识和原型理论具有的一致性。例如，荣格对外倾与内倾的划分，与尼采的日神精神和酒神精神就有着一定的关联性。

其次，科学上，进化论、生物科学的发展，为荣格的理论提供了坚实的技术基础。生物科学的飞跃发展，改变了人们对于自身的思考方法。尤其是19世纪最伟大的发现，进化论使与人相关的研究领域能够从生物科学中汲取营养。荣格的分析心理学，从科学观、方法论一直到具体维度和概念的运用，许多范畴都是直接从进化论思想中吸收来的。例如，原型概念就是综合了当时获得性法则和基因变异两种进化观点发展而成的。此外，神经科学、心理学、人类学和历史学的发展也为分析心理学提供了发展和完善的基础。例如，人类学的研究开始强调人类成长的渐进性，原始人与现代人的联系。荣格的集体无意识实质正是强调人类心灵深处的统一和完整。他还亲历非洲、美洲许多部落，以检验自己的理论。

再次，精神病学的巨大发展，为荣格提出自己的分析心理学思想奠定了重要基础。其一，催眠术的出现，使精神病学家找到了探索人类深层心理现象的方法。其二，梦游症、癔病等关键性精神疾病开始受到真正的重视。其三，多重人格逐渐被世人认识并得到接受。其四，专业人士开始深入探讨神经症的病因，精神病学不再独自发展。沙可（Jean Martin Charcot）、让内（Pierre Janet）等精神病学家开始强调心理因素的致病作用，并确立了神经症的心因说，使神经症的概念有了进一步的发展。此外，精神病学的治疗方法开始强调催眠的暗示。这些发生在精神病学理念、技术和方法上的深刻变革，大大开阔了荣格的研究视野，尤其是后来弗洛伊德提出的精神分析理论更是直接促成了他提出自己的分析心理学理论。

最后，正像许多其他伟大的思想家一样，荣格的思想与理论也受到了他个人经历的影响。荣格出生在一个牧师家庭，除了他的父亲，荣格家族中有很多长辈都是牧师。因此，他从小就接触与宗教有关的各种现象和仪式。加之他本人内倾和反省的性格，从小就陷入到了充满宗教、梦、幻觉和神秘体验的主观世界之中，并贯穿其一生的经历，他晚年所出的自传也名为《回忆·梦·反思》。而且，荣格曾到亚洲、非洲等很多地方游历，考察和分析了世界上很多民族和地区的宗教、神话、炼金术和其他文化现象。这些都为他提出集体无意识和原型思想提供了直观的体会、素材和思想来源。此外，在终其一生的自我分析过程中，荣格本人的中年危机导致他重视人格的发展，尤其强调中年期的个性化过程。可以说，荣格的思想具有一定自传的性质。

二、荣格分析心理学的核心概念

在荣格庞杂的心理健康思想中，集体无意识和原型是他的核心概念，它贯穿于其关于心理治疗的思想与方法、人格理论以及对宗教、幻觉与神话等各种问题与现象的论述之中。

（一）集体无意识

荣格描绘了两种水平的无意识心灵。在我们的意识觉察之下是个人无意识。它包含着在个人生活中被压抑或遗忘的记忆、冲动、欲望、模糊的知觉和其他一些经验。个人无意识隐藏得并不深，来自于个人无意识的事件可以很容易地返回到意识觉察水平。

个人无意识中的经验群集成情结（complex）。情结是一些有着共同主题的情绪和记忆模式。通过专注于某些观念，如权力或自卑，一个人表现出某种情结，因而影响着行为表现。因此，情结在本质上是整个人格中较小的人格。

在个人无意识下面是集体无意识（collective unconsciousness）。它是个体不了解的。集体无意识中包含着以往各个世代累积的经验，包括我们的动物祖先遗留下来的那些经验。这些普遍性的、进化性质的经验形成了人格的基础。但是，集体无意识中的经验是无意识的，我们并不能觉察它们，也不能回忆起或者具有它们的表象。

（二）原型

在集体无意识中，那些遗传倾向称之为原型（archetypes）。原型是心理生活的先天决定因素，它使得个体在面临类似的情境时与祖先产生同样的行为方式。在与诸如出生、青春期、婚姻和死亡或者极端危险情境等一些重要生活事件相联系的情绪形式中，我们会典型地体验到原型的存在。

当荣格研究古代文明中的神话和艺术创造物时，他发现了一些共同的原型象征的存在。这种原型象征的共同性甚至存在于在时间和距离上相距得如此遥远，以至于相互之间根本不可能发生直接影响的文化之间。他在病人报告的梦中也发现了这些象征的遗迹。所有这些材料都支持了他的集体无意识概念。出现频率最高的原型是人格面具（persona）、阿尼玛和阿尼姆斯（anima and animus）、阴影（shadow）和自性（self）。

1. 人格面具是当我们与其他人交往时掩盖我们真实目的的假面具。当我们想要出现在社会中时，这个假面具就代表着我们。因此，人格面具同个体的真实人格可能是不一致的。人格面具的概念类似于角色扮演概念。角色扮演指的是在不同的情境中，我们根据其他人的期待产生行动。

2. 阿尼玛和阿尼姆斯这两个原型反映了这样一种观念，即每一个人都展示出异性的某些特征。阿尼玛指男人身上的女性特征；阿尼姆斯指女性身上的男性特征。就像其他原型那样，这两个原型也产生于人类种系的原始过去，那时的男性和女性采纳了异性的行为和情绪倾向。

3. 阴影原型代表着我们阴暗的自我，它是人格中的动物性部分。荣格认为阴影是从低等生命形式遗传而来的。阴影包含着不道德、激情的、不可接受的欲望和活动。阴影促使我们做通常我们不愿意做的事情。而一旦做了这些事情，我们有可能认为某种东西控制了我们。这个"某种东西"就是阴影，是我们本性中的原始部分。阴影也有它积极的一面，因为它也是自发性、创造性、顿悟和深刻情感的源泉。所有这一切对于完整的人性发展都是必要的。

4. 荣格认为自性是最重要的原型。自性综合和平衡无意识的所有方面，给人格提供了整体性和稳定性。荣格把自我比做朝向自我实现的内驱力。在荣格那里，自我实现指的是能力的和谐、完整和全面的发展。然而，荣格认为自我实现要到中年之后才能实现，因为中年是人格发展最关键的时期。在这个时期，人格经历着必然的和有利的变化。

在荣格看来，现代人虽然在科技发展和改造外部世界方面取得了巨大的成就，但却远离了人类的集体无意识和原型，这造成了意识与无意识的失衡，产生了普遍的精神问题。人类的历史就是不断地寻找更好的象征，即能够充分地在意识中实现其原型的象征。现代象征大部分由各种机械、武器、技术、跨国公司和政治体制所构成，实际上是阴影原型和人格面具的表现，它忽略了人类精神的其他方面。荣格迫切希望人类能够及时创造出更好的、统一的象征，如曼陀罗，从而避免在战争中自我毁灭。

三、分析心理学的治疗思想与方法

正如在本章第二部分经典名篇选译中所看到的，在弗洛伊德正统的精神分析作为主流的心理治疗领域，先有弗洛伊德的大弟子阿德勒创立自己的"个体心理学"，之后荣格也为了与精神分析区别开来，而把自己的治疗思想称为"分析心理学"。由于荣格的很多治疗思想都隐含着与精神分析进行对话并企图超越后者，所以要理清荣格的心理治疗思想，离不开辨识荣格与弗洛伊德观点的分歧点（可参照本书第一章的内容）。

荣格和弗洛伊德的观点主要有三点分歧：1. 首先是对力比多概念的解释，弗洛伊德认为力比多是性能量，早年力比多冲动受到伤害会引起终生的后果。荣格认为力比多是一种广泛的生命能量，在生命的不同阶段有不同的表现形式。2. 荣格反对弗洛伊德关于人格为童年早期经验所决定的看法。荣格认为，人格在后半生能由未来的希望引导而塑造和改变。3. 前两个分歧导致两人对人性本身持有不同的看法。荣格更强调精神的先定倾向，反对弗洛伊德的自然主义立场，认为人的精神有崇高的抱负，不限于弗洛伊德在人的本性中所发现的那些黑暗面。

基于以上的观点，荣格认为心理治疗的目标是发展人格，而不是治疗症状。在荣格看来，神经症症状是人们的精神尝试自我调整的一种企图，是病人在无意识深处想获得更完整人格的一种外部表现。神经症症状又往往表现为情结，要使人格得到发展，就必须把这些情结与人格整合起来。如前所述，情结是个体一组一组的心理内容聚集在一起形成的心理丛，具有浓厚的情绪色彩，构成了心理生活个体的、私人的方面。最初，荣格在使用词语联想测验进行研究时发现，当刺激词与病人心目中一些不愉快的事物联系时，回答的反应时间就会延长。这时若将病人延续作出反应的几个词选出来分析，就会发现其潜藏在表面下的深层含义，即无意识的情结。心理治疗的目的就是使患者无意识深处的情结内容得到充分表露，成为意识到的东西。进而在自觉意识的指导下，使意识与无意识达到完满的和谐状态，这同时也是发展人格的过程。

像其他分析治疗家一样，荣格也使用释梦的技术来分析病症，不过他比以往任何一个释梦专家都走得更加深远。他不同意弗洛伊德关于象征是受压抑的欲望的伪装表现这一基本观点。在荣格看来，梦的象征，以及其他任何象征，是阿尼玛、人格面具、阴影和其他原型希望个性化，希望把它们统一为一个和谐平衡的整体的尝试。梦和象征不仅指向过去，也指向未来，具有预期导向，是实现人格发展这一最终目标的蓝图。如果变换一种角度来考察，那么梦也可以是一种补偿；它试图补偿精神中所有那些遭到忽视，因而也就未得到分化发展的方面，企图以此造成某种平衡。因此，荣格不赞成鼓励病人进行自由联想，而是强调抓住梦的主题让病人进行积极想象（active imagination）。而治疗师则需要通过综合文学、艺术、历史、神话、宗教，以及病人的知识背景和最近经历等等多种渠道的信息，对病人所做的梦的系列进行放大，以挖掘其中具有象征意义的无意识和原型。这种放大的方法需要分析者本人具有相当渊博的学识。

经过多年的临床实践，荣格总结出分析心理学的4种治疗方法或者说4个阶段（可参考第二节的经典名篇选译）。1. 倾诉法（宣泄法）。病人可以通过精神宣泄重新发现那些被压抑或遗忘的东西，宣泄的目的就是达到彻底的倾诉，使病人不仅从理智上承认这些事实，而且自愿用心灵来巩固这些事实，从而真正释放出被压抑的情感。倾诉法对单纯幼稚的人效果很好，但不适用于意识程度很高的人。2. 解释法。许多病人在接受宣泄治疗之后，神经症症状消失，但却陷入到与医生的依恋关系之中，发生移情。此时，医生应尽力借助对梦和幻想的分析，来向病人解释他投射到医生身上的东西，并指出这种投射的不合理，使病人回到现实社会中来。3. 教育法。很多时候，病人完全理解自己的病因，却像个孩子一样无能为力。医生要对病人反复开导，不断进行强化和练习，使他们的一些习惯成为适应社会道德要求，符合社会标准的新习惯，进而使他们成为得到社会认可的健康人。4. 个性化方法（转变法）。每个人的需要各不相同，治疗要在医生积极的引导下，通过医生和病人的相互影响与沟通，使双方共同了解病人的内心世界。与此同时，医生也要不断地洞察自己的内在人格，与病人一起发生转变。

四、荣格的心理类型学说

（一）心理类型划分的维度

荣格关于心理类型的学说是非常著名的，1921年出版的《心理类型》是他最有名的著作之一。他根据力比多（生命能量）的指向把人分成外倾和内倾两种类型：外倾的人能量指向自我之外的外部事件和人，容易受到环境中各种力量的影响，他们喜欢社交，在各种情景中都充满自信；内倾的人能量指向自身内部，他们抵制外部的影响，沉默并具有反省性，在面对其他人和情景时，他们显得信心不足。

在划分了外倾和内倾两种类型之后，荣格又将心理功能分为四种：思维、情感、感觉和直觉。思维是提供意义和理解的概念形成过程。情感是权衡和评估的主观过程。感觉是对物理对象的有意识知觉。直觉是无意识方式的知觉。

（二）人的八种心理类型

荣格进一步将不同的心理机能与外倾或内倾相结合，产生了八种不同的心理类型或性格类型。

1. 外倾思维型。追求客观知识，这类人的典型代表通常是科学家。外倾思维型的人通常倾向于压抑自己天性中情感的一面，他们的思维往往超过了情感，因而在别人眼中，他可能显得缺乏鲜明的个性，甚至显得冷漠和傲慢。如果这种压抑过分严厉，情感就会采取迂回甚至病态反常的方式来影响性格。

2. 外倾情感型。这种类型的人使理智服从于情感，受感情与情绪驱动，并且随外界的变化而变幻莫测，它主要存在于女性之中。她们往往多愁善感，强烈却短暂地依恋他人，她们的爱可以轻易地转变为恨。外倾情感型的病态类型由于思维功能被过分的压抑，因而在发展理智方面会遇到困难。

3. 外倾感觉型。这种类型的人喜欢积累关于外部世界的事实或感觉的名目，通常是男性。他们是现实主义者、实用主义者、头脑精明，但对事物的意义漠不关心。他们热切地寻求感觉、快乐和刺激。他们中的极端者或者成为粗陋的极端主义者，或者成为浮夸的唯美主义者。他们容易产生各种各样的执迷不悟。

4. 外倾直觉型。这种类型的人反复无常、性情多变，通常体现在女性身上。由于思维不受重视，她们很容易从一种心境跳跃到另一种心境。她们有许多兴趣爱好，但很快就会厌倦并放弃这些爱好，缺乏一种坚持到底的精神。

5. 内倾思维型。这种类型的人喜欢独自一人、安静地思考，哲学家和心理学家往往属于这种类型。他们希望理解的是他个人的存在。在极端的情况下，他探测自身的结果可能与现实几乎不发生任何关系，他最后甚至可能隔断与现实的联系而成为精神病患者。

6. 内倾情感型。这种类型的人以女性居多，她们把自己的感情深藏在内心，而不是炫耀出来。她们往往沉默寡言、难以捉摸、态度既随和又冷淡，并且往往有一种忧郁和压抑的神态。然而她们也能够给人一种内心和谐、恬淡宁静、怡然自足的印象，有一种神秘的魅力。

7. 内倾感觉型。这种类型的人远离外部客观世界，他们沉浸在自己的主观感觉之中。与自己的内心世界相比，他们觉得外部世界了无生趣。他们看起来显得沉静、随和、自制，而实际上由于在思想和情感方面的贫乏，他们并不是十分有趣的人。

8. 内倾直觉型。这种类型的人最典型的代表是艺术家，而且包括空想家、预言家、幻想家和疯狂者。他们往往被朋友们看做是不可思议的人，而他自己则把自己看做不被理解的天才。由于他禁闭在一个充满原始意象的世界里，很难有效地与他人进行沟通和交流。与内倾思维型相比，他们的兴趣停留在自己的直觉范围内，不能对现象作出深刻的理解。

（三）心理类型划分的影响和意义

荣格的心理类型学说使荣格成为人格差异研究的重要开拓者，他的理论来源于他在实用心理学领域近 20 年的工作积累，其中不仅集聚了他在精神病和神经病治疗方面的无数印象和经验，而且包含了他与所有社会阶层的人的交往和接触经历。在 20 世纪 20 年代，美国的迈尔斯和布里格斯根据该理论编制的职业性格匹配测验（Myers-Briggs Type Indicator，MBTI），直到现在，一直得到职业应用领域广泛的应用，并受到多方一致的好评。

从心理健康的角度来说，荣格的心理类型不仅指出了不同的人格类型，而且揭示了心理机能背后的规律。我们不仅可以通过不同的心理类型认识自我和他人，而且，通过对自我的把握，通过对不同心理倾向和功能可能存在缺陷的认识，通过了解不同心理机能相辅相成的特点和规律，可以指导我们塑造和发展自己的人格，促进我们的心理健康。

五、荣格的人格发展学说

如前所述，荣格认为心理治疗的目的就是发展个体的人格，因此，在他看来，心理健康必然包含了健全的人格发展。事实上，荣格的一生都在努力调适自身的内在矛盾，他不断地将自己的现实生活与梦、宗教、神秘体验等无意识世界相整合。在荣格看来，心理健康的标准就是在意识的指导下，使意识心灵和无意识内容融为一体的过程。荣格将这一过程称为"个性化"（individuation）或"自我实现"（self-realization）。个性化的特点就是把精神的各种非自我方面——如阴影、人格面具、阿尼玛、阿尼姆斯，以及在人格中不占主导地位的态度和功能类型等等——加以强化、区分和整合，使之成为意识的过程。在研究内倾、外倾和心理类型的过程中，荣格认识到，在个性形成过程中没有绝对的一面，应采取一种居间的立场。只有这样，人格才会保持一种平衡状态。因此，个性化虽然强调个体差异，但并不主张走极端，而注重达到适合个体自己人格特点的平衡与统一。荣格认为，只有达到个性化的人才是最健康的人，才是一个具有平衡和统一人格的人。

荣格把人生个性化进程分为四个阶段：第一阶段指人生的第一年，称为前性欲阶段，该阶段个体主要受本能支配，处于被动状态；第二阶段指儿童期后到青春期，可以称之为前青春期阶段，也称为"精神的诞生"时期，这一阶段开始，精神获得了自己的形式；第三阶段是从青春期开始到成年期，也称为"成熟期"；第四阶段是老年期，即成年期之后。在人生发展的四个阶段中，荣格对童年期和老年期论述不多，他非常关注青年期和中年期，尤其是中年期。他认为这一阶段的人由于很难获得新的成就感和满足感而容易精神崩溃，患上神经症，所以这一阶段的人最需要个性化。

青年期的人心理还不成熟，事业、婚姻等问题还没有解决，所以个体面临着许多问题和烦恼。各种选择与决定，常令青年期的人不知何去何从，尤其当他不能清醒地面对现实时，更会陷入无穷的痛苦与焦躁。荣格认为，人在青年阶段所面临的困难并不完全是一些与外部事务有关的问题，还包括一些发自内心精神世界的困扰。这些困扰往往是由性本能所导致的精神平衡失调，同样也可能是由敏感紧张产生的自卑感。所以荣格主张，处在人生第二阶段的人必须以培养自己的意志力为目标，努力使自己的心理与外部世界保持一致，排除困难，克服障碍，努力在社会中找到自己的位置，站稳脚跟。也可以说，青年期的生命能量主要是外倾的，主要用于处理外部世界和环境的问题。

中年期大约从35岁到40岁开始，此时，大多数人都已经或多或少地适应外部环境，事业有成，家庭稳定，在社会中的位置也已确定。这一阶段青年时代的奋斗目标或者已经达到，或者无力完成，人们常会感到人生没有意义，很容易出现心理危机。荣格本人及他的大部分病人都是由于这一阶段心灵深处充满了绝望、痛苦和无价值感而感到空虚，进而引发某种心理危机或精神疾病。所以，荣格认为，帮助中年人将心理能量由外在引向内在，通过内省、沉思等内心世界活动加强对其内部经验的关注，帮助病人重新找到人生的意义与和谐是相当重要的。在此阶段，不同个体间差别很大，一方面他们的无意识过分强大，另一方面他们的自我又相当脆弱，因此，个性化过程也是一个复杂的因人而异的问题。

可以说，人的前半生是外倾的，后半生是内倾的。从外倾到内倾，实现个性化的关键是将无意识的原型内容转化为意识内容，这种转化往往要通过梦、幻想以及某种神秘体验来实现。荣格认为，人生的最高价值和个人心理发展所趋向的目标是那种整体性的价值和目标，达到这一目标的人将拥有一种摆脱了情感纠纷和暴力打击，超然于世界之外的意识状态，其实质是为死亡作准备。伴随着新整合而来的自觉态度从根本上说是一种顺应自然的态度，它不再刻意压抑或单纯发展人本性的某一个别方面。虽然达到这种境界的人可能并不承认任何宗教信条，但荣格仍称之为"宗教情感"。不难发现，荣格的这些思想受到了注重内省与超越的东方文化的影响。

六、荣格及其思想的贡献、影响和争议

作为著名的精神病学家和心理分析家，荣格的思想和观点已远远超出医学心理学的领域，对20世纪的宗教、哲学、艺术、历史和文学等领域产生了广泛的影响。历史学家、神学家和作家等都承认荣格是他们产生灵感的源泉。然而，科学心理学一般忽略了荣格的分析心理学。尽管在集体无意识、心理类型学、分析心理治疗、人格发展等方面作出了很多贡献，荣格理论的主要内容并没有在心理学中流行。在20世纪60年代之前，荣格的许多著作甚至并没有翻译成英文。之后，荣格的观念在20世纪80年代和90年代引起了公众的广泛注意，但这主要是由于荣格理论中的神秘内容。此外，荣格错综复杂的写作风格和缺乏系统的组织方式也阻碍了人们对他工作的全面理解。因此，要对荣格的思想和理论进行客观全面的评价，并不是一件容易的事。也许，随着时间的推移，人们会逐步加深对荣格的理解和认识。

首先，荣格的首要贡献是作为心理分析家，提出了集体无意识和分析心理治疗的思想和方法，纠正了弗洛伊德经典精神分析过分强调性及早期经验对心理的影响，指出了人的心灵指向未来的积极方面，并自始至终将健康的人格发展作为重要的主题。从而，荣格跟阿德勒一起，作为新精神分析启发了后来的人本主义乃至积极心理学的产生和发展。例如，自我实现概念引起了马斯洛和其他人本主义心理学家的工作，中年危机的概念被许多人认为是人格发展中的一个必要阶段，而且得到了许多后续研究的支持。就心理治疗而言，荣格强调医生与患者的平等友善关系，对以后的心理治疗家具有重要的启发和借鉴价值。同时，就集体无意识理论本身来看，具有一定的合理性。它一方面扩展了弗洛伊德的个人无意识理论，另一方面将意识与无意识、理性与非理性、个体与群体、历史与现代，在个体心理分析层面联系起来，使人类对自己本性的认识更加全面。

其次，荣格的很多理论观点在科学心理学领域产生了持久的影响，并等待着进一步地检验。特别值得一提的是，荣格的八个心理类型开创了对个体差异的研究，并激起了大量的研究与应用。其中，迈尔斯和布里格斯在此基础上开发的人格类型量表（MBTI），已被广泛地应用于员工选拔和咨询。荣格关于内倾和外倾的理论还激励了英国心理学家艾森克，后者编制了莫兹利人格量表，这是用于测量两种态度的测验。使用这些测验进行的研究为荣格的概念提供了经验支持，证明至少荣格的部分概念是可以进行检验的。如果说存在"实验室里的心理学"和"医疗实践中的心理学"两种心理学，那么，近年这两种心理学已经开始互相结合，有望形成统一的心理学。例如，当代人格与发展心理学家丹·迈克亚当斯（Dan P. McAdams）最近提出人格的"新大五"整合性理论，其中就包含了对荣格思想吸收的影子。

第三，荣格思想中的人文精神也许是他之所以能够获得越来越多赞赏的最重要和持久的原因。这一方面体现在他的理论内涵中强调人性积极的、创造的一面，另一方面体现在他对人类社会整体发展的关注和分析中。例如，他对集体无意识和原型的论述，指出原始的人性本身的东西虽然具有黑暗性，但本身是人的健康和平衡发展不可或缺的重要的因素，其中蕴藏着创造力，是生命的源头活水。在对现代性进行反思的基础上，荣格认为现代人的意识过于发达，使无意识受到过分压抑，将导致人的异化，被压抑的能量很可能会以阴影等负面原型的形式进行补偿，从而反过来伤害人类自身。荣格特别强调具有超越性的"宗教情感"对人的健康的价值，而现代人缺少的正是这种东西。正是由于这些理论观点同时包含着合理性和人文精神，使荣格的思想超出心理治疗和科学心理学范围，广泛地影响了人文学科的发展，成为许多新思潮和新流派的先导。

然而，尽管存在着这些贡献，荣格的理论还是没有得到应有的重视，他的主要内容并没有在主流心理学中流行。他的观念后来引起了公众的广泛注意，也主要是由于其中的神秘内容。有一个大众电视系列节目，该节目邀请了神话学家约瑟夫·坎贝尔（Joseph Campbell）讨论集体无意识和原型对现代生活的影响。因此，这就涉及到荣格理论受到批判和误解的方面。人们对荣格的批判主要来自他思想中的主观性、神秘主义与东方色彩。诚如前述，一方面，荣格的思想具有自传的性质，很多内容来自他对自己的梦、幻觉和神秘体验的分析；另一方面，荣格的思想与对宗教、神话、炼金术的考察和分析有着紧密的联系，尤其是来自东方的思想和文化对他产生了重要的影响。即使是与弗洛伊德和阿德勒相比，荣格的思想也更加主观和具有内生性。因此，科学心理学批判荣格的理论，认为它太过主观和随意，无法进行验证，毫不可信。而西方文化的认同和坚守者们则批判荣格说他的理论陷入东方神秘主义，他自己对东方却并没有真正的了解，实质是一派胡言。还有那些具有政治意识的社会思想家，认为荣格的思想过分强调了非理性的因素，会影响社会的健康发展，甚至曾一度将他与纳粹主义联系起来。

此外，荣格的无所不包的思想宽度，潜入个体与人类心灵底层的思考深度，以及他错综复杂的写作风格和缺乏系统的组织方式，都阻碍了人们对他工作的全面理解。对很多心理学家来说，荣格依赖于临床观察和解释的方法，对科学实验的蔑视，带有神秘主义色彩的、以宗教为基础的理论还不如弗洛伊德的理论具有吸引力。实际上，自始至终，荣格都是一个独立和内倾的人，他思想的独立性和整合性，他对人类灵魂孜孜不倦进行探求的努力，使他区别于很多心理学家。我们在评价荣格及其思想时，要有一种科学客观的态度，对其思想的合理方面要进行借鉴吸收，而对那些晦涩难懂的部分，则要保持一种谨慎开放的态度，既不能受神秘色彩的吸引而盲目相信，也不能一概否定，而是可以等待着其经受进一步的检验和考证。

七、结语：东西方心理学相结合的曙光

荣格及其分析心理学，与东方文化（主要是中国和印度文化）有着内在的联系，很多观点正是在充分吸收了东方文化的基础上，才得以完善和发展的。值得一提的是，就广义的心理学而言，中国是心理学的第一个故乡，古老的中国文化中包含着丰富的心理学思想。并且，这种思想与现代西方心理学有着根本的区别。在某种意义上，荣格可称为是将这两种不同的心理学进行结合的开创者。在

荣格思想的发展中，受到德国汉学家维尔海姆的影响，曾经与他合译《金花的秘密》，书中阐述了中国文化对于心理学的意义，指出科学必须转向心灵，寻求生活的意义。通过维尔海姆，荣格了解了《易经》，并促使他晚年提出了"共时性"概念，即除了"因果论"和"目的论"之外，不同事物之间可以有一种协同作用的现象。在荣格的整体思想中，我们可以发现中国文化重视内省和平衡的特征在其中有着诸多的表现。

荣格之所以对东方文化感兴趣，是因为他立足于现代西方的社会现实，对西方文化采取了一种批判态度。在经历了两次世界大战之后，西方人在精神生活领域出现了很多新的问题。青年人感到生活没有目的，人生没有归宿，个人安危没有保障，他们迷惘、空虚、冷漠又对现实充满了恐惧，不知不觉陷入了虚幻的失落之中。这种状况从根本上动摇了西方的文化价值。在荣格看来，科学思想是西方文明的基础，但它仅是一种手段而已，单一的科学发展是片面的，单一地用科学来理解世界，也只能是心灵的空虚。与西方思维不同，荣格认为东方人的思维向世界展示了更开阔、更深奥和更高级的理解力，是一种高度发展了的直觉领悟能力，是一种心灵的智慧。西方意识的过度发展将它推入了某种远离根基的危险，这正需要东方文化来弥补。荣格主张，人类追求的应该是一种物质与精神、肉体与心灵、外在生活与内在生活、客观实在与主观实在的和谐，一种西方和东方的调和和统一。虽然在荣格之前，有很多学者对东方文化产生了兴趣，但从心理学的领域和角度将东西方文化相结合，荣格可算是一位开创者。

荣格在自传中说："我的同时代人无法领悟我的幻觉的意义，因此他们看见的只是一个匆匆赶路的傻瓜。"他的思想是如此广博深邃，并超前于自己的时代。或许，他的智慧的宝藏需要后世不断地去挖掘，尽管在这个过程中免不了误解甚至批判嘲讽，但历史终将给这位人类灵魂的探索者以公正的评价。我们也期待着未来的心理学能够迎着新世纪的曙光，真正融合东方与西方，发展出更完整的人类心理学思想体系。

【建议参考资料】

1. 常若松. 人类心灵的神话——荣格的分析心理学 [M]. 武汉：湖北教育出版社，1999.
2. 杜·舒尔兹，西德尼·埃伦·舒尔兹. 现代心理学史 [M]. 叶浩生，译.8版. 南京：江苏教育出版社，2005.
3. 霍尔，诺德贝. 荣格心理学入门 [M]. 冯川，译. 北京：三联书店，1987.
4. 荣格. 寻求灵魂的现代人 [M]. 苏克，译. 贵阳：贵州人民出版社，1987.
5. 荣格. 荣格自传 [M]. 刘国彬，杨德友，译. 北京：国际文化出版公司，2005.
6. 荣格. 荣格文集 [M]. 冯川，苏克，译. 北京：改革出版社，1997.
7. BEEBE J, CAMBRAY J, KIRSCH T B, et al. What freudians can learn from Jung [J]. Psychoanalytic Psychology, 2001, 18 (2)：213-242.

8. KIRSCH T B. A brief history of analytical psychology [J]. Psychoanalytic Review, 1996, 83: 569-577.

【问题与思考】

1. 集体无意识与原型的内涵和关系是什么？
2. 分析心理学治疗的基本思想是什么？这些思想在它的治疗技术和方法中是如何体现的？
3. 荣格对心理类型划分的基础和依据是什么？
4. 人格发展这一主题在荣格的整体思想中是如何体现的？
5. 荣格的思想与弗洛伊德有何不同？为什么说荣格的思想特别具有人文精神？

图书在版编目(CIP)数据

心理健康经典导读.上 / 俞国良,雷雳主编. —北京:开明出版社,
2012.10(2020.11重印)
(新世纪心理与心理健康教育文库)
ISBN 978 – 7 – 5131 – 0216 – 2

Ⅰ.①心… Ⅱ.①俞… ②雷… Ⅲ.①心理健康 – 健康教育 Ⅳ.①R395.6

中国版本图书馆 CIP 数据核字(2011)第 119686 号

责任编辑:范英　岳帅　王桢　吴晨紫

书　　名:心理健康经典导读.上
出 品 人:焦向英
出　　版:开明出版社
　　　　　(北京海淀区西三环北路 25 号 邮编 100089)
经　　销:全国新华书店
印　　刷:天津行知印刷有限公司
开　　本:700×1000　1/16
印　　张:15.5
字　　数:251 千字
版　　次:2012 年 10 月 北京第 1 版
印　　次:2020 年 11 月 第 5 次印刷
定　　价:40.00 元

印刷、装订质量问题,出版社负责调换货　联系电话:(010)88817647